Desafios em Gastroenterologia e Endoscopia Digestiva

Desafios em Gastroenterologia e Endoscopia Digestiva

Júlio César de Soares Veloso
Membro Titular da Sociedade Brasileira de Endoscopia Digestiva (SOBED) e Federação Brasileira de Gastroenterologia (FBG)
Gastroenterologista e Endoscopista do Hospital Anchieta e Hospital Santa Helena (Rede D'Or), DF
Ex-Presidente AGB e SOBED, DF
Membro da Comissão de Acervo Histórico da FBG

Juliana de Meneses
Membro Titular da Sociedade Brasileira de Endoscopia Digestiva (SOBED)
Supervisora do Programa de Residência Médica/CET SOBED em Endoscopia do Hospital de Base do Distrito Federal
Membro da Comissão Científica da SOBED

Thieme
Rio de Janeiro • Stuttgart • New York • Delhi

Dados Internacionais de Catalogação na Publicação (CIP)
(eDOC BRASIL, Belo Horizonte/MG)

Veloso, Júlio César de Soares.

V443d

Desafios em gastroenterologia e endoscopia digestiva/Júlio César de Soares Veloso, Juliana de Meneses. – Rio de Janeiro, RJ: Thieme Revinter, 2023.

16 x 23 cm

Inclui bibliografia

ISBN 978-65-5572-200-0
eISBN 978-65-5572-203-1

1. Gastroenterologia. 2. Endoscopia Digestiva. I. Meneses, Juliana de. II. Título.

CDD 616.33

Elaborado por
Maurício Amormino Júnior – CRB6/2422

Contato com o autor:

Júlio César de Soares Veloso
dr.julio.veloso@gmail.com

© 2023 Thieme. All rights reserved.

Thieme Revinter Publicações Ltda.
Rua do Matoso, 170
Rio de Janeiro, RJ
CEP 20270-135, Brasil
http://www.ThiemeRevinter.com.br

Thieme USA
http://www.thieme.com

Design de Capa: © Thieme
Créditos de imagem da capa: infográfico de estômago - brgfx/Freepik

Impresso no Brasil por Hawaii Gráfica e Editora Ltda.
5 4 3 2 1
ISBN 978-65-5572-200-0

Também disponível como eBook:
eISBN 978-65-5572-203-1

Nota: O conhecimento médico está em constante evolução. À medida que a pesquisa e a experiência clínica ampliam o nosso saber, pode ser necessário alterar os métodos de tratamento e medicação. Os autores e editores deste material consultaram fontes tidas como confiáveis, a fim de fornecer informações completas e de acordo com os padrões aceitos no momento da publicação. No entanto, em vista da possibilidade de erro humano por parte dos autores, dos editores ou da casa editorial que traz à luz este trabalho, ou ainda de alterações no conhecimento médico, durante o processo de produção deste livro, nem os autores, nem os editores, nem a casa editorial, nem qualquer outra parte que se tenha envolvido na elaboração deste material garantem que as informações aqui contidas sejam totalmente precisas ou completas; tampouco se responsabilizam por quaisquer erros ou omissões ou pelos resultados obtidos em consequência do uso de tais informações. É aconselhável que os leitores confirmem em outras fontes as informações aqui contidas. Sugere-se, por exemplo, que verifiquem a bula de cada medicamento que pretendam administrar, a fim de certificar-se de que as informações contidas nesta publicação são precisas e de que não houve mudanças na dose recomendada ou nas contraindicações. Esta recomendação é especialmente importante no caso de medicamentos novos ou pouco utilizados. Alguns dos nomes de produtos, patentes e design a que nos referimos neste livro são, na verdade, marcas registradas ou nomes protegidos pela legislação referente à propriedade intelectual, ainda que nem sempre o texto faça menção específica a esse fato. Portanto, a ocorrência de um nome sem a designação de sua propriedade não deve ser interpretada como uma indicação, por parte da editora, de que ele se encontra em domínio público.

Todos os direitos reservados. Nenhuma parte desta publicação poderá ser reproduzida ou transmitida por nenhum meio, impresso, eletrônico ou mecânico, incluindo fotocópia, gravação ou qualquer outro tipo de sistema de armazenamento e transmissão de informação, sem prévia autorização por escrito.

PREFÁCIO

A Gastroenterologia e a Endoscopia Digestiva do Planalto Central, e porque não dizer brasileiras, aguardavam ansiosas por esta obra, que, certamente, será fonte inesgotável de saber para atuais e futuras gerações.

A abrangência e a relevância dos capítulos, escritos de forma prática e objetiva por talentosos destaques da atual e nova geração da Gastroenterologia e Endoscopia Digestiva de Brasília, cuidadosamente selecionados e lapidados pelos professores Júlio César de Soares Veloso e Juliana de Meneses, mostram-se de fácil leitura e aplicabilidade clínica por gastroenterologistas, endoscopistas e médicos iniciantes ou interessados na prática das especialidades.

A obra revela-se, também, fundamental para o engrandecimento e consolidação do ensino da Gastroenterologia e Endoscopia Digestiva em Brasília, que não mais precisará importar manuais e livros que nem sempre expressam o pensamento e a realidade locais.

O lançamento de um livro será sempre um momento sublime e revelador da maturidade do grupo responsável pelo texto, e a Federação Brasileira de Gastroenterologia sente-se honrada em participar deste momento histórico.

Esperamos que a obra "Desafios em Gastroenterologia e Endoscopia Digestiva" cumpra seu papel irradiando sabedoria a partir do incomparável céu de Brasília, traço do arquiteto...

Sérgio Pessoa
Presidente da Federação Brasileira de Gastroenterologia

PREFÁCIO

Um grande desafio foi vencido! Trazer ao médico gastroenterologista, endoscopista digestivo, clínico ou cirurgião esta fonte de pesquisa na prática clínica, de forma objetiva e de fácil leitura em uma única obra, é engrandecedor e vai além do imaginário de seus autores.

Denota-se o engrandecimento e saber científico dos seus pesquisadores, editores e, principalmente, das unidades que formam os capítulos de gastroenterologia e endoscopia da região central do Brasil.

A Sociedade Brasileira de Endoscopia Digestiva sente-se honrada por ter em seus quadros brilhantes professores, liderados, nessa obra, pela Dra. Juliana de Meneses em parceria com o gastroenterologista Prof. Júlio César de Soares Veloso, levando a todos o notório conhecimento científico e disseminação do saber.

Herbeth Toledo
Presidente da Sociedade Brasileira de Endoscopia Digestiva – SOBED

AGRADECIMENTOS

Gostaríamos de fazer um agradecimento especial a todos os 73 profissionais gastroenterologistas, endoscopistas, residentes e acadêmicos de medicina de Brasília, por terem abdicado um pouco do seu precioso tempo livre e ajudado a tornar este projeto uma realidade.

Os Editores

NOTAS DOS AUTORES

Este projeto foi concebido durante nossa gestão à frente da Associação de Gastroenterologia de Brasília (AGB) e SOBED-DF no biênio 2021-22. Em Brasília, vivemos uma particularidade singular, na medida em que a grande maioria dos gastroenterologistas também é endoscopista. Desde o início de nosso trabalho, fizemos uma parceria muito saudável e proveitosa, abordando temas relevantes para as duas sociedades médicas e, ao mesmo tempo, tentando estimular a participação de vários gastroenterologistas e endoscopistas de nossa cidade. Era um grande desafio em virtude do isolamento social imposto pela pandemia de Covid-19.

Ao longo do ano de 2022, arregaçamos as mangas e materializamos a ideia original com um livro de 24 capítulos, abordando temas relacionados ao esôfago, estômago, intestino, fígado, pâncreas e vias biliares. Estiveram envolvidos nessa empreitada gastroenterologistas e endoscopistas, participantes ativos de nossas sociedades médicas, que não mediram esforços para tornar o sonho uma realidade. Também tivemos o cuidado de incluir, em cada capítulo, um residente ou acadêmico de medicina com o objetivo de despertar naqueles que estão começando o interesse científico.

Não podemos deixar de mencionar o apoio incondicional da Editora Thieme Revinter, especializada na edição de livros médicos, que abraçou a ideia de editar esta obra.

Por fim, gostaríamos de agradecer, principalmente, a você leitor, pelo privilégio de estar nos prestigiando.

Um grande abraço a todos e boa leitura.

Os Editores

COLABORADORES

ADÉLIA CARMEN SILVA DE JESUS
Membro Titular da Sociedade Brasileira de Endoscopia Digestiva (SOBED) e Federação Brasileira de Gastroenterologia (FBG)
Vice-Presidente da FBG – Gestão: 2023-2024

ADRIANO COLARES TOLENTINO
Endoscopista do Hospital Regional de Taguatinga e Hospital Daher, DF

ANA PAULA DA SILVA PEREIRA LOPO
Residente em Endoscopia pelo Hospital de Base do Distrito Federal

ANNA PAULA MENDANHA DA SILVA AURELIANO
Residente em Hepatologia pelo Hospital de Base do Distrito Federal

ARIANA COSTA CADURIN
Membro Titular da Sociedade Brasileira de Endoscopia Digestiva (SOBED) e Federação Brasileira de Gastroenterologia (FBG)
Médica Gastroenterologista e Endoscopista da Rede D'Or e Rede DASA, DF

BRUNO BARBOSA BANDEIRA
Mestre em Ciências da Saúde pela Universidade de Brasília, DF
Membro Titular da Federação Brasileira de Gastroenterologia (FBG) e Sociedade Brasileira de Hepatologia (SBH)
Médico Gastroenterologista e Hepatologista do Hospital Regional de Taguatinga e Clínica Biocárdios, DF

BRUNO BEUST QUINT
Residente em Gastroenterologia pelo Hospital de Base do Distrito Federal

BRUNO CHAVES SALOMÃO
Membro Titular da Sociedade Brasileira de Endoscopia Digestiva (SOBED)
Membro do Núcleo de Ecoendoscopia da SOBED
Gastroenterologista e Endoscopista da Rede DASA e Clínica Gastrosul, DF

CARMEM ALVES PEREIRA
Membro Titular da Sociedade Brasileira de Endoscopia Digestiva (SOBED) e Federação Brasileira de Gastroenterologia (FBG) e Sociedade Brasileira de Hepatologia (SBH)
Preceptora de Residência Médica em Gastroenterologia do Hospital de Base do Distrito Federal
Gastroenterologista e Hepatologista do Hospital de Base do Distrito Federal

CAROLINA AUGUSTA MATOS DE OLIVEIRA
Médica Hepatologista da Rede D'Or, Hospital Sírio-Libanês e Clínica Unidade do Fígado, DF

CINTIA MENDES CLEMENTE
Doutora em Gastroenterologia pela Universidade de São Paulo (USP)
Membro Titular da Federação Brasileira de Gastroenterologia (FBG) e Sociedade Brasileira de Hepatologia (SBH)
Professora Adjunta de Gastroenterologia da Universidade de Brasília
Supervisora do Programa de Residência Médica em Gastroenterologia do Hospital Universitário de Brasília
Médica Sócia da Clínica Hygeia, DF

CLARA COSTA MENDES
Graduanda em Medicina pela Universidade Católica de Brasília

CLÁUDIA VIEIRA ANICETO
Membro Titular da Sociedade Brasileira de Endoscopia Digestiva (SOBED) e Federação Brasileira de Gastroenterologia (FBG)
Professora Titular da Disciplina de Clínica Médica/Gastroenterologia da Uniceplac-DF
Médica Gastroenterologista e Endoscopista do Hospital Regional do Gama e Clínica Gastrodiagnóstico, DF

COLUMBANO JUNQUEIRA NETO
Membro Titular da Sociedade Brasileira de Endoscopia Digestiva (SOBED), da Federação Brasileira de Gastroenterologia (FBG) e do Grupo de Estudos da Doença Inflamatória Intestinal do Brasil (GEDIIB)
Diretor Técnico da Clínica Gastrocentro, DF
Membro Sócio do Centro de Diagnóstico Ultrassonográfico (CDUS), DF

DANIELA ANTENUZI DA SILVA SEIXAS
Mestre pela Escola Paulista de Medicina da Universidade Federal de São Paulo (UNIFESP)

DANIELA MARIANO CARVALHO LOURO
Doutora em Ciências da Saúde pela Universidade de Brasília (UnB)
Membro Titular da Sociedade Brasileira de Endoscopia Digestiva (SOBED), Federação Brasileira de Gastroenterologia (FBG) e Sociedade Brasileira de Hepatologia (SBH)
Responsável Técnica da Especialidade da Gastroenterologia na Rede da SES-DF
Médica Gastroenterologista do Hospital de Base do Distrito Federal e da Clínica Gastrocentro, DF

DANIELLE TOLEDO VIEIRA MOURÃO
Médica Residente em Gastroenterologia pelo Hospital de Base do Distrito Federal

EDUARDO NASSER VILELA
Membro Titular da Sociedade Brasileira de Endoscopia Digestiva (SOBED) e Federação Brasileira de Gastroenterologia (FBG)
Médico Gastroenterologista e Endoscopista da Rede DASA-DF, Clínicas Gastroclass e Medigest, DF

FÁBIO SANTANA BOLINJA RODRIGUES
Membro Titular da Sociedade Brasileira de Endoscopia Digestiva (SOBED) e Federação Brasileira de Gastroenterologia (FBG)
Médico Preceptor da Residência Médica em Gastroenterologia do Hospital Universitário de Brasília
Médico Endoscopista e Gastroenterologista da Gastroclass, Clinigastro e Hospital Anchieta, DF

FELIPE GOMES BEZERRA
Membro Titular da FBG
Médico do Serviço de Endoscopia Digestiva do Hospital de Base do Distrito Federal e Rede D'Or, DF

FELIPE PALMEIRA SANTOS
Membro Titular da Sociedade Brasileira de Endoscopia Digestiva (SOBED) e Federação Brasileira de Gastroenterologia (FBG)
Médico do Hospital Sírio-Libanês, DF

FERNANDA BARROS VIANA COELHO
Membro Titular da Federação Brasileira de Gastroenterologia (FBG)
Mestranda em Ciências em Gastroenterologia pela Universidade de São Paulo (USP)

FERNANDO NÓBREGA
Residente em Gastroenterologia pelo Hospital das Forças Armadas, DF

FERNANDO SEVILLA CASAN JÚNIOR
Membro Titular da Sociedade Brasileira de Endoscopia Digestiva (SOBED) e Federação Brasileira de Gastroenterologia (FBG)
Médico da Rede D'Or, Rede DASA e Hospital Sírio-Libanês, DF

FLAVIO HAYATO EJIMA
Membro Titular da Sociedade Brasileira de Endoscopia Digestiva (SOBED) e Federação Brasileira de Gastroenterologia (FBG)
Ex-Presidente da SOBED
Coordenador Médico dos Serviços de Endoscopia da Rede D'Or e Rede DASA, DF

FRANCISCO MACHADO DA SILVA
Membro Titular da Sociedade Brasileira de Endoscopia Digestiva (SOBED) e Federação Brasileira de Gastroenterologia (FBG)
Médico Preceptor da Residência em Gastroenterologia do Hospital das Forças Armadas, DF
Ex-Presidente da SOBED/DF e AGB

GIOVANA FERRAZ CAVALCANTI
Membro Titular da Federação Brasileira de Gastroenterologia (FBG)
Médica Gastroenterologista e Endoscopista do Hospital de Base do Distrito Federal, Clínica Gastroclass e Sócia da Clínica Gastrolago, DF

GUSTAVO EMÍLIO ROMANHOLO FERREIRA
Membro Titular da Federação Brasileira de Gastroenterologia (FBG)
Médico Gastroenterologista e Endoscopista do Hospital Regional do Gama e Clínica IBED, DF

GUSTAVO WERNECK EJIMA
Médico Residente de Clínica Médica do Instituto de Assistência Médica ao Servidor Público Estadual de São Paulo (IAMSPE)

HELENO FERREIRA DIAS
Residente em Gastroenterologia pelo Hospital de Base do Distrito Federal

HERMES GONÇALVES DE AGUIAR JUNIOR
Membro Titular da Sociedade Brasileira de Endoscopia Digestiva (SOBED) e Federação Brasileira de Gastroenterologia (FBG)
Médico Gastroenterologista do Hospital Regional de Ceilândia, DF

HUGO GONÇALO GUEDES
Doutor em Clínica Cirúrgica pela Faculdade de Medicina da Universidade de São Paulo (FMUSP)
Membro Titular da Sociedade Brasileira de Endoscopia Digestiva (SOBED)
Endoscopista Digestivo dos Hospitais Sírio-Libanês, Rede D'Or e Rede DASA, DF

INGRID CHAVES DE SOUZA BORGES
Residente em Gastroenterologia pelo Hospital de Base do Distrito Federal

JORGE ALBERTO CAPRA BIASUZ
Membro Titular da Sociedade Brasileira de Endoscopia Digestiva (SOBED) e Federação Brasileira de Gastroenterologia (FBG)
Preceptor da Residência Médica em Endoscopia do Hospital de Base do Distrito Federal

JOSÉ EDUARDO TREVIZOLI
Médico Gastroenterologista do Hospital de Base do Distrito Federal

JÚLIA BARROS VIANA
Graduanda em Medicina pela Universidade de Brasília (UnB)

JULIANA DE MENESES
Membro Titular da Sociedade Brasileira de Endoscopia Digestiva (SOBED)
Supervisora do Programa de Residência Médica/CET SOBED em Endoscopia do Hospital de Base do Distrito Federal
Membro da Comissão Científica da SOBED

JÚLIO CÉSAR DE SOARES VELOSO
Membro Titular da Sociedade Brasileira de Endoscopia Digestiva (SOBED) e Federação Brasileira de Gastroenterologia (FBG)
Gastroenterologista e Endoscopista do Hospital Anchieta e Hospital Santa Helena (Rede D'Or), DF
Ex-Presidente AGB e SOBED, DF
Membro da Comissão de Acervo Histórico da FBG

LARA PRATA SILVA ALBUQUERQUE
Graduanda em Medicina pelo Centro Universitário de Brasília (CEUB)

LAURA OLIVEIRA MELO
Graduanda em Medicina pelo Centro Universitário de Brasília (CEUB)

LEONORA SILVA DE FIGUEIREDO COUTO
Residente em Gastroenterologia pelo Hospital de Base do DF

LETÍCIA CAETANO ADORNO
Médica no Serviço de Clínica Médica do Hospital de Base de Brasília

LILIANA SAMPAIO COSTA MENDES
Doutora em Gastroenterologia Clínica pela Universidade de São Paulo (USP)
Membro Titular da Sociedade Brasileira de Endoscopia Digestiva (SOBED), Federação Brasileira de Gastroenterologia (FBG) e Sociedade Brasileira de Hepatologia (SBH)
Supervisora da Residência Médica em Hepatologia do Hospital de Base do Distrito Federal
Membro da Comissão de Título de Especialista da SBH
Médica Hepatologista do Hospital de Base do Distrito Federal, Clínica Biocárdios, Hospital Sírio-Libanês e Rede D'Or, DF

LUCAS SANTANA NOVA DA COSTA
Membro Titular da Sociedade Brasileira de Endoscopia Digestiva (SOBED)
Membro da Comissão de Título de Especialista da SOBED
Médico da Endoscopia do Hospital de Base do Distrito Federal, Rede DASA Rede D'Or e Hospital Sírio-Libanês, DF

LUCIANA TEIXEIRA DE CAMPOS
Mestre em Ciências Médicas pela Universidade de São Paulo (USP)
Membro Titular da Federação Brasileira de Gastroenterologia (FBG) e do Grupo de Estudos da Doença Inflamatória Intestinal do Brasil (GEDIIB)
Pesquisadora Clínica no L2 Instituto de Pesquisas Clínicas, DF
Professora da Faculdade de Ciências de Educação e Saúde (FACES) do Centro Universitário de Brasília (CEUB)
Preceptora da Residência Médica em Gastroenterologia do Hospital de Base do Distrito Federal

LUIZA SANTOS CARVALHO SILVA
Residente em Gastroenterologia pelo Hospital de Base do Distrito Federal

MARCOS DE VASCONCELOS CARNEIRO
Mestre e Doutor em Clínica Médica pela Universidade de São Paulo, Faculdade de Medicina de Ribeirão Preto (USP)
Membro Titular da Sociedade Brasileira de Endoscopia Digestiva (SOBED), Federação Brasileira de Gastroenterologia (FBG) e Sociedade Brasileira de Hepatologia (SBH)
Professor Adjunto de Clínica Médica do Curso de Medicina da Universidade Católica de Brasília, Taguatinga, DF
Médico Gastroenterologista e Hepatologista do Hospital de Base do Distrito Federal e da Clínica GastroClass, DF

MARIA CECÍLIA TRINDADE
Médica Residente em Gastroenterologia pelo Hospital de Base do Distrito Federal

MARIA LEOPOLDINA LOPES PEREIRA
Membro Titular da Sociedade Brasileira de Endoscopia Digestiva (SOBED), Federação Brasileira de Gastroenterologia (FBG) e do Grupo de Estudos da Doença Inflamatória Intestinal do Brasil (GEDIIB)
Médica Assistente do Ambulatório de Doenças Inflamatórias Intestinais do Hospital de Base do Distrito Federal

MARJORIE THOMAZ MOREIRA
Acadêmica de Medicina pelo Centro de Ensino Unificado, CEUB

MATEUS RICARDO CARDOSO
Residente em Medicina de Família e Comunidade na Escola Superior de Ciências da Saúde, DF

MATHEUS CAVALCANTE FRANCO
Doutor em Gastroenterologia pela Faculdade de Medicina da Universidade de São Paulo (USP)
Mestre na Escola Paulista de Medicina da Universidade Federal de São Paulo (EPM-Unifesp)
Coordenador Médico da Gastroenterologia do Hospital Sírio-Libanês, DF

NEYVA MARIANNA BEZERRA SALES
Mestre em Ciências da Saúde/Fisiopatologia Médica pela Universidade de Brasília (UnB)
Membro Titular da Federação Brasileira de Gastroenterologia (FBG) e SBMDN
Preceptora da Residência de Clínica Médica do Hospital de Base do Distrito Federal
Médica Gastroenterologista do Hospital de Base do Distrito Federal

PÂMELA MICHELLE ERNESTO DE OLIVEIRA
Médica Residente em Gastroenterologia pelo Hospital de Base do Distrito Federal

PRISCILA CHAVES CRUZ
Graduanda em Medicina pela UNICEUB, DF

PRISCILLA ALVES ROLÓN
Membro Titular da Federação Brasileira de Gastroenterologia (FBG) e SBMDN
Médica Gastroenterologista do Hospital de Base do DF

RENATA FILARDI SIMIQUELI DURANTE
Mestre pela Escola Superior de Ciências da Saúde, DF
Membro Titular da Sociedade Brasileira de Endoscopia Digestiva (SOBED), Federação Brasileira de Gastroenterologia (FBG) e do Grupo de Estudos da Doença Inflamatória Intestinal do Brasil (GEDIIB)
Médica Assistente do Ambulatório de Doenças Inflamatórias Intestinais do Hospital de Base do Distrito Federal

RICARDO JACARANDÁ DE FARIA
Mestre em Ciências Médicas pela Universidade de Brasília
Membro Titular da Sociedade Brasileira de Endoscopia Digestiva (SOBED) e Federação Brasileira de Gastroenterologia (FBG)
Médico Gastroenterologista do Hospital de Base do Distrito Federal e Hospital Universitário de Brasília

RODRIGO AIRES DE CASTRO
Membro Titular da Sociedade Brasileira de Endoscopia Digestiva (SOBED) e Federação Brasileira de Gastroenterologia (FBG)
Preceptor do Programa de Residência Médica em Endoscopia do Hospital de Base do Distrito Federal
Médico Gastroenterologista e Endoscopista das Clínicas Gastroclass e Gastrosul, DF

RODRIGO BARBOSA VILLAÇA
Membro Titular da Sociedade Brasileira de Endoscopia Digestiva (SOBED)
Médico Gastroenterologista e Endoscopista do Hospital das Forças Armadas e Hospital Universitário da Universidade de Brasília, DF

SARA CARDOSO PAES ROSE
Residente de Endoscopia no Hospital de Base do Distrito Federal

SARAH PIRES DOMINGUES RODRIGUES
Residente de Gastroenterologia no Hospital Universitário de Brasília

SILAS GUSTAVO BARBOZA ROMERES
Residente de Hepatologia no Hospital de Base do Distrito Federal

SORAYA SBARDELLOTTO BRAGA
Membro Titular da Sociedade Brasileira de Endoscopia Digestiva (SOBED), Federação Brasileira de Gastroenterologia (FBG) e do Grupo de Estudos da Doença Inflamatória Intestinal do Brasil (GEDIIB)
Preceptora da Residência Médica em Gastroenterologia do Hospital de Base do Distrito Federal
Médica do Ambulatório de Doenças Inflamatórias Intestinais do Hospital de Base do Distrito Federal
Gastroenterologista e Endoscopista da Clínica Gastroclass e Hospital Anchieta, DF

STEFÂNIA BURJACK GABRIEL
Membro Titular da Sociedade Brasileira de Endoscopia Digestiva (SOBED), Federação Brasileira de Gastroenterologia (FBG) e do Grupo de Estudos da Doença Inflamatória Intestinal do Brasil (GEDIIB)
Gastroenterologista do Hospital Brasília Rede Ímpar, DF
Médica do Ambulatório de Doenças Inflamatórias Intestinais do Hospital de Base do Distrito Federal

SUSSUMU HIRAKO
Membro Titular da Sociedade Brasileira de Endoscopia Digestiva (SOBED) e Federação Brasileira de Gastroenterologia (FBG)

TÉCIO DE ARAÚJO COUTO
Membro Titular da Sociedade Brasileira de Endoscopia Digestiva (SOBED)
Gastroenterologista e Endoscopista do Hospital de Base do Distrito Federal

THICIANIE FAUVE ANDRADE CAVALCANTE
Membro Titular da Sociedade Brasileira de Endoscopia Digestiva (SOBED), Federação Brasileira de Gastroenterologia (FBG) e do Grupo de Estudos da Doença Inflamatória Intestinal do Brasil (GEDIIB)
Gastroenterologista e Endoscopista no Hospital Sírio-Libanês, DF

VALERIA DANTAS DE OLIVEIRA
Membro Titular da Federação Brasileira de Gastroenterologia (FBG) e Sociedade Brasileira de Hepatologia (SBH)
Gastroenterologista do Hospital Universitário de Brasília e do Centro Médico da Polícia Militar, DF

VINÍCIUS MACHADO DE LIMA
Mestre em Ciências da Saúde pela Universidade de Brasília
Membro Titular da Sociedade Brasileira de Endoscopia Digestiva (SOBED)
Preceptor do Programa de Residência em Gastroenterologia do Hospital Universitário de Brasília

WANDREGÍSELO PONCE DE LEON JÚNIOR
Mestre em Ciências da Saúde pelo Programa de Ciências da Saúde da Universidade de Brasília
Membro Titular da Federação Brasileira de Gastroenterologia (FBG)
Professor no Curso de Medicina no Centro Universitário UNIEURO, DF
Médico Gastroenterologista do Hospital Regional do Gama, DF

ZULEICA BARRIO BORTOLI
Membro Titular da Sociedade Brasileira de Endoscopia Digestiva (SOBED), Federação Brasileira de Gastroenterologia (FBG) e do Grupo de Estudos da Doença Inflamatória Intestinal do Brasil (GEDIIB)
Coordenadora do Núcleo Especializado em Doenças Intestinais Complexas (NEDIC) da Rede DASA, Brasília

SUMÁRIO

PARTE 1 – ESÔFAGO

1 TRATAMENTO ENDOSCÓPICO DA DOENÇA DO REFLUXO GASTROESOFÁGICO (DRGE)... 3
Ariana Costa Cadurin ■ Giovana Ferraz Cavalcanti ■ Luiza Santos Carvalho Silva

2 VIGILÂNCIA E TRATAMENTO ENDOSCÓPICO DO ESÔFAGO DE BARRETT 13
Júlio César de Soares Veloso ■ Felipe Gomes Bezerra ■ Bruno Beust Quint

3 DISTÚRBIOS DA MOTILIDADE ESOFAGIANA.. 25
Neyva Marianna Bezerra Sales ■ Priscilla Alves Rolón ■ Leonora Silva de Figueiredo Couto

4 TRATAMENTO ATUAL DA ACALASIA 35
Eduardo Nasser Vilela ■ Jorge Alberto Capra Biasuz

5 ESOFAGITE EOSINOFÍLICA (EEo)... 39
Daniela Mariano Carvalho Louro ■ Gustavo Emilio Romanholo Ferreira ■ Ingrid Chaves de Souza Borges

PARTE 2 – ESTÔMAGO

6 GASTROPARESIA: DIAGNÓSTICO E MANEJO 51
Hugo Gonçalo Guedes ■ Rodrigo Barbosa Villaça ■ Fernando Nóbrega

7 PÓLIPOS GÁSTRICOS.. 63
Hermes Gonçalves de Aguiar Junior ■ Francisco Machado da Silva ■ Pâmela Michelle Ernesto de Oliveira

8 OTIMIZANDO A DETECÇÃO DE LESÕES PRECURSORAS E PRECOCES DO TRATO DIGESTIVO ALTO 73
Sara Cardoso Paes Rose ■ Juliana de Meneses ■ Rodrigo Aires de Castro

9 CÂNCER GÁSTRICO PRECOCE 93
Técio de Araújo Couto ■ Sussumu Hirako ■ Adriano Colares Tolentino ■ Ana Paula da Silva Pereira Lopo

PARTE 3 – INTESTINO

10 CONDUTA NA DIARREIA AGUDA.. 109
Zuleica Barrio Bortoli ■ Thicianie Fauve Andrade Cavalcante ■ Sarah Pires Domingues Rodrigues

11 INVESTIGAÇÃO DA DIARREIA CRÔNICA 119
Mateus Ricardo Cardoso ▪ Stefânia Burjack Gabriel ▪ Luciana Teixeira de Campos

12 DESORDENS RELACIONADAS AO GLÚTEN 131
Letícia Caetano Adorno ▪ Vinícius Machado de Lima ▪ Wandregíselo Ponce de Leon Júnior

13 COMO PREPARAR O PACIENTE PARA A TERAPIA IMUNOBIOLÓGICA 147
Maria Leopoldina Lopes Pereira ▪ Renata Filardi Simiqueli Durante ▪ Marjorie Thomaz Moreira

14 DIAGNÓSTICO E TRATAMENTO DA DISBIOSE 157
Adélia Carmen Silva de Jesus ▪ Matheus Cavalcante Franco ▪ Lara Prata Silva Albuquerque

PARTE 4 – FÍGADO E VIAS BILIARES

15 DISFUNÇÃO RENAL NA CIRROSE HEPÁTICA 165
Liliana Sampaio Costa Mendes ▪ Bruno Barbosa Bandeira ▪ Clara Costa Mendes

16 DESAFIOS NO MANEJO DA ASCITE 171
Silas Gustavo Barboza Romeres ▪ Carolina Augusta Matos de Oliveira ▪ Marcos de Vasconcelos Carneiro

17 VARIZES GÁSTRICAS 181
Carmem Alves Pereira ▪ Valeria Dantas de Oliveira ▪ Heleno Ferreira Dias

18 DESAFIOS NO DIAGNÓSTICO E TRATAMENTO DA HIPERFERRITINEMIA 191
Fernanda Barros Viana Coelho ▪ Cláudia Vieira Aniceto ▪ Júlia Barros Viana

19 DOENÇA DE WILSON 201
Anna Paula Mendanha da Silva Aureliano ▪ Cintia Mendes Clemente ▪ Daniela Antenuzi da Silva Seixas

PARTE 5 – PÂNCREAS

20 INVESTIGAÇÃO ETIOLÓGICA DAS PANCREATITES AGUDAS 213
Ricardo Jacarandá de Faria ▪ José Eduardo Trevizoli ▪ Maria Cecília Trindade

21 INSUFICIÊNCIA EXÓCRINA PANCREÁTICA ALÉM DAS PANCREATITES CRÔNICAS 225
Soraya Sbardellotto Braga ▪ Columbano Junqueira Neto ▪ Danielle Toledo Vieira Mourão

22 TRATAMENTO ENDOSCÓPICO DAS COMPLICAÇÕES DAS PANCREATITES 243
Bruno Chaves Salomão ▪ Fábio Santana Bolinja Rodrigues ▪ Priscila Chaves Cruz

23 LESÕES CÍSTICAS PANCREÁTICAS 259
Felipe Palmeira Santos ▪ Fernando Sevilla Casan Júnior ▪ Laura Oliveira Melo

24 INVESTIGAÇÃO ENDOSCÓPICA DOS TUMORES DAS VIAS BILIARES E PÂNCREAS 269
Flavio Hayato Ejima ▪ Gustavo Werneck Ejima ▪ Lucas Santana Nova da Costa

ÍNDICE 279

Desafios em Gastroenterologia e Endoscopia Digestiva

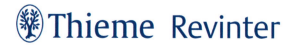

Parte 1 Esôfago

TRATAMENTO ENDOSCÓPICO DA DOENÇA DO REFLUXO GASTROESOFÁGICO (DRGE)

CAPÍTULO 1

Ariana Costa Cadurin
Giovana Ferraz Cavalcanti
Luiza Santos Carvalho Silva

INTRODUÇÃO

A doença do refluxo gastroesofágico (DRGE) ocorre quando o refluxo do conteúdo proveniente do estômago torna-se sintomático e/ou gera complicações para o paciente.[1] Trata-se de uma patologia de alta prevalência tanto na atenção primária como nos consultórios de gastroenterologia, ocasionando um impacto considerável na qualidade de vida dos doentes, assim como custos elevados para os serviços de saúde.

Os inibidores de bomba de prótons (IBPs) são o tratamento padrão-ouro da doença, agindo na inibição da acidez gástrica, eficazes na cicatrização de lesões, mas com a limitação importante de não reduzirem a frequência dos episódios de refluxo. Estudos revelam que 10%-40% dos pacientes não respondem adequadamente à terapia com IBPs.[2] O primeiro passo é nos certificarmos quanto à adesão ao tratamento, modificações comportamentais e documentação objetiva da DRGE.

A opção cirúrgica de tratamento mais utilizada ainda é a fundoplicatura total (Nissen), feita por via laparoscópica, em que o esôfago distal é envolvido pelo fundo do estômago em 360°. Porém, nos últimos anos, vem perdendo espaço, sobretudo pela recidiva dos sintomas a longo prazo, além das queixas de disfagia e distensão abdominal recorrentes. Com isso, as técnicas endoscópicas emergem como opção intermediária, menos invasiva que as técnicas cirúrgicas atuais e com alguns benefícios adicionais, principalmente para aqueles pacientes que não desejam fazer uso de IBPs por tempo prolongado ou apresentem contraindicações cirúrgicas.

FISIOPATOLOGIA DA DRGE

O processo pelo qual o refluxo fisiológico torna-se patológico consiste em um conjunto de alterações da junção esofagogástrica (JEG), do corpo esofágico e do sistema nervoso central.[3] A JEG é composta pelo esfíncter esofágico inferior (EEI) e pelo diafragma crural, que abrem e fecham de maneira sincrônica durante a deglutição e eructações.

Atualmente, interpreta-se a doença em espectros que variam desde uma anatomia normal à perda completa de todos os mecanismos de barreira antirrefluxo (Fig. 1-1).[4]

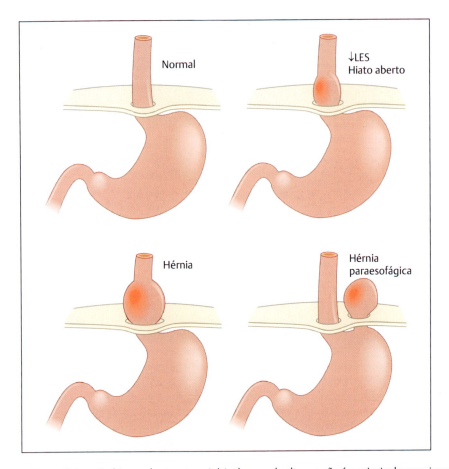

Fig. 1-1. Nos estágios primários, a abertura transitória da zona de alta pressão é o principal mecanismo de refluxo, com anatomia ainda preservada. Nos estágios mais avançados, além da incompetência do esfíncter esofágico inferior (EEI), o hiato diafragmático pode estar aberto, e hérnias volumosas podem formar-se.[4]

A agressividade e natureza do material refluído, a ineficiência na depuração ácida esofágica, o retardo do esvaziamento gástrico e os defeitos nos elementos anatômicos antirrefluxo, como presença de hérnia hiatal e o aumento da pressão abdominal (obesidade, gravidez) contribuem para a gênese da doença.

INDICAÇÕES E CONTRAINDICAÇÕES

O tratamento endoscópico é uma opção para pacientes com contraindicação/não adesão ao uso crônico de IBPs e/ou refratariedade ao manejo clínico e/ou cirúrgico.

Antes desta indicação é importante a documentação precisa da doença com endoscopia digestiva alta (EDA), impedâncio-pHmetria de 24 horas e manometria de alta resolução para confirmação objetiva do refluxo e exclusão de causas alternativas de sintomas, como distúrbios de motilidade e principalmente acalásia e esofagite eosinofílica.

Atualmente, três dispositivos estão liberados para uso pela Food and Drug Administration (FDA) nos Estados Unidos. Os métodos são Streeta, TIF e Overstitch.

POSSIBILIDADES DE TRATAMENTO ENDOSCÓPICO

Stretta®

O sistema Stretta® é um dispositivo endoscópico, liberado desde os anos 2000 e recomendado pela Society of American Gastrointestinal and Endoscopic Surgeons (SAGE), com possível ação no relaxamento transitório do EEI, pela aplicação de energia de radiofrequência no esôfago distal, na junção esofagogástrica (JEG) e cárdia, reduzindo os sintomas de DRGE.[1,5]

O melhor perfil de paciente para o Stretta® é aquele com tônus do EEI normal, sem hérnia hiatal e com hiato diafragmático fechado, configurando uma "falha dinâmica", ou seja, pacientes sem defeitos anatômicos óbvios. Esses pacientes comumente apresentam refluxo diurno, sem complicações associadas (esofagite ou metaplasia), e, no exame de pHmetria, terão refluxo predominantemente em posição ortostática. O principal mecanismo para a DRGE nesses pacientes é o relaxamento transitório do EEI.

É um procedimento ambulatorial, realizado sob sedação consciente e dentre as opções endoscópicas é a mais segura, menos invasiva, de mais fácil execução e com complicações e eventos adversos geralmente leves, sendo os mais comuns relatados gastroparesia e esofagite ulcerativa.[1,3,5]

Com o auxílio de um guia, a extremidade distal do cateter é locada na JEG. Nesta extremidade há um balão, que quando insuflado provoca o desdobramento de pequenos eletrodos de agulhas que são inseridas na camada muscular e, por meio de acionamento de um pedal, energia térmica é liberada, com aumentos de temperatura de 65-85°C na muscular própria e 35°C na mucosa. A primeira aplicação inicia-se 1 cm acima da JEG e se estende por todo o EEI e cárdia. A posição do cateter é ajustada usando rotação e movimentos lineares para cobrir toda a área necessária. O objetivo é diminuir a complacência da JEG e provocar hipertrofia da muscular própria, aumentando então a espessura do músculo do EEI, dessa forma diminuindo o relaxamento transitório do EEI (hipótese atual mais aceita para explicar a ação deste dispositivo).

Os resultados dos estudos de eficácia são variáveis, sobretudo nos estudos de seguimento. Foi demonstrado que o Stretta® pode ser eficaz em melhorar os escores de azia e a qualidade de vida em estudos randomizados controlados e com efeito mantido por até 12 meses em estudos prospectivos não randomizados. Em estudos de seguimento a melhora nos escores de azia e satisfação do paciente e a diminuição do uso de IBPs parecem perdurar por até 48 meses.[5]

Mucosectomia Antirrefluxo

A mucosectomia antirrefluxo, também conhecida pela sigla ARMS (*antirreflux mucosectomy*), foi um procedimento descrito inicialmente por H. Inoue *et al.*, que observaram que os pacientes com esôfago de Barrett com displasia de alto grau de segmento curto, submetidos à mucosectomia com ressecção circunferencial, referiam melhora significativa dos sintomas de DRGE.[6]

O estudo piloto descrevia 10 pacientes com DRGE refratária ao tratamento e que foram submetidos à ARMS. Os pacientes relataram melhora significativa nos sintomas da DRGE e nos casos descritos, os IBPs puderam ser descontinuados.[2,3]

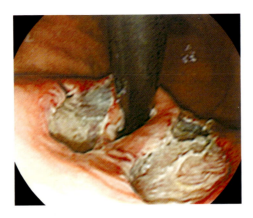

Fig. 1-2. Aspecto final após mucosectomia semicircunferencial na cárdia.[6]

O procedimento consiste na dissecção endoscópica semicircunferencial da submucosa da cárdia ao redor da JEG. A cicatrização da mucosa leva à formação de fibrose, resultando na redução da abertura da cárdia, diminuindo então os episódios de refluxo (Fig. 1-2).

A ausência de padronização da técnica dificulta a realização de estudos que avaliem a eficácia. Dentre as complicações já descritas, a estenose e/ou disfagia são relatadas e foram resolvidas com dilatações endoscópicas com balão.[2,4]

A maioria dos estudos relata melhora significativa dos índices de sintomas e questionários de qualidade de vida, porém são estudos com limitações importantes. Estudos randomizados controlados, que confirmem a eficácia e evidenciem os benefícios em longo prazo, são necessários antes de se indicar e difundir esta técnica.[2,7]

Fundoplicatura sem Incisão Oral TIF 2.0®

O dispositivo EsophyX® está disponível desde 2007 e conta com cerca de 25.000 procedimentos executados.[1] A técnica sofreu um avanço significativo após modificações no dispositivo, facilitando sua execução e possibilitando a padronização do procedimento.

O racional do dispositivo é simular endoscopicamente uma fundoplicatura a Nissen, criando plicaturas de espessura total de serosa com serosa, reconstruindo uma válvula de tamanho aproximado de 3 cm de comprimento e de 270 a 300 graus em circunferência.[4] O procedimento basicamente consiste em dobrar o fundo gástrico para cima e ao redor do esôfago que é tracionado abaixo do diafragma e ancorado com fixadores de polipropileno, restabelecendo a válvula e o ângulo de His.[8]

Os pacientes beneficiados com esta técnica são aqueles com EEI incompetente e hiato diafragmático alargado, o que propicia o fenótipo do refluxador noturno e diurno, com pHmetria demonstrando refluxo tanto em posição supina, quanto ortostática, associado frequentemente a achados endoscópicos de esofagite erosiva.[9]

A seleção de pacientes deve ser criteriosa, reforçando que o principal motivo para falha do procedimento repousa na escolha de pacientes com anatomia não favorável (hérnias hiatais maiores do que 2 cm, geralmente subestimadas na avaliação endoscópica).[4]

Uma avaliação detalhada da anatomia do paciente é fundamental, com atenção aos principais defeitos nas barreiras antirrefluxo. A endoscopia, embora com limitações em muitos casos, pode medir o comprimento vertical da hérnia e avaliar a abertura do hiato diafragmático (recomenda-se insuflação máxima em retrovisão por um tempo mínimo de 60 segundos para determinar a classificação de Hill) (Fig. 1-3).[10]

O paciente ideal para TIF é aquele com Hill grau I ou II e com comprimento axial de hérnia de até 2 cm. Hérnias maiores do que 2 cm no eixo axial ou hiato aberto mais de 2 cm (regra 2 × 2) necessitarão de reparo crural, necessitando de abordagem cirúrgica ou ainda técnica combinada – cirurgia + TIF.[4]

Comparando TIF e abordagem cirúrgica, a primeira é menos invasiva e produz menos gases, distensão abdominal e disfagia, já que o diâmetro luminal da válvula é controlado pelo diâmetro do dispositivo, evitando o aperto excessivo da válvula, com a vantagem ainda de tratar-se de uma fundoplicatura parcial, lembrando que as técnicas para fundoplicaturas cirúrgicas parciais, Dor e Toupet, não são utilizadas corriqueiramente.[8]

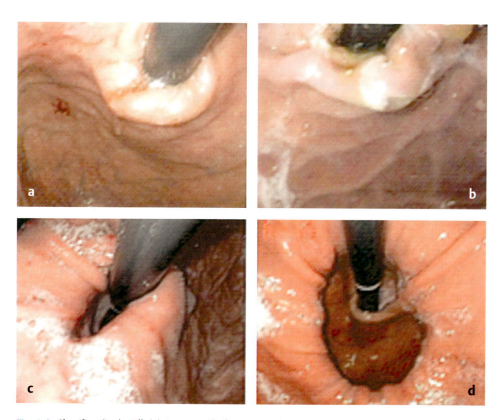

Fig. 1-3. Classificação de Hill. (**a**) Grau I: - válvula gastroesofágica bem ajustada ao endoscópio e se estendendo de 3 a 4 cm pela grande curvatura. (**b**) Grau II: cárdia menos ajustada ao endoscópio, com hiato aberto com a respiração, mas fechando prontamente.
(**c**) Grau III: perda da válvula com cárdia alargada. (**d**) Grau IV: hiato diafragmático aberto.[10]

Estudos de evidência nível 1 confirmam a eficácia do procedimento. No estudo TEMPO, que comparou TIF ao uso de IBP, na eliminação de sintomas diários de regurgitação e sintomas extraesofágicos, TIF se mostrou mais eficaz do que a terapia com dose padrão máxima de IBP na eliminação de sintomas.[11]

O estudo RESPECT avaliou de maneira prospectiva, controlada e simulada (TIF + uso de placebo) ou (cirurgia simulada + IBP) por 6 meses com os pacientes cegos à terapêutica instituída, com maior controle do pH esofágico e redução dos sintomas no grupo TIF, reforçando sua eficácia. Uma metanálise recente, avaliando 233 pacientes, demonstrou que os pacientes com TIF em 3 anos de seguimento mantiveram a redução do pH esofágico, melhora nos escores de sintomas e diminuíram o uso de IBPs.[2]

A taxa de eventos adversos varia entre 2 e 2,5%, sendo a mais comum a perfuração, mas também com relatos de sangramentos, fístulas, abscessos e mesmo mediastinite.[8]

Etapas sugeridas para garantir a segurança do procedimento incluem seleção e indicação coerente do procedimento, execução sob anestesia geral, avaliação da necessidade de dilatação esofágica prévia do esfíncter esofágico superior com velas, garantia de insuflação adequada e preferencialmente com uso de CO_2. É mandatória a realização de endoscopia após o procedimento para identificação e terapêutica precoce de possíveis complicações associadas.[1]

O EsophyX® para técnica TIF 2.0® mostra-se como uma opção promissora, podendo complementar o reparo cirúrgico de hérnias hiatais (terapia combinada C-TIF, ideal para aqueles com defeito herniário e válvula incompetente) ou apenas TIF para aqueles com hérnia reparada e válvula incompetente.

Estudos em andamento avaliam o TIF como opção para tratar a DRGE após POEM (miotomia endoscópica), casando dois procedimentos endoscópicos, com abordagem minimamente invasiva. Assim como opção de tratamento de DRGE, nos pacientes com gastrectomia vertical prévia (Sleeve), evitando um *bypass* gástrico ou mesmo opção preventiva à DRGE nos pacientes que irão se submeter ao Sleeve, já que parte do fundo gástrico é preservada.[9]

Sutura Endoscópica (OverStitch)

A despeito do insucesso inicial da técnica com os dispositivos Endocinch e posteriormente NDO Plicator, a técnica vem evoluindo ao longo do tempo. Atualmente, o dispositivo OverStitch aprovado, em 2008, vem-se mostrando promissor nos estudos iniciais, mas com resultados que necessitam de seguimento a longo prazo.[4]

A técnica consiste na realização de suturas de forma anterógrada (principal diferença em relação à TIF que é retrógrada), o que possibilita a abordagem em pacientes com anatomia alterada, a principal vantagem desta abordagem, já que a retroflexão não é necessária, possibilitando a plicação mesmo quando a junção esofagogástrica se encontra migrada para o tórax, como nas esofagectomias.[9]

Chang *et al.* propuseram modificações da técnica, associando a ablação da mucosa ao argônio, seguida da plicação com objetivo de melhorar a aposição de tecidos.[8] Benias *et al.* desenvolveram a técnica de sutura associada à ressecção mucosa,[12] utilizando ARMS em substituição ao argônio e realizando uma sutura contínua em vez de suturas interrompidas, com resultados favoráveis em estudos preliminares (Fig. 1-4).[4]

Embora o procedimento pareça ser viável e seguro, é necessário um refinamento, assim como padronização da técnica, possibilitando a realização de estudos clínicos de maior robustez que confirmem sua eficácia e durabilidade para controle de sintomas em longo prazo.[13]

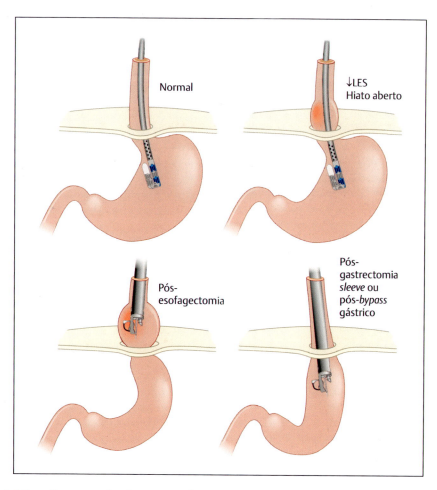

Fig. 1-4. Procedimentos endoscópicos antirrefluxo disponíveis para os diferentes espectros da DRGE, desde os pacientes com falha dinâmica (anatomia normal – Streeta® e TIF) até aqueles com anatomia alterada (OverStitch).[4]

CONCLUSÃO

O tratamento da DRGE persiste como desafiador para a comunidade médica, mas com evolução notável nos últimos anos, sobretudo no que diz respeito aos tratamentos endoscópicos. Estes surgem como opções menos invasivas, porém ainda pouco disponíveis e difundidas em nossa realidade atual. Na Figura 1-5 disponibilizamos um fluxograma com um breve resumo das opções de tratamento possíveis.

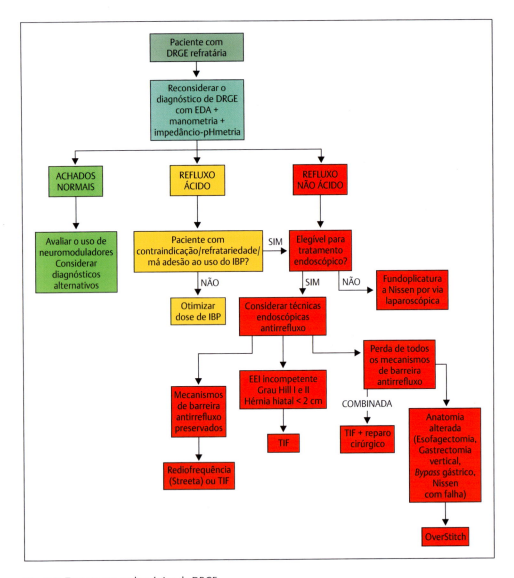

Fig. 1-5. Tratamento endoscópico da DRGE.

REFERÊNCIAS BIBLIOGRÁFICAS

1. Hungin APS, Molloy-Bland M, Scarpignato C. Revisiting Montreal: new insights into symptoms and their causes, and implications for the future of GERD. Am J Gastroenterol 2019;114(3):414-21.
2. Rettura F, Bronzini F, Campigotto M, Lambiase C, Pancetti A, Berti G, et al. Refractory gastroesophageal reflux disease: a management update. Front Med 2021;8:765061.
3. Zachariah RA, Goo T, Lee RH. Mechanism and pathophysiology of gastroesophageal reflux disease. GastrointestEndosc Clin N Am 2020;30(2):209-26.
4. Lee DP, Chang KJ. Endoscopic management of GERD. Dig Dis Sci 2022 May;67(5):1455-1468.

5. Mann R, Gajendran M, Perisetti A, Goyal H, Saligram S, Umapathy C. Advanced Endoscopic Imaging and Interventions in GERD: An Update and Future Directions. Front Med (Lausanne) 2021;8:728696.
6. Shimamura Y, Inoue H. Anti-reflux mucosectomy: Can we do better? Dig Endosc 2020 July;32(5):736-8.
7. Nabi Z, Reddy DN. Update on endoscopic approaches for the management of gastroesophageal reflux disease. Gastroenterol Hepatol (NY) 2019 July;15(7):369-76.
8. Chang KJ, Bell R. Transoral incisionless fundoplication. Gastrointest Endosc Clin N Am 2020 Apr;30(2):267-89.
9. Chang KJ. Endoscopic fore gut surgery and interventions: The future is now. The state-of-the-art and my personal journey. World J Gastroenterol 2019 Jan 7;25(1):1-41.
10. Osman A, Albashir MM, Nandipati K, Walters RW, Chandra S. Esophagogastric Junction Morphology on Hill's Classification Predicts Gastroesophageal Reflux with Good Accuracy and Consistency. Dig DisSci. 2021 66:151-9 .
11. Trad KS, Barnes WE, Simoni G, Shughoury AB, Mavrelis PG, Raza M, Heise JA, Turgeon DG, Fox MA. Transoral incisionless fundoplication effective in eliminating GERD symptoms in partial responders to proton pump inhibitor therapy at 6 months: the TEMPO Randomized Clinical Trial. Surg Innov. 2015 Feb;22(1):26-40.
12. Benias PC, D'Souza L, Lan G, Gluckman C, Inamdar S, Trindade AJ, et al. Initial experience with a novel resection and plication (RAP) method for acid reflux: a pilot study. Endosc Int Open 2018 Apr;6(4):E443-E449.
13. Han J, Chin M, Fortinsky KJ, Sharaiha R, Gostout C, et al. Endoscopic augmentation of gastroesophageal junction using a full-thickness endoscopic suturing device. Endoscopy international open 2018; 6(9):E1120-E1125.

VIGILÂNCIA E TRATAMENTO ENDOSCÓPICO DO ESÔFAGO DE BARRETT

Júlio César de Soares Veloso
Felipe Gomes Bezerra
Bruno Beust Quint

DEFINIÇÃO

O esôfago de Barrett (EB) é uma condição pré-maligna para o adenocarcinoma esofágico (ACE), caracterizado por uma mucosa de cor rosa salmão, com extensão ≥ 1 cm próxima à junção esofagogástrica (JEG).[1] Há uma substituição do epitélio escamoso estratificado do esôfago por um epitélio metaplásico intestinal do tipo colunar.[2] Isso ocorre devido à exposição crônica e repetitiva do esôfago distal ao refluxo, o que resulta em lesão e mudanças metaplásicas.[3]

A metaplasia intestinal verificada por biópsia da transição esofagogástrica, sem expressar epitélio colunar, caracteriza a metaplasia intestinal da cárdia, que se associa à doença do refluxo gastroesofágico (DRGE), supostamente em estágio mais incipiente que o EB.[4]

A carcinogênese do EB abrange diversas anormalidades genéticas e epigenéticas que culminam, apesar dos controles estimulatórios e inibitórios, em atividade proliferativa descontrolada, inibição da apoptose, estímulo à angiogênese e na invasão tecidual.[5]

A atividade proliferativa, as mutações do gene *p53* e as alterações de ploidias do ácido desoxirribonucleico (DNA) são, até o momento, os eventos com correlação mais consolidada e de maior aplicação prognóstica no EB.[6,7]

DADOS EPIDEMIOLÓGICOS

A prevalência do EB na população da Europa é cerca de 1,6% e estimada entre 1,7% e 5,6% nos Estados Unidos.[3] Estima-se que o EB esteja presente em cerca de 10% dos pacientes com doença do refluxo gastroesofágico, constituindo-se como o principal fator de risco para sua ocorrência.[8,9] Outros fatores de risco para EB incluem: sexo masculino, raça branca, idade > 50 anos, obesidade central, histórico de tabagismo e história familiar de primeiro grau com EB/ACE.[8]

Vale dizer que a maioria dos casos de EB se limita à metaplasia intestinal sem displasia, ou seja, sem evidência de atipia celular, e, quando ocorrem, as displasias geralmente são de baixo grau.[10] O risco anual de conversão para malignidade da metaplasia intestinal (MI) é de 0,3%, com aumento para 0,5% nas displasias de baixo grau e 6% nas displasias de alto grau.[11] A letalidade do ACE continua alta, com cerca de 15% de sobrevida em 5 anos.[12]

SCREENING E VIGILÂNCIA ENDOSCÓPICA

A triagem de indivíduos na população para identificação de EB não possui evidências consistentes, visto que não há estudos clínicos randomizados em relação a essa estratégia.[13,14] A justificativa para essa prática seria a identificação precoce de pacientes com alto risco em desenvolver ACE, detectando-se a doença em estágios iniciais, com aumento significativo na sobrevida em 5 anos (17% para 74%).[15]

A Sociedade Americana de Endoscopia Gastrointestinal (ASGE) sugere uma estratégia de triagem que identifique uma população com risco de desenvolver EB, como aqueles com história familiar de ACE ou EB, ou nos portadores de DRGE associados a outros fatores de risco, como raça branca, sexo masculino, idade maior que 50 anos, obesidade e tabagismo.[13]

Uma vez identificadas as alterações que confirmem a presença de EB, a vigilância endoscópica desses pacientes visa reduzir a progressão para ACE invasivo, pela detecção precoce de displasia ou adenocarcinoma em estágio inicial, que são passíveis de terapia de erradicação endoscópica.[16] As diretrizes sugerem que o EB não displásico pode ser seguido com endoscopia de vigilância a cada 3-5 anos, com intervalos de vigilância mais curtos na presença de displasia (a cada 6 meses nas displasias de baixo grau e 3 meses naquelas de alto grau) – (Quadro 2-1).[17]

A terapia de erradicação endoscópica é recomendada como opção terapêutica nos pacientes com displasia de baixo ou alto grau, quando confirmada por um patologista especialista no trato gastrointestinal.[16] Há consenso unânime desta exigência, e, além disso, a Sociedade Britânica de Gastroenterologia (BSG) sugere que a imunocoloração com o *p53* pode aumentar as chances de diagnóstico de displasia. Entretanto, nenhuma outra diretriz aplica esta técnica.[18]

Quadro 2-1. Recomendação para *Screening* e Tratamento Endoscópico

EB s/displasia < 3 cm	EDA a cada 3 a 5 anos
EB s/displasia > 3 cm	EDA a cada 2 a 3 anos
EB LGD	EDA semestral no primeiro ano e anual a seguir ou TARF
EB HGD/CE T1a/CE t1b (casos selecionados)	Ressecção (EMR) de lesões visíveis seguida de TARF de EB plano remanescente
Obs1	Uso contínuo de IBP durante e após terapia ablativa é imprescindível para erradicação e prevenção de recorrência
Obs2	Necessidade de EDA periódica de vigilância após terapia ablativa

EB: esôfago de Barrett; EDA: endoscopia digestiva alta; LGD: displasia de baixo grau; TARF: terapia ablativa por radiofrequência; HGD: displasia de alto grau; CE: carcinoma esofágico; IBP: inibidor de bomba protônica.

DIAGNÓSTICO ENDOSCÓPICO

A endoscopia digestiva alta é o exame inicial para o diagnóstico do EB. O achado endoscópico de mucosa esofágica com coloração rosa salmão, distinguindo-se do epitélio escamoso adjacente e com histopatológico confirmando MI, com ou sem displasia, é o achado característico.[18]

A determinação da extensão do epitélio colunar metaplásico é de suma importância, uma vez que para cada centímetro de comprimento do EB tem-se um risco aumentado de detecção de displasia por volta de 14%, segundo dados mais recentes. Pensando-se nisso, em 2006, foi validado o sistema de classificação de Praga (C & M), em que C representa em centímetros a distância entre a JEG e a margem proximal da extensão circunferencial do EB, enquanto que M corresponde a sua máxima extensão longitudinal (não circunferencial). A localização da JEG é definida tanto pela extensão proximal das pregas gástricas, como pelo término dos vasos em paliçada do esôfago distal.[19]

Diante de uma suspeita endoscópica de EB e antes mesmo da realização de biópsias é imprescindível uma inspeção cuidadosa de toda a superfície mucosa do órgão, com o intuito de identificar toda e qualquer anormalidade visível. O uso de agentes mucolíticos, bem como o controle da insuflação do lúmen esofágico otimizam a qualidade da inspeção. Objetivando-se aumentar o rendimento de detecção de lesões suspeitas, atualmente considera-se como critério de qualidade destinar ao menos um minuto de inspeção para cada centímetro do segmento de EB. Baseando-se ainda em estudos prévios, atenção especial deve ser dada ao hemisfério direito do esôfago (12 horas-6 horas), devido ao maior encontro de lesões com displasia de alto grau/adenocarcinoma.[19,20]

Uma vez identificada qualquer irregularidade na mucosa, esta deverá ser classificada segundo a classificação de Paris. Através desta permite-se correlacionar o tipo morfológico da lesão com o seu grau estimado de invasão da submucosa. Lesões tipo 0-I e 0-IIc apresentam mais alto risco de invasão profunda quando comparado a lesões tipo 0-IIa, 0-IIa + IIb e 0-IIa + IIc (26%, 25% vs. 9,8% e 10% respectivamente, p = 0,009). A depender do tipo morfológico da lesão, em vez da realização de biópsias, a análise mais assertiva do espécime histológico se dá por uma ressecção endoscópica em bloco, seja por meio de técnica de mucosectomia (EMR) ou dissecção da submucosa (ESD).[19]

Atualmente reconhece-se como padrão o emprego da endoscopia com luz branca de alta definição com a realização de biópsias aleatórias dos quatro quadrantes a cada 2 cm do EB (ou a cada 1 cm se há suspeita ou confirmação prévia de displasia) seguido de biópsias de qualquer irregularidade na mucosa (nódulo, úlcera ou outras lesões visíveis) – Protocolo de Seattle. Devido à dificuldade técnica histológica em se confirmar displasia mediante à concomitância com esofagite erosiva, recomenda-se terapia com inibidor de bomba protônica (IBP) por 8 a 12 semanas antes da realização das biópsias.[18,19]

Apesar de bem estabelecido, o protocolo de Seattle apresenta inúmeras críticas, no que diz respeito ao aumento do tempo de procedimento, risco de sangramento pelo elevado número de biópsias, baixo rendimento diagnóstico e elevado potencial de erro de amostragem (> 57%), provocando uma baixa aderência entre os endoscopistas. Diante disso, várias tecnologias de imagem avançada têm sido implementadas com a proposta de maximizar o rendimento diagnóstico de displasia/ACE de esôfago. A ASGE estabeleceu critérios para preservação e incorporação de inovações endoscópicas de valor no tocante a técnicas de imagem avançada (PIVI). Um método é capaz de substituir o protocolo de Seattle, se este apresentar sensibilidade > 90%, especificidade > 80% e valor preditivo negativo > 98% para detecção de displasia de alto grau/ACE.[13]

Dois tipos de corantes são utilizados no rastreamento de áreas displásicas no EB: corantes vitais/absorção, como o azul de metileno e corantes de contraste (índigo carmim e ácido acético), que realçam a superfície do epitélio. O ácido acético é o tipo de corante mais utilizado na prática, devido a sua ampla disponibilidade e baixo custo. Baseado na reação de acetobranqueamento, a qual modifica a coloração típica do epitélio de rosa salmão para branco, este método tem uma sensibilidade de 92% e especificidade de 96% para o achado de displasia de alto grau e adenocarcinoma no EB (Fig. 2-1). Um sistema de classificação recente, denominado PREDICT, utilizando-se de cromoscopia com ácido acético, permite correlacionar displasia com base em critérios de padrões de superfície epitelial e perda focal e precoce da reação de acetobranqueamento, com um valor preditivo negativo de 97,4% (Quadro 2-2).[21]

Técnicas de cromoscopia eletrônica associadas à magnificação de imagem (NBI – *Narrow Band Imaging* e FICE – *Fuji Intelligent Chromo Endoscopy*), quando comparadas à realização do exame endoscópico com luz branca de alta definição isoladamente, apresentam taxas mais altas de detecção de displasia, com um menor número de biópsias. A cromoscopia por NBI exibe um espectro de comprimento de onda estreito em torno da cor azul, permitindo uma maior caracterização da superfície mucosa, assim como do padrão vascular que compõe o epitélio de Barrett (Fig. 2-1). Com o intuito de padronizar um critério universal utilizando-se o NBI, um grupo internacional estabeleceu o critério BING (*Barret's International NBI Group*). Por meio desse sistema tanto o padrão de superfície mucosa, quanto o padrão vascular são classificados em padrões regular e irregular (Quadro 2-3).[19] Esse sistema foi validado em três fases, apresentando acurácia geral para detecção de displasia em torno de 92%.[13]

A endomicroscopia confocal permite a avaliação histológica *in vivo* com uma magnificação de imagem de mil vezes. Esta se baseia na iluminação da mucosa com *laser*, que é absorvida por um agente fluorescente, e a captação da luz refletida que é orientada para um sistema de detecção, fornecendo imagens muito ampliadas e de alta resolução. Apesar de atender aos padrões PIVI da ASGE (sensibilidade, especificidade e valor preditivo negativo de 90,4%, 92,7% e 98,3% respectivamente), este método apresenta limitações como tempo prolongado de procedimento, alto custo e efeitos colaterais relacionados à infusão endovenosa dos agentes de fluorescência.[13]

Quadro 2-2. Classificação para o Diagnóstico de Neoplasia em Esôfago de Barrett Baseado em Cromoscopia com Ácido Acético –1 PREDICT

	Achados morfológicos	Classificação	Diagnóstico de Barrett
Acetobranqueamento	Sem perda focal de acetobranqueamento	Ausente	Não neoplásico
	Com perda focal de acetobranqueamento	Presente	Neoplásico
Padrão de superfície	Densidade e distribuição normal das *pits*	Normal	Não neoplásico
	Aumento da densidade e compactação das *pits*	Anormal	Neoplásico
	Irregularidade focal ou desorganização das *pits*	Anormal	Neoplásico
	Ausência de padrão	Anormal	Neoplásico

Adaptado de Kandiah, 2017.[21]

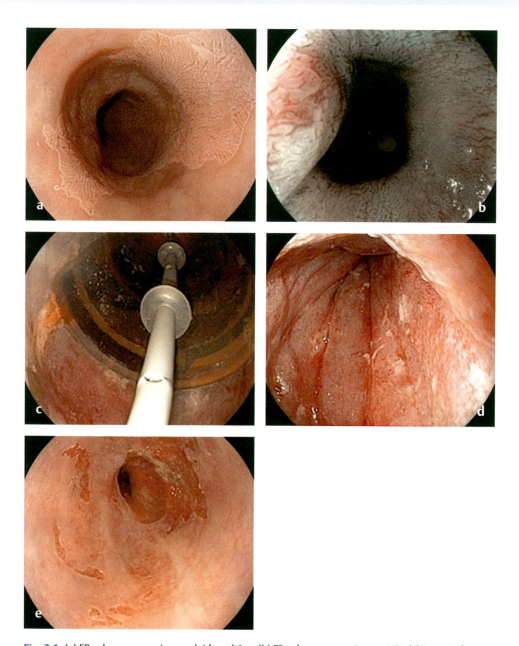

Fig. 2-1. (**a**) EB sob cromoscopia com ácido acético. (**b**) EB sob cromoscopia com NBI. (**c**) Terapia de ablação por radiofrequência com cateter-balão. (**d**) Aspecto endoscópico imediato pós-terapia ablativa. (**e**) Controle endoscópico após 3 meses de terapia ablativa (1ª sessão).

Quadro 2-3. Critério BING para Descrição dos Padrões de EB Através de NBI

Características morfológicas	Classificação
Padrão de superfície mucosa	
Padrões circular, sulcado/viloso ou tubular	Regular
Padrão irregular ou ausente	Irregular
Padrão vascular	
Vasos sanguíneos situados regularmente ao longo ou entre as cristas mucosas e/ou que apresentam padrões normais, longos e ramificados	Regular
Vasos distribuídos de forma focal ou difusa não seguindo a arquitetura mucosa	Irregular

Adaptado de Gorrepati, 2018.[19]

Uma nova modalidade de obtenção e análise do epitélio de Barrett é denominada WATS3D (amostragem transepitelial de área ampla com análise tridimensional por sistema computacional). Este método permite a obtenção de amostras de tecido transepitelial de área ampla e espessura total por meio de biópsias, utilizando-se um dispositivo em escova. Posteriormente em laboratório, a análise computacional sintetiza até 100 lâminas ópticas bidimensionais em uma única imagem tridimensional para revisão da patologia. Estudo envolvendo 160 pacientes com EB demonstrou um acréscimo de 14,4% na detecção de displasia de alto grau/ACE a partir da análise com WATS3D quando comparado à análise por meio de biópsias aleatórias convencionais. Apesar de os dados iniciais serem animadores, há ainda a necessidade de coortes maiores e estudos de longo prazo para generalizar o uso deste método.[22]

Assim como estes, outros métodos, como tomografia de coerência ótica, endomicroscopia volumétrica a *laser* e imagens moleculares, têm sido propostos com o intuito de aumentar o rendimento diagnóstico para displasia no EB, porém necessitam de melhor avaliação, devido ao alto custo, baixa disponibilidade e por não apresentarem superioridade em relação aos métodos já bem difundidos.[13]

TRATAMENTO DO ESÔFAGO DE BARRETT

Como vimos anteriormente o EB é uma complicação da DRGE, considerada condição pré-neoplásica e que pode ser identificada em até 10% dos portadores de refluxo gastroesofágico crônico, o que corresponderia a aproximadamente 1% a 2% da população em geral.[5,15,23]

Felizmente a transformação neoplásica é baixa e depende fundamentalmente da presença de displasia.[24] Na atualidade não se recomenda *screening* populacional para detecção de EB, a menos que existam múltiplos fatores de risco envolvidos (pelo menos 2) como, por exemplo, sintomas crônicos de refluxo há mais de 5 anos, sexo masculino, idade maior que 50 anos, raça branca, obesidade e história familiar de EB ou câncer de esôfago.[15,25,26]

O tratamento clínico medicamentoso com o uso de IBP constitui a base do tratamento, na medida em que reduz o dano potencial do refluxo ácido para a mucosa esofágica e controla a incidência de sintomas.[27] Além disso, estudos recentes têm demonstrado que o uso de dose elevada de IBP exerce fator protetivo contra displasia de alto grau, ACE e mortalidade.[5,27]

Geralmente todos os portadores de EB devem ser rastreados com endoscopias de alta definição periódicas com biópsias seriadas seguindo o protocolo de Seattle.[15] Atualmente diversas sociedades têm recomendado endoscopia a cada 3 a 5 anos para EB com extensão menor que 3 cm e a cada 2 a 3 anos quando a extensão é maior do que 3 cm, na ausência de evidência de displasia.[18,26] O *screening* deveria ser realizado até a idade de 75 anos, se não houver surgimento de displasia.[26]

EB sem Displasia

Nesse caso o risco de progressão para câncer é muito baixo, em torno de 0,3% ao ano, com risco de 5% a 6% de desenvolver ACE ao longo da vida.[23,28,29] Isso torna o tratamento endoscópico ablativo desfavorável, principalmente quando se leva em consideração o alto custo do procedimento e as possíveis complicações, principalmente, estenose e sangramento.[23,28]

Nesses casos recomenda-se *screening* endoscópico a cada 3-5 anos.[27] No entanto, o tratamento endoscópico poderia ter algum papel em casos selecionados, como no caso de pacientes jovens com EB longo ou com histórico familiar de ACE, ou baseado na estratificação de risco, utilizando-se biomarcadores.[23,28]

Displasia de Baixo Grau

Na presença de diagnóstico de displasia de baixo grau, recomenda-se a confirmação realizada por outro patologista especializado em patologia gastrointestinal.[24] Em 50% a 85% das vezes o diagnóstico pode ser desconsiderado após revisão patológica, e em quase 30% a presença de displasia não ocorre em exame subsequente.[23,26] Se confirmando a presença de displasia, recomenda-se repetir nova endoscopia com 3 a 6 meses após tratamento antissecretório adequado.[28]

Se a displasia de baixo grau persistir ao longo do tempo ou for observada em múltiplos níveis esofágicos, deve ser oferecido tratamento endoscópico ablativo, já que vários estudos têm mostrado risco de progressão aumentado para displasia de alto grau/ACE.[27,28,30] O risco de progressão para ACE gira em torno de 0,5% ao ano.[23]

Atualmente a terapia ablativa com radiofrequência (RF) para erradicação do EB é o tratamento com maior nível de evidência na literatura.[5,28,30] Nos casos em que se optar por manter a vigilância endoscópica na displasia de baixo grau, recomendam-se endoscopias semestrais no primeiro ano e, a seguir, anualmente.[18]

Displasia de Alto Grau

A taxa de progressão de displasia de alto grau para ACE é de 4% a 8% ao ano.[30] Na presença de displasia de alto grau, da mesma forma que na displasia de baixo grau, é necessária a confirmação por um segundo patologista especializado.[23] No caso de confirmação, nova endoscopia deve ser realizada com 6 a 8 semanas, e todas as lesões visíveis devem ser ressecadas. Em menos de 20% das vezes a displasia de alto grau é plana.[26]

A chance de metástase linfonodal é praticamente de 0%.[28] Se não forem encontradas lesões suspeitas, biópsias seriadas a cada 1-2 cm nos 4 quadrantes devem ser realizadas. Se a pesquisa de displasia for negativa, nova endoscopia deve ser feita com 3 meses. Se displasia de alto grau for confirmada no próximo exame, tratamento ablativo por RF deve ser oferecido.[31]

Lesões Visíveis

Durante o exame de rastreamento deve ser pesquisada qualquer anormalidade visível ou lesão nodular. Se presente, esta lesão deve ser ressecada endoscopicamente para avaliação histopatológica e estadiamento. A mucosectomia multibanda é a técnica de escolha por sua maior simplicidade e disponibilidade.[24] Nos casos de lesões elevadas maiores ou com suspeita de invasão da camada submucosa a técnica de dissecção endoscópica da submucosa poderia ser empregada.[23,26]

Tumores T1a e T1b

O carcinoma intramucoso (T1a) acomete lâmina própria ou muscular da mucosa, praticamente não tem risco de metástase linfonodal (< 2%), e o tratamento de escolha é a ressecção endoscópica. O tratamento endoscópico tem eficácia similar e melhor perfil de segurança quando comparado à esofagectomia.[28,31]

Em pacientes com invasão da camada submucosa (T1b) sm2 e sm3, está indicada esofagectomia pelo alto risco de metástase linfonodal. Em alguns casos de tumores T1b com comprometimento superficial da camada submucosa (sm1), a melhor forma de tratamento dependerá das características histopatológicas da lesão e das condições clínicas do paciente.[26,28,31]

O risco de metástase linfonodal é menor que 2% nos tumores com invasão submucosa superficial sm1 (< 500 μm), bom ou moderado grau de diferenciação e sem invasão linfovascular.[26] A ressecção endoscópica seria opção de tratamento a ser considerada nestes casos, principalmente se o paciente não for um bom candidato para uma ressecção cirúrgica.[25,31]

É importante salientar que a terapia endoscópica é baseada em dois passos. Em primeiro lugar as lesões visíveis são removidas endoscopicamente para avaliação histopatológica, e mais tarde o EB plano é erradicado por terapia ablativa para prevenção de neoplasia metacrônica. Não tratar o EB remanescente levará à neoplasia recorrente em 20% a 30% dos casos em 3 anos de *follow-up*.[28]

Ablação por RF

É a forma de tratamento endoscópico mais extensivamente estudada e utilizada no tratamento do EB.[24,31] Utiliza eletrodo bipolar que libera energia de forma uniforme com densidade de 10 a 12 J/cm² (aproximadamente 300 W), em curto espaço de tempo (< 300 milissegundos).[25,32] Isso possibilita tratamento ablativo superficial controlado, acometendo mucosa e muscular da mucosa, com injúria limitada para a submucosa (500 a 700 μm).[32]

Os pacientes devem ser informados da necessidade de múltiplas sessões (até 5), possibilidade de dor torácica após aplicação e das possíveis complicações.[16] As sessões de RF são realizadas a cada 3 meses.[28,31,32] Após cada sessão, a dieta é introduzida de forma gradual de acordo com a tolerância do paciente, para evitar surgimento de dor, e são utilizados analgésicos comuns e sucralfato.[32] É utilizada dose dobrada de IBP antes e durante o tratamento de erradicação, com o objetivo de propiciar um bloqueio ácido efetivo para que possa ocorrer reepitelização neoescamosa.[23,25]

A estenose é a complicação mais comum, ocorrendo em até 6% dos casos, o sangramento em menos de 1%, e a perfuração em 0,6%.[24,31,32] A estenose, se ocorrer, é facilmente tratada com dilatação balonada. A ablação por RF está contraindicada em caso de terapia anticoagulante concomitante, varizes de esôfago, radioterapia prévia, presença de estenose e esofagite ativa erosiva.[23,32] A extensão a ser ablada deve ser 5-10 mm proximal à junção escamocolunar, e 5-10 mm distal à junção esofagogástrica (topo das pregas gástricas).[31]

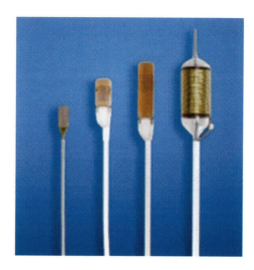

Fig. 2-2. Cateteres empregados na terapia ablativa por radiofrêquencia.

A maioria dos *trials* tem empregado o cateter-balão como terapia inicial em segmentos de EB longo circunferencial (até 2 sessões) e cateter focal nas ablações subsequentes do EB remanescente (até 3 sessões) até a erradicação completa (Figs. 2-1 e 2-2). Nos casos de EB refratário à terapia ablativa com RF, que pode ocorrer em até 20% das vezes, pode ser utilizada quando disponível crioablação ou terapia híbrida, utilizando coagulação por plasma de argônio.[24,25]

Vigilância após Erradicação

Após erradicação completa do EB impõe-se continuação do *screening* endoscópico pelo risco de recidiva, de acordo com o grau de displasia encontrado previamente.[25,32] Nos casos de displasia de baixo grau, recomenda-se endoscopia semestral no primeiro ano e, a seguir, anualmente.[15] Nos casos de displasia de alto grau/câncer, recomenda-se endoscopia trimestral no primeiro ano, semestral no seguinte e, a seguir, anual.[15,25]

CONCLUSÃO

O EB é uma complicação da DRGE que ocorre em até 10% dos casos. Observa-se a presença de epitélio colunar rosa salmão com pelo menos 1 cm de extensão proximal ao topo das pregas gástricas e a presença histopatológica de metaplasia intestinal.[27] O *screening* para EB de ser recomendado em pacientes com múltiplos fatores de risco. Uma vez detectado EB, vigilância endoscópica periódica com biópsias seriadas está indicada. Nos casos de EB sem displasia não se recomenda tratamento endoscópico a não ser em casos excepcionais.

Nas últimas duas décadas, as formas de tratamento endoscópico revolucionaram o manejo dos pacientes com EB, sendo utilizadas em substituição à esofagectomia total, associada a altas taxas de morbidade e mortalidade.[31] Nos casos de EB com displasia de baixo grau, *screening* endoscópico periódico ou terapia ablativa pode ser oferecido ao paciente.[31] Nos casos de displasia de alto grau as lesões visíveis devem ser removidas preferencialmente por técnica de ressecção multibanda e em um segundo momento o EB plano remanescente deve ser ablado por RF.[23,28,31]

Recomenda-se uso de dose elevada de IBP durante e após o tratamento ablativo para aumentar chances de erradicação e prevenir recorrência.[24] Atualmente a terapia ablativa por RF é a técnica com maior nível de evidência científica.[23,24,28] Ela é muito eficaz com taxas de erradicação de 78% para metaplasia intestinal e de 91% para displasia.[15] Mesmo após a erradicação completa do EB recomenda-se manutenção da vigilância endoscópica pelo risco aumentado de recorrência.

REFERÊNCIAS BIBLIOGRÁFICAS

1. Shaheen NJ, Falk GW, Iyer PG, Gerson LB; American College of Gastroenterology. ACG clinical guideline: diagnosis and management of Barrett's esophagus. Am J Gastroenterol 2016;111:30-50; quiz 51.
2. Spechler SJ, Souza RF. Barrett's esophagus. N England J Med 2014;371:836-45.
3. Ronkainen J, Aro P, Storskrubb T, Johansson SE, Lind T, Bolling-Sternevald E, et al. Prevalence of Barrett's esophagus in the general population: an endoscopic study. Gastroenterology 2005;129(6):1825-31.
4. Volkweis BS, Gurski RR. Esôfago de Barrett: aspectos fisiopatológicos e moleculares da sequência metaplasia-displasia-adenocarcinoma - artigo de revisão. Revista do Colégio Brasileiro de Cirurgiões. 2008;35(2):114-23.
5. Jankowski JA. Esomeprazole and aspirin in Barrett's oesophagus (AspECT): a randomized factorial trial. Lancet 2018:400-8.
6. Fléjou JF. Barrett's esophagus: from metaplasia to dysplasia and cancer. Gut 2005;54 Suppl 1:i6-12.
7. Jankowski JA, Wright NA, Meltzer SJ, Triadafilopoulos G, Geboes K, Casson AG, et al. Molecular evolution of the metaplasia-dysplasia-adenocarcinoma sequence in the esophagus. Am J Pathol 1999; 154(4):965-73.
8. Taylor JB, Rubenstein JH. Meta-analyses of the effect of symptoms of gastroesophageal reflux on the risk of Barrett's esophagus. Am J Gastroenterol 2010;105:1730-7.
9. Westhoff B, Brotze S, Weston A, McElhinney C, Cherian R, Mayo MS, et al. The frequency of Barrett's esophagus in high-risk patients with chronic GERD. Gastrointest Endosc 2005;61:226-31.
10. Abrams JA, Fields S, Lightdale CJ, Neugut AI. Racial and ethnic disparities in the prevalence of Barrett's esophagus among patients who undergo upper endoscopy. Clin Gastroenterol Hepatol 2008;6:30-4.
11. Rastogi A, Puli S, El-Serag HB, Bansal A, Wani S, Sharma P. Incidence of esophageal adenocarcinoma in patients with Barrett's esophagus and high-grade dysplasia: a meta-analysis. Gastrointest Endosc 2008;67:394-8.
12. Eloubeidi MA, Mason AC, Desmond RA, El-Serag HB. Temporal trends (1973-1997) in survival of patients with esophageal adenocarcinoma in the United States: a glimmer of hope? Am J Gastroenterol 2003;98:1627-33.
13. ASGE Standards of Practice Committee, Qumseya B, Sultan S, Bain P, Jamil L, Jacobson B, et al. ASGE Guideline on screening and surveillance of Barrett's esophagus. Gastrointestinal Endoscopy 2019;(3):335-59.
14. Shaheen N, Ransohoff DF. Gastroesophageal reflux, Barrett esophagus, and esophageal cancer: scientific review. JAMA 2002;287:1972-81.
15. Sanghi V, Thota PN. Barrett's esophagus: novel strategies for screening and surveillance. Ther Ad Chronic Dis 2019:1-14.
16. Triggs JR, Falk GW. Best practices in surveillance for Barrett's esophagus. Gastrointest Endosc Clin N Am 2021:31(1):59-75.
17. Stier MW, Konda VJ, Hart J, Waxman I. Post-ablation surveillance in Barrett's esophagus: a review of the literature. World J Gastroenterol 2016;22(17):4297-306.

18. Clermont M, Falk GW. Clinical Guidelines Update on the Diagnosis and Management of Barrett's Esophagus. Dig Dis Sci 2018:2122-8.
19. Gorrepati VS, Sharma P. How should we report endoscopic results in patient's with Barrett's esophagus? Dig Dis Sci 2018;63:2115-21.
20. Gupta N, Gaddam S, Wani SB, Bansal A, Rastogi A, Sharma P. Longer Inspection time is associated with increased detection of high-grade dysplasia and esophageal adenocarcinoma in Barret's esophagus. Gastroint Endosc 2012;76(3):531-8.
21. Kandiah K, Chedgy FJQ, Subramaniam S, Longcroft-Wheaton G, Bassett P, Repici A, et al. International development and validation of a classification system for the identification of Barrett's neoplasia using acetic acid chromoendoscopy: the Portsmouth acetic acid classification (PREDICT). Gut 2017:1-7.
22. Raphael KL, Stewart M, Sejpal DV, Cheung M, Whitson MJ, Han D, et al. Adjunctive yield of wide-area transepithelial sampling for dysplasia detection after advanced imaging and random biopsies in Barrett's esophagus. Clin Translat Gastroenterol 2019;10(1):1-6.
23. Rouphael C, Anil Kumar M, Sanaka MR, Thota PN. Indications, contraindications and limitations of endoscopic therapy for Barrett's esophagus and early esophageal adenocarcinoma. Therapeutic Advances in Gastroenterology 2020:1-11.
24. Ventre S, Haroon S. Endoscopic therapies for Barrett's esophagus. Translat Gastroenterol Hepatol 2021:1-10.
25. Sullivan R, Mulki R, Peter S. The role of ablation in the treatment of dysplastic Barrett's esophagus. Ther Adv Gastrointest Endosc 2021:1-12.
26. Weusten B, Bisschops R, Coron E, Dinis-Ribeiro M, Dumonceau JM, Esteban JM, et al. Endoscopic management of Barrett's esophagus: European Society of Gastrointestinal Endoscopy (ESGE) position statement. Endoscopy, published online. 2017.
27. Mohy-Ud-Din N, Krill TS, Shah AR, Chatila AT, Singh S, Bilal M, et al. Barrett's esophagus: What do we need to Know? Disease-a-Month. 2019:1-10.
28. Leclercq P, Bisschops R. Optimizing outcomes with radiofrequency ablation of Barrett's esophagus. Candidates, efficacy and durability. Gastrointest Endosc Clin Noth Am 2021:131-54.
29. Raphael KL, Trindade AJ. Management of Barrett's esophagus with dysplasia refractory to radiofrequency ablation. World J Gastroenterol 2020 May 7;26(17):2030-9.
30. Phoa KN. Radiofrequency Ablation vs. Endoscopic surveillance for patients with Barrett esophagus and low-grade dysplasia: a randomized clinical trial. JAMA 2014:1209-17.
31. Sharma P, Shaheen NJ, Katzka D, Bergman JJGHM. AGA Clinical practice update on endoscopic treatment of Barrett's esophagus with dysplasia and/or early cancer: expert review. Gastroenterology 2020:760-9.
32. Ma GK, Ginsberg GG. Radiofrequency ablation of Barrett's esophagus: patient selection, preparation and performance. Gastrointest Endosc Clin Noth Am 2017:481-90.

DISTÚRBIOS DA MOTILIDADE ESOFAGIANA

CAPÍTULO 3

Neyva Marianna Bezerra Sales
Priscilla Alves Rolón
Leonora Silva de Figueiredo Couto

INTRODUÇÃO

Este capítulo tem o intuito de colaborar no entendimento dos distúrbios de motilidade do esôfago.

As doenças esofágicas representam parte significativa das queixas da vivência clínica em gastroenterologia. Os sintomas comumente atribuídos aos distúrbios de motilidade esofágica são: disfagia, odinofagia, queimação retroesternal, regurgitação, dor torácica, *globus* e sintomas extraesofágicos.

ANATOMIA ESOFÁGICA[1-3]

O esôfago é um tubo muscular oco, que une a hipofaringe ao estômago, com um esfíncter em cada extremidade. Sua função é transportar alimentos e líquidos entre estes.

O esôfago cervical proximal é composto de musculatura estriada, e há uma transição gradual para o esôfago torácico distal, constituído de musculatura lisa. Há uma camada de feixes musculares externos, de orientação longitudinal, e outra interna, formada por músculos circulares com orientação helicoidal. O esfíncter superior do esôfago (ESE) é constituído por musculatura estriada. A junção esofagogástrica (JEG) é uma zona de alta pressão e tem dois componentes: o esfíncter inferior do esôfago (EIE), formado por musculatura lisa, e a crura diafragmática (CD) circundante, que funciona como um esfíncter externo. O EIE possui um tônus miogênico basal.

O mecanismo para dor ou desconforto esofágico não é bem definido, mas é resultado de uma complexa resposta neurofisiológica a estímulos nociceptores e geralmente desencadeada por estímulos químicos ou mecânicos. Tais receptores são sensíveis a estímulos como distensão intraluminal, toque, pH e irritação química.

A inervação extrínseca do esôfago ocorre via nervo vago. A musculatura estriada é inervada por axônios de neurônios motores, e a peristalse neste segmento decorre da ativação sequencial de neurônios motores do núcleo ambíguo. Já a musculatura lisa é inervada por feixes do núcleo motor dorsal do vago, que gera estímulos para neurônios intramurais inibitórios (liberadores de óxido nítrico) e excitatórios (liberadores de acetilcolina).

O nervo vago também fornece inervação sensitiva: no esôfago cervical pelo nervo laríngeo superior; logo abaixo, pelo nervo laríngeo recorrente e, no esôfago distal, pelos ramos esofágicos do nervo vago. Uma rede nervosa autonômica também se faz presente: o plexo mioentérico, localizado entre as camadas musculares longitudinal e circular.

O esôfago não apresenta contrações espontâneas. A peristalse primária é desencadeada por deglutição, e a secundária, por distensão focal. O EIE responde com relaxamento à deglutição, geralmente seguida de contração rebote. O relaxamento do EIE pode ocorrer ainda durante vômitos, eructação ou no chamado relaxamento transitório do EIE (RTEIE), que pode ser estimulado por distensão gástrica ou estímulo vagal.

Disfagia

É definida como a sensação de retardo na passagem do bolo alimentar sólido ou líquido da boca ao estômago. É um sintoma de alarme e requer pronta avaliação para determinação de etiologia através, inicialmente, da coleta de história clínica e de exame físico.

Na anamnese, é comum que os pacientes não refiram este sintoma espontaneamente por terem desenvolvido, ao longo dos anos, estratégias e técnicas que os ajudem a contornar seus sintomas, passando a evitar comidas sólidas, a comer mais devagar ou ingerir líquidos junto às refeições sólidas, a evitar situações sociais.

No exame físico é importante a avaliação neurológica, incluindo disfunção cognitiva, tremores, assimetria, disartria e fasciculação de língua. O exame oral é importante para avaliação de dentição pobre ou adentados. Em pescoço, devem-se descartar linfadenopatias e aumento de volume de tireoide. No exame geral, averiguar sinais de doenças reumatológicas que possam sugerir colagenoses.

Há dois tipos de disfagia: a orofaríngea (de transferência) e a esofágica (de transporte ou condução). Pacientes com dificuldade de iniciar deglutição, tosse, asfixia, aspiração, babação, mordidas em pequena quantidade, regurgitação nasofaríngea e com sensação de restos de comida na orofaringe sugerem disfagia orofaríngea. Estes também costumam iniciar sintomas logo após o início da refeição e queixam-se de sensação de impactação de comida na região cervical.

Aqueles com disfagia esofágica tendem a apresentar a sensação de entalo ou impactação retroesternal nas regiões de tórax médio e inferior. Pode ter caráter estrutural/mecânico ou ser consequência de alteração da motilidade do esôfago. Causas mecânicas comuns são estenose péptica, anéis, membranas, malignidades, hérnias hiatais volumosas ou paraesofágicas. Doenças inflamatórias, como esofagite eosinofílica e líquen plano, comumente apresentam estreitamento luminal com fenótipo obstrutivo. Uma causa rara é a disfagia lusória, uma compressão extrínseca do esôfago causada por artéria aberrante da subclávia direita. Pacientes com disfagia de causa mecânica geralmente têm disfagia para sólidos.

Geralmente a abordagem diagnóstica não se utiliza de somente um teste, porém é consenso que o exame inicial deve ser a endoscopia digestiva alta (EDA) por possibilitar a avaliação da anatomia, da mucosa e a realização de biópsias ou de terapêuticas, quando necessárias. O esofagograma (radiografia de esôfago contrastada com bário) também pode evidenciar alterações anatômicas e sugerir distúrbios de motilidade, podendo ser mais sensível do que a EDA na detecção de estreitamentos. A manometria esofágica de alta resolução (MEAR) deve ser realizada em pacientes quando há suspeita de dismotilidade e nos quais a endoscopia não foi diagnóstica.

Odinofagia

É o sintoma de dor à deglutição e pode sugerir lesão mucosa. Tem como causas lesão induzida por medicamento e esofagites infecciosas.

Regurgitação e Pirose

São os sintomas gastrointestinais mais comuns. A pirose é definida como sensação de queimação na região retroesternal. Regurgitação é a sensação de retorno de conteúdo estomacal. São sintomas clássicos de doença do refluxo gastroesofágico (DRGE). A regurgitação deve ser distinguida da síndrome de ruminação, que é a regurgitação repetitiva sem esforço de alimentos ingeridos recentemente na boca, seguido por mastigar novamente e voltar a engolir ou cuspir.

Dor Torácica

Como há nervos aferentes comuns entre esôfago e coração, pode ser difícil diferenciar a dor torácica de causa esofágica da de origem cardíaca, sendo mandatória uma avaliação cardiológica. É importante, ainda, considerar causas não cardíacas e não esofágicas, como alterações musculoesqueléticas (costocondrite), distúrbios psiquiátricos e funcionais.

Globus

Globus é um distúrbio esofágico funcional, caracterizado pela sensação de "nó" ou aperto na garganta, não doloroso, episódica e que muitas vezes melhora com a alimentação e a deglutição. É comum em paciente com DRGE ou com heterotopia de mucosa gástrica em esôfago.

DIAGNÓSTICO: MANOMETRIA DE ALTA RESOLUÇÃO

A manometria esofágica de alta resolução (MEAR) é, atualmente, o padrão-ouro para avaliação de distúrbios motores do esôfago por promover caracterização detalhada da junção esofagogástrica (JEG), do relaxamento do esfíncter inferior do esôfago (EIE), do corpo esofágico e do esfíncter superior do esôfago (ESE).[4] Com o objetivo de padronizar a classificação dos distúrbios motores do esôfago, um painel internacional de *experts* reuniu-se, em 2007, para criar a Classificação de Chicago. Desde então, várias atualizações foram publicadas: versão 2.0, em 2012; 3.0, em 2015, e, mais recentemente, 4.0, publicada, em 2021.[4]

O exame de MEAR consiste na colocação de uma sonda, através da narina do paciente, cuja extremidade distal ficará localizada no EEI. Tal sonda permanece, em sua extremidade proximal, acoplada a um manômetro e possui canais pelos quais será perfundida água. Desta forma, podem-se averiguar as pressões dos segmentos esofágicos e observar possíveis alterações nos movimentos do órgão. Com o paciente na posição deitada, dá-se 5 mL de água, e solicita-se que deglutа. A análise é feita após a obtenção de pelo menos dez deglutições válidas.[4]

Na Classificação de Chicago 4.0, alguns parâmetros são utilizados para avaliar o padrão das deglutições: a pressão de relaxamento integrada (IRP) se relaciona ao relaxamento, durante a deglutição, da JEG; a integral da contratilidade distal (DCI) avalia o vigor da contração do corpo esofagiano em seu terço distal; a latência distal (DL) se refere ao tempo de propagação da onda deglutitiva, se iniciando com a abertura do ESE até o ponto de desaleceração da contração – que, em termos práticos, representa o momento de chegada da onda no EIE; e a quebra (BK), que mede, em centímetros, a distância entre o fim da musculatura estriada proximal e o início da musculatura lisa distal (Fig. 3-1).[5,6]

A IRP do exame é calculada pelas médias dos valores de pressão encontrados no intervalo de tempo de 4 segundos em que ocorre o relaxamento esofágico máximo após a deglutição.[5,7]

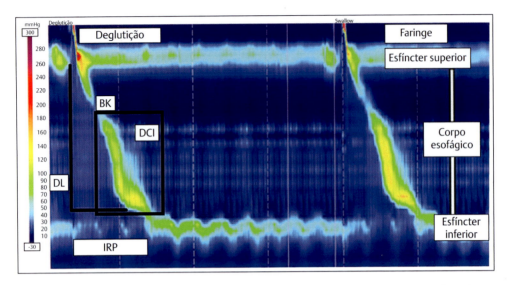

Fig. 3-1. Manometria esofágica de alta resolução normal e suas métricas. (Adaptada de Herbella et al., 2016.)[6]

A contratilidade esofágica deve ser analisada pela (DCI). Uma contração normal apresenta uma DCI entre 450 e 8.000 mm Hg.s.cm.[5] Diz-se que há peristalse ineficaz quando ela é fraca (DCI entre 100 a 450 mm Hg.s.cm); falha (DCI menor que 100 mm Hg.s.cm); ou fragmentada (quebra da peristalse na zona de transição maior que 5 cm na curva isobárica em 20 mm Hg), no contexto de uma DCI maior ou igual a 450 mm Hg.s.cm. Quando o valor de DCI é acima de 8.000 mm Hg.s.cm, classifica-se a peristalse como hipercontrátil.[5]

A latência da inibição da deglutição é representada pela latência distal (DL). A DL é medida como o intervalo entre abertura do ESE até o ponto de desaceleração contrátil (ponto de inflexão entre a fase rápida proximal e a fase lenta distal da contração esofágica).[5] Uma contração prematura é caracterizada por DL menor do que 4,5 segundos em uma onda eficaz.[5]

A versão 4.0 de Chicago (CCv 4.0) classifica os distúrbios de motilidade em distúrbios do esvaziamento da JEG e distúrbios da peristalse.[5] Ressalta-se que essa classificação deve ser aplicada em pacientes com anatomia gastrointestinal normal, sem história de cirurgia prévia ou intervenções invasivas, assim como não devem apresentar grandes hérnias hiatais e/ou hérnias paraesofágicas.[5] Além disso, uma endoscopia prévia é importante para a realização da manometria, pois evidências endoscópicas ou radiográficas de obstrução mecânica impedem a aplicação da CCv4.0.[5]

Nesta classificação, a média da (IRP) de 10 deglutições é o primeiro critério para diferenciar as patologias. A IRP média elevada infere relaxamento incompleto do segmento, o que implica distúrbio de obstrução da JEG (acalásia ou obstrução ao fluxo da junção esofagogástrica).[7]

DISTÚRBIOS DE OBSTRUÇÃO DA JUNÇÃO ESOFAGOGÁSTRICA
Acalásia

Definida por alteração de relaxamento (documentada por IRP elevada) associado à peristalse anormal (falha ou espástica). A classificação de Chicago 4.0 mantém os três subtipos de acalásia já presentes nas versões anteriores: tipo I (acalásia clássica); tipo II (com pressurização panesofágica); e tipo III, (espástica).[5]

- *Acalásia tipo I:* IRP média elevada e contratilidade ausente (peristalse 100% falha).[5]
- *Acalásia tipo II:* IRP média elevada e contratilidade ausente (peristalse 100% falha) com pressurização panesofágica em pelo menos 20% das deglutições.[5]
- *Acalásia tipo III:* IRP média elevada e evidência de espasmo (contração prematura, ou seja, DL menor que 4,5 segundos) com DCI maior que 450 mm Hg.s.cm em pelo menos 20% das deglutições (Fig. 3-2).[5,6]

Obstrução ao Fluxo na Junção Esofagogástrica (OFJEG)

Aproximadamente 10% dos pacientes submetidos à manometria esofágica de alta resolução apresentam um padrão de motilidade de OFJEG.[8] Uma proporção dos casos pode evoluir para acalásia ou representar uma variante dela, porém mais de um terço dos casos podem ser clinicamente irrelevantes e se relacionarem a condições benignas, como uso de opioides, efeitos mecânicos e artefatos.[5]

Com o intuito de diferenciar a OFJEG clinicamente relevante de achados benignos, Chicago 4.0 propõe que, após as 10 deglutições padrões (feitas em posição deitada), o paciente seja colocado em posição supina, e sejam ofertadas novas deglutições. O diagnóstico manométrico de OFJEG é definido, então, quando há elevação da IRP nas posições sentada e supina e ≥ 20% das deglutições com elevada pressão *intrabolus* na posição supina, com evidência de peristalse.[5] Em associação, o paciente deve ter exames prévios que embasem obstrução (como esofagograma bariatado ou imagem luminal por sonda) e sintomas clinicamente relevantes indicativos de alteração de relaxamento, a saber: disfagia e/ou dor torácica não cardíaca.[5]

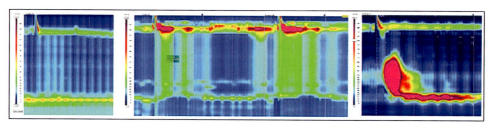

Tipo I   Tipo II   Tipo III

Fig. 3-2. Acalásias tipos I, II e III na MEAR.[6]

Distúrbios da Peristalse

São considerados distúrbios da peristalse: ausência de contratilidade, espasmo esofagiano distal, esôfago hipercontrátil e motilidade esofagiana ineficaz (MEI).[5] Para o diagnóstico de distúrbio da peristalse, um distúrbio de obstrução ao fluxo da junção esofagogástrica (OFJEG) deve ter sido descartado.[5]

Os achados de peristalse anormal podem coexistir, caracterizando um *overlap*. Assim, uma abordagem hierárquica deve ser utilizada para classificar o distúrbio, considerando a seguinte ordem: em primeiro lugar, o espasmo esofagiano distal; após, o esôfago hipercontrátil e, por último, a motilidade esofagiana ineficaz.[5]

Ausência de Contratilidade

Definida por IRP média normal na posição deitada e sentada, com peristalse falha (DCI < 100 mm Hg.s.cm) em 100% das deglutições.[5]

Espasmo Esofagiano Distal (EED)

Padrão motor anormal caracterizado por contrações espásticas (ou prematuras) no esôfago distal (ou seja, DL < 4,5 segundos em deglutições que possuam DCI > 450 mm Hg.s.cm), devendo isto ocorrer em pelo menos 20% das deglutições realizadas durante o exame.[5] O diagnóstico final requer tanto sintomas clinicamente relevantes (disfagia ou dor torácica não cardíaca), quanto um diagnóstico manométrico conclusivo.[5]

Esôfago Hipercontrátil

Relaciona-se a um vigor peristáltico excessivo, podendo envolver o EIE, sem que o mesmo esteja relacionado a uma obstrução mecânica.[9] Manometricamente é determinado quando 20% ou mais das deglutições em posição deitada apresentam peristalse hipercontrátil (DCI maior que 8.000 mm Hg.s.cm) na presença de IRP normal, ou seja, após descartados acalásia, OFJEG e EED.[5]

Dentre os possíveis subgrupos de apresentação da hipercontratilidade esofágica, ressalta-se o esôfago em *Jackhammer*, caracterizado por contrações prolongadas repetitivas (especialmente na fase pós-pico). Esse padrão motor anormal associa-se à maior gravidade de sintomas, e nunca foi reportado em pacientes saudáveis.[10]

Motilidade Esofagiana Ineficaz (MEI)

Na Classificação de Chicago 4.0, a peristalse fragmentada (PF) é incluída na definição de motilidade esofagiana ineficaz. Desta forma, o diagnóstico conclusivo de motilidade MEI requer mais de 70% de deglutições ineficazes (falhas, fracas ou fragmentadas) ou pelo menos 50% de peristalses falhas.[5] Quando há, entretanto, 50% a 70% de ondas ineficazes, sugere-se a realização de outros exames complementares para melhor avaliação do trânsito alimentar (como impedância ou esofagograma).[5] A causa mais comum de MEI é DRGE (Fig. 3-3).[11]

CAPÍTULO 3 ■ DISTÚRBIOS DA MOTILIDADE ESOFAGIANA

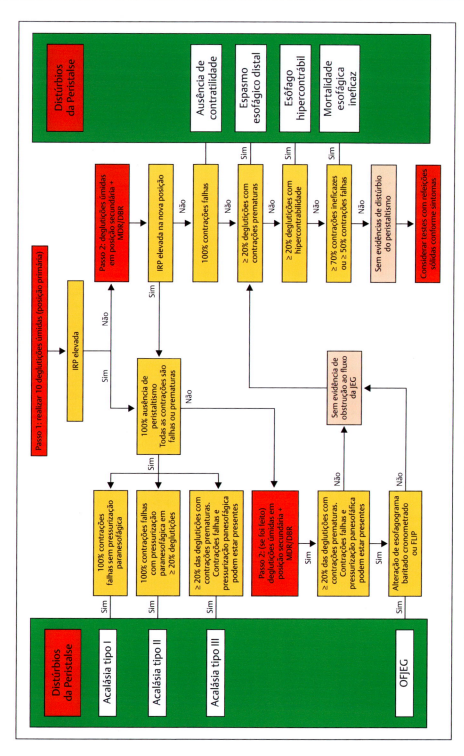

Fig. 3-3. Fluxograma de avaliação de manometria esofágica de alta resolução. (Fonte: Lages RB.)[11]

ACALÁSIA: TRATAMENTO
Farmacoterapia
Nitratos e bloqueadores de canal de cálcio podem ser utilizados a fim de reduzir o tônus do EIE.[3] Entretanto, os resultados clínicos não demonstram muita eficácia, e não há estudos randomizados bem desenhados para avaliar o sucesso do uso de nitratos.[3] Dessa forma, as atuais diretrizes não recomendam o tratamento da acalásia com nitratos ou bloqueadores de canal de cálcio, sendo o uso limitado apenas para reduzir os sintomas do paciente até que seja submetido a tratamento definitivo.[12]

Toxina Botulínica
A injeção de toxina botulínica ao nível do EIE é um método efetivo e seguro, havendo melhora clínica em 80% dos casos.[3] O resultado, entretanto, não é duradouro, com menos de 60% dos pacientes apresentando remissão dos sintomas em 1 ano.[3] Logo, o uso da toxina botulínica é reservado para pacientes com alto risco para procedimento endoscópico ou cirúrgico.[3]

Tratamentos Endoscópicos ou Cirúrgicos
Os seguintes métodos podem ser utilizados: dilatação pneumática, secção das fibras do esfíncter inferior do esôfago por miotomia laparoscópica à Heller ou miotomia endoscópica. Visam alterar o tônus do EIE.[3]

A dilatação pneumática é uma técnica bem estabelecida, apresentando, entretanto, riscos de perfuração esofágica e de dor torácica após o procedimento.[3] Dados retrospectivos sugerem que o subtipo da acalásia é relevante para determinar a eficácia do tratamento escolhido.[13] Nesse sentido, em *trial* retrospectivo europeu, a eficácia da dilatação pneumática para tratar acalásia do tipo II foi de 100%, comparativamente a 93% de eficácia para a miotomia à Heller (p = 0,03).[13] Entretanto, a miotomia laparoscópica apresenta maior taxa de sucesso do que a dilatação pneumática para pacientes com acalásia do tipo III (86% *vs.* 40%; p = 0,12), apesar de a diferença não ser estatisticamente significativa.[13] Portanto, sugere-se que a dilatação pneumática possa ser mais apropriada para pacientes com acalásia do tipo II do que para pacientes com acalásia do tipo III.[3]

A miotomia laparoscópica à Heller, associada à fundoplicatura parcial, constitui um procedimento seguro, com mortalidade de 0,1%, e uma taxa de sucesso clínico em média de 89%, em seguimento de 35 meses.[14] Ressalta-se, contudo, que tanto a dilatação pneumática quanto a miotomia apresentam uma queda nas taxas de sucesso para 44% e 57%, respectivamente, após 6 anos.[15]

Por sua vez, a miotomia peroral endoscópica (POEM) é uma técnica que evita incisão laparoscópica, contando com rápido tempo de recuperação pós-procedimento e altas taxas de sucesso. Assim como a miotomia à Heller, as taxas de sucesso tendem a cair com o tempo de seguimento. Não obstante, bons resultados ainda são encontrados, com taxa de sucesso de até 88,5% em 3 anos em pacientes submetidos à POEM.[16] Entretanto, cabe ressaltar que uma significativa parcela dos pacientes submetidos à POEM pode desenvolver refluxo gastroesofágico, incluindo esofagites C e D de Los Angeles.[3]

Apesar da eficácia dos tratamentos descritos, 2%-5% dos pacientes evoluem com uma dilatação massiva do esôfago com retenção de alimento,[3] DRGE não responsiva ou lesões paraneoplásicas. Nestes casos, a ressecção esofágica é necessária, apresentando boas taxas de sucesso em relação à aceitação da dieta, mas contando com significativa morbidade pós-operatória.[3]

TRATAMENTO: ESPASMO ESOFAGIANO DISTAL E ESÔFAGO EM *JACKHAMMER*

As opções de tratamento para o EED e para o esôfago em *Jackhammer* são limitadas em razão da heterogeneidade de pacientes e paucidade de estudos randomizados controlados.[3] Dentre as opções farmacológicas, os nitratos apresentam um pequeno número de séries de casos, mas não há estudos controlados demonstrando os benefícios em longo prazo para o tratamento do EED.[3] Em relação aos bloqueadores de canal de cálcio, a nifedipina e o diltiazem têm eficácia limitada no manejo da dor torácica e da disfagia, e cefaleia é um efeito adverso frequente.[3] A nifedipina demonstrou uma redução modesta da redução da contratilidade no esôfago distal, podendo ser considerada para o tratamento do esôfago de *Jackhammer*.[17]

A aplicação de toxina botulínica também pode ser uma opção terapêutica para o EED, demonstrando eficácia em reduzir o sintoma de disfagia, apesar de a duração do efeito ser limitada.[3,18]

A miotomia laparoscópica com uma miotomia mais longa (estendendo-se do EEI até o corpo esofágico), associada à fundoplicatura anterior, é uma opção cirúrgica para pacientes com doença grave, demonstrando eficácia em reduzir sintomas de dor torácica e disfagia.[19]

A POEM é um procedimento que pode ser efetivo para promover alívio dos sintomas em pacientes com EED e esôfago em *Jackhammer*, demonstrando eficácia de 88% em melhorar sintomas. A taxa de sintomas de refluxo após o procedimento, entretanto, é significativa.[3]

Por fim, destaca-se que o esôfago em *Jackhammer* tem sido associado à esofagite eosinofílica, e o tratamento desta, se presente, pode resultar na melhora da doença espástica.

REFERÊNCIAS BIBLIOGRÁFICAS

1. Lemme EMO, Costa MMB, Junior LJA. Sintomas das doenças do esôfago. In: Zaterka S, Eisig JN, organizators. Tratado de gastroenterologia. 2. ed. São Paulo: Atheneu; 2016. p. 421.
2. Pandolfino JE, Kahrilas, PJ. Esophageal neuromuscular function and motility disorders. In: Feldman M, Friedman LS, Brandt LJ. Sleisenger and Fordtran's gastrointestinal and liver disease. 11Th ed. Elsevier; 2021. p. 638-60.
3. Richter JE, Castell DO. The esophagus. 6th ed. New Jersey: Wiley-Blackwell; 2020.
4. DeLay K, Yadlapati R, Pandolfino JE. Chicago classification of esophageal motility disorders: Past, present, and future. Indian J Gastroenterol 2021 Apr;40(2):120-30.
5. Yadlapati R, Kahrilas PJ, Fox MR, Bredenoord AJ, Prakash Gyawali C, Roman S, et al. Esophageal motility disorders on high-resolution manometry: Chicago classification version 4.0©. Neurogastroenterol Motil 2021;33(1):1-21.
6. Herbella FA, Armijo PR, Patti MG. Apresentação em imagens da Classificação de Chicago versão 3.0 das doenças da motilidade esofagiana. Einstein 2016;14(3):439-42.
7. Kahrilas PJ, Peters JH. Evaluation of the esophagogastric junction using high resolution manometry and esophageal pressure topography. Neurogastroenterol Motil 2012;24 (SUPPL. 1):11-9.
8. Triggs JR, Carlson DA, Beveridge C, Jain A, Tye MY, Kahrilas PJ, et al. Upright integrated relaxation pressure facilitates characterization of esophagogastric junction outflow obstruction. Clin Gastroenterol Hepatol. 2019 Oct;17(11):2218-26.
9. Herregods TVK, Smout AJ, Ooi JL, Sifrim D, Bredenoord AJ. Jackhammer esophagus: observations on a European co-hort. Neurogastroenterol Motil 2017;29(4):1-8.
10. Philonenko S, Roman S, Zerbib F, Gourcerol G, Gault N, Ropert A, et al. Jackhammer esophagus: clinical presentation, manometric diagnosis, and therapeutic results-Results from a multicenter French co-hort. Neurogastroenterol Motil 2020;32(11):1-7.

11. Lages RB. Classificação de Chicago 4.0: o que há de novo na manometria de alta resolução? Endoscopia Terapêutica; 2021. Disponível em: https://endoscopiaterapeutica.com.br/assuntosgerais/classificacao-de-chicago-4-0-o-que-ha-de-novo-na-manometria-de-alta-resolucao.
12. Zaninotto G, Bennett C, Boeckxstaens G, Costantini M, Ferguson MK, Pandolfino JE, et al. The 2018 ISDE achalasia guidelines. Dis Esophagus 2018 Sep 1;31(9).
13. Rohof WO, Salvador R, Annese V, Bruley des Varannes S, Chaussade S, Costantini M, et al. Outcomes of treatment for achalasia depend on manometric subtype. Gastroenterology 2013;144:718-25.
14. Moonen A, Boeckxstaens G. Finding the right treatment for achalasia treatment: risks, efficacy, complications. Curr Treat Options Gastroenterol 2016 Dec;14(4):420-8.
15. Vela MF, Richter JE, Khandwala F, Blackstone EH, Wachsberger D, Baker ME, et al. The long-term efficacy of pneumatic dilatation and Heller myotomy for the treatment of achalasia. Clin Gastroenterol Hepatol 2006 May;4(5):580-7.
16. Inoue H, Sato H, Ikeda H, Onimaru M, Sato C, Minami H, et al. Per-oral endoscopic myotomy: a series of 500 patients. J Am Coll Surg 2015 Aug; 221(2):256-64.
17. Konrad-Dalhoff I, Baunack AR, Rämsch KD, Ahr G, Kraft H, Schmitz H, et al. Effect of the calcium antagonists nifedipine, nitrendipine, nimodipine and nisoldipine on esophageal motility in man. Eur J Clin Pharmacol 1991;41(4):313-6.
18. Zerbib F, Roman S. Current therapeutic options for esophageal motor disorders as defined by the Chicago Classification. J Clin Gastroenterol. 2015 Jul;49(6):451-60.
19. Leconte M, Douard R, Gaudric M, Dumontier I, Chaussade S, Dousset B. Functional results after extended myotomy for diffuse oesophageal spasm. Br J Surg 2007 Sep; 94(9):1113-8.

TRATAMENTO ATUAL DA ACALASIA

Eduardo Nasser Vilela
Jorge Alberto Capra Biasuz

INTRODUÇÃO

O esôfago é um órgão tubular com aproximadamente 22 cm de comprimento cuja função é transportar o bolo alimentar da orofaringe ao estômago. Apesar de uma tarefa aparentemente simples, o mecanismo de controle necessário para realizá-la é complexo. São necessárias contrações coordenadas de musculatura estriada e lisa para realizar a peristalse, assim como o relaxamento adequado do esfíncter esofagiano inferior.[1]

A acalasia é definida, portanto, como um distúrbio da motilidade esofágica, com ausência de peristaltismo e falha do relaxamento do esfíncter esofagiano inferior ao deglutir. O processo fisiopatológico se dá por perda de função de células ganglionares do plexo mioentérico em esôfago distal e no esfíncter esofagiano inferior.[1]

São duas as principais etiologias responsáveis pela destruição do plexo mioentérico esofágico. A infecção pelo *Trypanosoma cruzi*, na doença de Chagas, corresponde por expressivo número de casos em países onde o parasita é endêmico, como no Brasil, com sua prevalência chegando a 840/100.000 indivíduos. A outra principal etiologia ainda tem mecanismo desconhecido, porém acredita-se que decorra de um processo autoimune desencadeado por alguma infecção viral indolente (p. ex., herpes, paramixovírus) em indivíduos susceptíveis – chamada de acalasia idiopática.[1,2]

A destruição ou inflamação no plexo mioentérico leva à disfunção de neurônios que utilizam óxido nítrico e peptídeo intestinal vasoativo como neurotransmissores, desregulando o balanço entre excitação e inibição do esfíncter esofagiano inferior e esôfago distal. Estímulo colinérgico sem esta oposição leva a relaxamento inadequado do esfíncter e hipercontratilidade esofágica, responsável pelos sintomas da acalasia.[1]

O sintoma mais comum da acalasia é a disfagia, estando presente em até 95% dos pacientes. Outros sintomas frequentemente encontrados são: regurgitação, queimação retroesternal e dor torácica. Os sintomas podem iniciar de forma branda e piorarem com a evolução da doença ao longo dos anos, e não necessariamente estarão todos presentes na evolução da enfermidade.[2]

Para o diagnóstico é necessário realizar endoscopia digestiva alta para descartar pseudoacalasia, entidade que se relaciona com a neoplasia esofágica. Além disso, é necessário realizar radiografia contrastada de esôfago, estômago e duodeno, a fim de delinear o esôfago e seu esvaziamento. É importante também realizar manometria esofágica para avaliação das pressões esofágicas e confirmar o diagnóstico.[3]

TRATAMENTO DA ACALASIA

Acalasia é uma doença crônica sem cura.[3] O tratamento é paliativo visando a eliminar ou minimizar a obstrução funcional causada pelo não relaxamento e/ou hipertonicidade do esfíncter esofagiano inferior, o que acarretará melhora no esvaziamento esofágico.

As opções terapêuticas incluem medicamentos, procedimentos endoscópicos e procedimentos cirúrgicos devendo ser individualizadas para cada paciente.

Farmacológico

Os medicamentos utilizados no tratamento da acalasia incluem nitratos, bloqueadores dos canais de cálcio e inibidores da fosfodiesterase. Outros menos usados são anticolinérgicos, β-adrenérgicos e teofilina. A resposta a esses agentes é pobre e de curta duração. Entre os efeitos colaterais estão cefaleia, hipotensão e edema, o que pode ser limitante para o uso. A International Society for Disease of the Esophagus (ISDE), a United European Gastroenterology (UEG) e a European Society of Neurogastroenterology and Motility (ESNM) posicionaram-se contra o uso desses medicamentos nos seus últimos consensos.[4,5]

Toxina Botulínica

A toxina botulínica age diminuindo a pressão do esfíncter esofagiano inferior por impedir a liberação da acetilcolina na sinapse. A técnica de aplicação é simples e com baixo risco de eventos adversos. Apresenta resposta inicial muito boa (> 75%), mas, com o passar dos meses, a maioria dos pacientes retorna com sintomas, muitas vezes se fazendo necessário novas aplicações da toxina.[3] Como complicação desse tratamento é descrito dor torácica transitória,[6] fibrose na região com a perda dos planos anatômicos e consequente aumento da dificuldade de outras terapêuticas (miotomias), bem como elevação do risco de perfuração nas dilatações pneumáticas.[2]

A principal indicação para o uso da terapia com injeção de toxina botulínica é em pacientes com contraindicações à realização de dilatação com balão pneumático ou cirurgia.[3,4] Também pode ser indicada como terapia de ponte até realização de outro procedimento mais efetivo (dilatação, cirurgia).[3]

Dilatação com Balão Pneumático

O principal objetivo da dilatação com balão é romper as fibras circulares do músculo do esfíncter esofagiano inferior e assim eliminar a obstrução funcional.[2] O procedimento é feito ambulatorialmente, sendo iniciado com balão de 30 mm e, conforme a melhora clínica dos pacientes, progride-se para balões de 35 mm e até de 40 mm. Apresenta um bom custo-benefício com taxas de sucesso para um período de 1,6 anos de 74%, 86% e 90% respectivamente.[3]

Após o procedimento, o paciente deve permanecer em observação por algumas horas e, caso apresente dor torácica, febre, dispneia ou enfisema subcutâneo, um exame de imagem com contraste iodado oral (tomografia ou esofagograma) necessita ser realizado para avaliação de perfuração.

Boeckxstaens *et al.* publicaram, em 2011, os resultados de um estudo multicêntrico europeu comparando os resultados de dilatação com balão e de cirurgia de Heller-Dor. O sucesso das terapêuticas após 2 anos foi similar (86% dos pacientes de dilatação e 90%

dos pacientes de cirurgia – p = 0,46).[7] Em 2016, Moonen et al. divulgaram o estudo com os resultados de 5 anos de acompanhamento dos pacientes após dilatação com balão e cirurgia de Heller-Dor. As taxas de sucesso foram semelhantes (82% e 84% respectivamente).[8]

A resposta parece ser melhor em pacientes maiores de 45 anos, do sexo feminino, com diâmetro esofágico menor e em acalasia tipo II pela Classificação de Chicago 3.0.

Assim sendo, a dilatação com balão pneumático é uma boa opção de tratamento e pode ser considerada.

POEM – Miotomia Endoscópica Peroral

Inoue et al. publicaram o primeiro estudo sobre POEM em 2010 relatando sucesso em todos os 17 pacientes incluídos com diminuição significativa da pressão do esfíncter esofágico inferior.[9] O procedimento consiste em realizar uma incisão na mucosa esofágica, criar um túnel na submucosa desde esôfago até porção gástrica e então proceder a miotomia das fibras musculares. Akintoye et al. realizaram uma metanálise sobre os resultados clínicos do POEM.[10] Trinta e seis estudos envolvendo 2.373 pacientes (52% mulheres, idade média de 45 anos) foram incluídos nesta revisão. A indicação para POEM foi acalasia em 98% dos pacientes. O comprimento médio da miotomia foi de 12±0,48 cm, e o tempo médio de procedimento foi de 88±5,4 minutos. O sucesso clínico (escore de Eckardt ≤ 3) foi alcançado em 98% (IC 95%, 97%-100%) dos pacientes após o procedimento.

Eventos adversos perioperatórios mais comuns são lesão de mucosa, perfuração, enfisema subcutâneo, pneumotórax, pneumomediastino e pneumoperitôneo, geralmente tratados endoscopicamente e não acarretam sequelas. A doença do refluxo gastroesofágico ocorre com maior frequência nos pacientes submetidos a esse procedimento do que em pacientes submetidos a miotomia de Heller laparoscópica (2 a 3 vezes mais comum).[11]

Miotomia de Heller Laparoscópica

A miotomia cirúrgica é uma das principais alternativas no tratamento da acalasia. Dentre suas modalidades de abordagem cirúrgica, a miotomia de Heller laparoscópica é a preferida, pois apresenta menor morbidade e eficácia semelhante à toracotomia.[1]

O objetivo da cirurgia é dividir a camada circular das fibras musculares do esôfago distal. A realização de uma válvula antirrefluxo diminui consideravelmente o aparecimento de doença do refluxo gastroesofágico. Esta pode ser realizada por uma fundoplastia de 180° (Dor) até uma fundoplicatura parcial de 270° (Toupet), a depender da experiência do cirurgião. Válvulas de 360° (Nissen) são contraindicadas, pois podem provocar retorno da disfagia em até 15% dos pacientes.[1]

O alívio inicial e a médio prazo dos sintomas é alcançado em 90% dos pacientes (12 até cerca de 36 meses).[12] Assim como em outras modalidades de tratamento, há recrudescimento dos sintomas com o tempo, e alguns pacientes necessitam de retratamento. Em um estudo com 62 pacientes submetidos à miotomia cirúrgica com fundoplicatura parcial e um seguimento médio de 19 meses, 38% apresentaram retorno de algum grau de disfagia.[13] Outro estudo mostrou que o risco cumulativo de realizar tratamento subsequente à miotomia cirúrgica (dilatação, miotomia ou esofagectomia) após 1, 5 e 10 anos foi de 16%, 30% e 37% respectivamente.[14]

CONCLUSÃO

A acalasia é uma doença com morbimortalidade significativa e evolução progressiva dos sintomas, mas que possui tratamento, em geral com melhores resultados quando instituídos após diagnóstico precoce. Exceto pela terapia farmacológica, as outras modalidades descritas apresentam o potencial de aliviar os sintomas de disfagia, mudando apenas o tempo de alívio destes simtomas e o intervalo necessário para o retratamento. A classificação adequada da acalasia, o contexto clínico do paciente e o estadiamento da doença são fundamentais para a escolha do melhor tratamento.

REFERÊNCIAS BIBLIOGRÁFICAS

1. Pandolfino JE, Gawron AJ. Achalasia: a systematic review. Jama 2015;313(18):1841-52.
2. Schlottmann F, Patti MG. Esophageal achalasia: current diagnosis and treatment. Expert Review of Gastroenterology & Hepatology 2018;12(7):711-21.
3. Vaezi MF, Pandolfino JE, Vela MF. ACG clinical guideline: diagnosis and management of achalasia. Official Journal of the American College of Gastroenterology|ACG 2013108(8):1238-49.
4. Zaninotto G, Bennett C, Boeckxstaens G, Costantini M, Ferguson MK, Pandolfino JE, et al. The 2018 ISDE achalasia guidelines. Diseases of the Esophagus 2018;31:1-29.
5. Oude Nijhuis RAB, Zaninotto G, Roman S, Boeckxstaens GE, Fockens P, Langendam MW, et al. European Guideline on Achalasia – UEG and ESNM recommendations. United Eur Gastroenterol J 2020;8(1):13-34.
6. Van Hoeij FB, Tack JF, Pandolfino JE, Sternbach JM, Roman S, Smout AJ, et al. Complications of botulinum toxin injections for treatment of esophageal motility disorders. Dis Esophagus 2017;30:1-5.
7. Boeckxstaens GE, Annese V, Des Varannes SB, Chaussade S, Costantini M, Cuttitta A, et al. Pneumatic dilation versus laparoscopic Heller myotomy for idiopathic achalasia. N Engl J Med 2011;364:1807-16.
8. Moonen A, Annese V, Belmans, A, Bredenoord AJ, Bruley des Varannes S, et al. Long-term results of the European achalasia trial: a multicentre randomized controlled trial comparing pneumatic dilation versus laparoscopic Heller myotomy. Gut 2016; 65:732-9.
9. Inoue H, Minami H, Kobayashi Y, Sato Y, Kaga M, Suzuki M, et al. Peroral endoscopic myotomy (POEM) for esophageal achalasia. Endoscopy 2010;42:265-71.
10. Akintoye E, Kumar N, Obaitan I, Alayo QA, Thompson CC. Peroral endoscopic myotomy: a meta-analysis. Endoscopy 2016;48:1059-68.
11. Repici A, Fuccio L, Maselli R, Mazza F, Correale L, Mandolesi D, et al. GERD after per-oral endoscopic myotomy as compared with Heller's myotomy with fundoplication: a systematic review with meta-analysis. Gastrointest Endosc 2018;87:934-43.
12. Campos GM, Vittinghoff E, Rabl C, Takata M, Gadenstätter M, Lin F, et al. Endoscopic and surgical treatments for achalasia: a systematic review and meta-analysis. Ann Surg 2009;249(1):45-57.
13. Luketich JD, Fernando HC, Christie NA, Buenaventura PO, Keenan RJ, Ikramuddin S, et al. Outcomes after minimally invasive esophagomyotomy. Ann Thoracic Surg 2001;72.(6):1909-13.
14. Lopushinsky SR, Urbach DR. Pneumatic dilatation and surgical myotomy for achalasia. Jama 2006;296(18):2227-33.

ESOFAGITE EOSINOFÍLICA (EEo)

CAPÍTULO 5

Daniela Mariano Carvalho Louro
Gustavo Emilio Romanholo Ferreira
Ingrid Chaves de Souza Borges

INTRODUÇÃO

A esofagite eosinofílica (EEo) refere-se a uma doença crônica, inflamatória, do tipo TH-2 (linfócito T-*Helper* 2), afetando exclusivamente o esôfago com rápida emergência após sua primeira descrição há mais de quatro décadas.[1] Quinze anos após, os autores Attwood *et al.* (1993) descreveram um pequeno número de eosinófilos esofágicos intraepiteliais visto em 50% dos pacientes com doença de refluxo gastroesofágico e ocasionalmente em voluntários normais.[2] Ao longo do tempo, a epidemiologia da EEo também evoluiu rapidamente, com estudos epidemiológicos e práticas clínicas cotidianas, mostrando indícios de que a doença é relativamente comum. A EEo também tem sido reconhecida como a principal causa de disfagia esofágica e impactação alimentar em adultos, bem como uma importante etiologia subjacente de recusa da ingestão alimentar em crianças.[3]

A epidemiologia da EEo vem evoluindo rapidamente, transformando-se de um raro relato de caso para uma doença comumente encontrada nas clínicas de gastroenterologia, emergências hospitalares e salas de endoscopia.[4] Segundo os mesmos autores, a incidência e a prevalência estão aumentando em taxas que superam o aumento do reconhecimento da doença. As estimativas de incidência atuais no mundo variam de 5 a 10 casos por 100.000 habitantes, e as estimativas de prevalência atuais variam de 0,5 a 1 caso por 1.000 habitantes, indicando etiologia não apenas genética, mas também ambiental, com fenótipos variando de inflamatórios a fibroescleróticos.[4]

Segundo Lucendo *et al.* (2022) a crescente prevalência de EEo representa uma carga considerável para os pacientes e os sistemas de saúde, o que torna necessário otimizar o gerenciamento econômico e identificar mecanismos para o aparecimento e progressão de doenças, tal qual a EEo.[6] No entanto, a escassez de grandes coortes de pacientes e a heterogeneidade da prática dificultam a definição da melhor gestão da EEo. Até o momento, o EEo CONNECT (Registro Europeu de Determinantes Clínicos, Ambientais e Genéticos em Esofagite Eosinofílica) tem fornecido evidências sobre a eficácia das terapias de primeira e segunda linhas para EEo na prática clínica, a capacidade dos inibidores da bomba de prótons em induzir a remissão da doença e os fatores associados à melhora da resposta terapêutica.[6]

O presente conteúdo tem por objetivo apresentar uma breve revisão narrativa, contendo aspectos fisiopatológicos, métodos diagnósticos e tratamentos atuais relativos à esofagite eosinofílica.

FISIOPATOLOGIA

Embora a patogênese da doença ainda não esteja completamente elucidada, é aceito que a EEo resulta de uma complexa interação entre fatores genéticos, ambientais e resposta imune do hospedeiro. Algumas pesquisas relatam que os possíveis defeitos na permeabilidade da barreira esofágica poderiam facilitar a entrada de alérgenos alimentares ou aeroalérgenos deglutidos para o epitélio esofágico.[7]

Rothenberg *et al.* publicaram sobre as caderinas, um grupo de proteínas juncionais dentro dos desmossomas, dentre as quais temos a molécula de adesão desmogleina-1 (DSG1).[8] Foi encontrado pelos pesquisadores DSG1 até 20 vezes menor em EEo ativa em comparação a placebo, e que a referida deficiência provoca uma alteração estrutural no epitélio esofágico. Outras pesquisas demonstraram que em pacientes pediátricos com EEo ativa, a expressão de proteínas de adesão intercelular, e-caderina e e-claudina-1, está reduzida. Esses defeitos funcionais na proteína de adesão, entretanto, são reversíveis com o tratamento anti-inflamatório da EEo.[7]

As proteínas antigênicas, derivadas de alimento ou aeroalérgenos, podem ativar uma resposta celular mediada por linfócitos T *helper* 2 (TH2), produzindo diferentes citocinas, como, interleucinas 5 e 13, responsáveis pela ativação imune das células epiteliais esofágicas, propagando o ciclo inflamatório. A resposta TH2 promove um recrutamento e maior sobrevivência dos macrófagos, particularmente no epitélio e lâmina própria, podendo migrar para a submucosa.[5] Eosinófilos, assim como mastócitos, também sofrem degranulação quando ativados, liberando fatores profibróticos e proangiogênicos, incluindo fator de crescimento transformador (TGF-beta 1), proteína básica maior (MBP) e molecular de adesão à célula vascular (VCAM-1), resultando em lesão tecidual esofágica e posterior fibrose.[9]

A fibrose é decorrente de contínuas e repetidas contrações da muscular própria, levando à hipertrofia da musculatura esofágica, consequência da liberação de proteínas catiônicas tóxicas e histamina pela degranulação de eosinófilos na resposta inflamatória da EEo. Estudos com ecoendoscopia têm destacado a importância da hipertrofia muscular no desenvolvimento da disfagia na EEo.[10] Embora muitos marcadores imunológicos foram estudados e identificados, ainda dependemos da endoscopia digestiva alta com biópsias de esôfago para o diagnóstico e acompanhamento da EEo.[11] É importante o conhecimento da fisiopatologia da EEo para entender as indicações e diferentes opções de tratamento da doença.[7]

QUADRO CLÍNICO

Suspeita-se de EEo quando presentes sintomas crônicos de disfunção esofágica, como disfagia, impactação alimentar, recusa alimentar, falha na progressão da introdução alimentar, pirose, regurgitação, vômitos, dor torácica, odinofagia, dor abdominal e desnutrição.[12] Comorbidades atópicas, como asma, dermatite ou alergia alimentar e história familiar de EEo ou disfagia, devem aumentar a suspeição clínica.[13]

Entretanto, vários estudos mostraram um padrão diferente de apresentação clínica entre adultos e crianças. Em adultos, a disfagia e a impactação constituem sintomas mais comuns. Em lactentes e crianças os sintomas são geralmente inespecíficos, como sintomas de refluxo, vômitos, recusa alimentar ou déficit de crescimento.[14]

DIAGNÓSTICO

O diagnóstico de EEo é clínico-patológico, baseado na combinação de sintomas clínicos e sinais de disfunção esofágica associado ao achado de infiltrado eosinofílico ≥15 eosinófilos/campo de alta potência e inflamação nas biópsias de mucosa esofágica realizadas durante a endoscopia digestiva alta (Fig. 5-1).[13]

A EEo é finalmente diagnosticada após descartadas outras causas para os sintomas de eosinofilia esofágica. Todos os pacientes com eosinofilia esofágica devem ser avaliados para distúrbios não EEo que podem ser a causa da eosinofilia,[15] e, sendo assim, as condições associadas à eosinofilia esofágica estão listadas a seguir:

- Gastrite eosinofílica, gastroenterite ou colite;
- DRGE (doença do refluxo gastroesofágico);
- Acalasia e outros distúrbios da dismotilidade esofágica;
- Síndrome hipereosinofílica;
- Doença de Crohn com envolvimento esofágico;
- Infecções (fúngicas e virais);
- Distúrbios do tecido conjuntivo;
- Síndromes de hipermobilidade;
- Distúrbios autoimunes e vasculites;
- Pênfigo;
- Reações de hipersensibilidade a drogas;
- Doença do enxerto *vs.* hospedeiro e
- Doenças mendelianas (síndrome de Marfan tipo II, hiperIgE, síndrome do tumor hamartoma, Netherton, síndrome de atopia grave, síndrome de perda metabólica).

A diferenciação da DRGE e EEo é um desafio na prática clínica devido a uma sobreposição fenotípica. Inicialmente a eosinofilia esofágica foi descrita como uma característica histológica na DRGE, mas posteriormente identificada em pacientes com disfagia sem DRGE.[16] Em pacientes em uso de inibidor de bomba de prótons (IBP) o achado de endoscopia normal não pode ser definitivamente descartar o diagnóstico de EEo quando presentes os sintomas de disfunção esofágica.[14] São fatores preditores independentes de EEo em distinção à DRGE: idade mais jovem, história familiar de atopia e achados endoscópicos característicos, como anéis, sulcos, placas e exsudatos.[10]

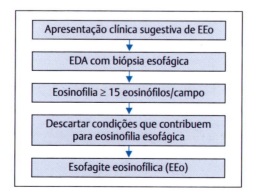

Fig. 5-1. Etapas do diagnóstico de EEo.

Achados Endoscópicos

A endoscopia digestiva alta com biópsias é o exame essencial para o diagnóstico de EEo. Os achados endoscópicos incluem anéis circulares, exsudato granular, sulcos ou estrias verticais, edema com apagamento da trama vascular, estreitamento do calibre esofágico, estenoses e fragilidade da mucosa do tipo "papel crepom" (Fig. 5-2). As biópsias esofagianas são importantes para confirmação diagnóstica, uma vez que os achados endoscópicos isoladamente não são confiáveis para o diagnóstico de EEo.[14]

O "Escore de Referência Endoscópica da EEo" (EREFS) foi proposto como uma ferramenta padronizada a fim de classificar a presença e a gravidade dos cinco principais sintomas endoscópicos característicos da EEo.[17] Os achados endoscópicos foram classificados pela EREFS conforme descrito no Quadro 5-1.[10,16]

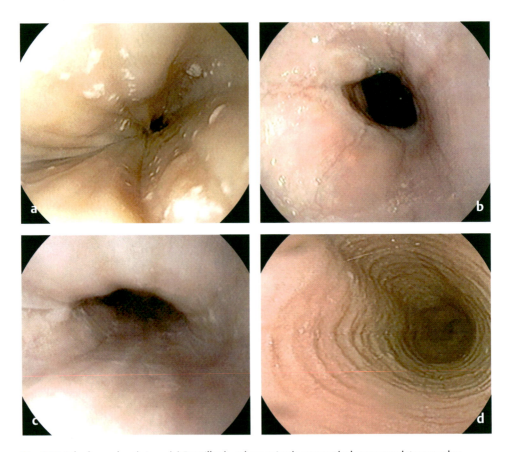

Fig. 5-2. Achados endoscópicos. (**a**) Pontilhado esbranquiçado compatível com exsudato granular. (**b**) Mucosa brancacenta com apagamento da trama vascular. (**c**) Sulcos longitudinais compatíveis com estrias longitudinais. (**d**) Finas ondulações tranversais compatíveis com anéis circulares. (Fonte: arquivo pessoal dos autores.)

Quadro 5-1. Critérios Maiores e Menores dos Achados Endoscópicos de acordo com o EREFS

Critérios maiores	Edema	0: ausente 1: presente
	Anéis	0: nenhum 1: leve 2: moderado 3: grave
	Exsudatos	0: nenhum 1: leve (10% da superfície esofágica) 2: grave (maior que 10% da superfície esofágica)
	Estrias longitudinais	0: ausente 1: presente
	Estenoses	0: ausente 1: presente
Critérios menores	Fragilidade da mucosa	0: ausente 1: presente

Adaptado de Young e Philpott e Delon *et al.*[10,16]

O EREFS foi validado em pacientes adultos em um estudo prospectivo multicêntrico e foi proposto como uma ferramenta padronizada para classificar a presença e gravidade das cinco principais características endoscópicas da EEo.[18] Estudos posteriores apresentaram resultados conflitantes quanto à sua eficácia em predizer a EEo, sendo assim, estudos multicêntricos maiores são necessários para verificar a utilidade do sistema EREFS para avaliação da atividade da doença.[18,19]

As alterações inflamatórias na EEo são frequentemente irregulares e podem não estar presentes em todas as biópsias, portanto é recomendada a obtenção de pelo menos 6 biópsias de dois locais diferentes no esôfago, tipicamente nas regiões distal e proximal do esôfago. As biópsias esofágicas devem ser direcionadas para áreas de anormalidade endoscópica, principalmente exsudatos brancos e sulcos longitudinais, que estão associados a maior contagem de eosinófilos. Durante a endoscopia diagnóstica também é recomendada a biópsia da segunda porção duodenal e da mucosa gástrica para excluir gastroenterite eosinofílica.[14]

Achados Histopatológicos

A análise histopatológica feita na coloração com hematoxilina-eosina (HE) é suficiente para uma avaliação lógica da EEo na prática clínica de rotina. O diagnóstico de EEo é feito com uma contagem maior ou igual a 15 eosinófilos/campo de grande aumento em mucosa esofágica nos exemplares de biópsias examinados no histopatológico.[15]

O limite de 15 eosinófilos/campo foi definido para aumentar a uniformidade de diagnóstico de EEo, sobre sua capacidade de diagnosticar de forma confiável distinção entre EEo e DRGE. Na DRGE a contagens de eosinófilos é geralmente menor que 5 eosinófilos/

campo, mas é importante enfatizar que a DRGE e a EEo podem coexistir. Outros achados histológicos não específicos da EEo podem ser achados na avaliação, usando a coloração HE, como abscessos eosinofílicos, hiperplasia, espaços intercelulares dilatados, superfície eosinofílica, estratificação e alongamento papilar do epitélio escamoso.[14]

Eosinofilia Responsiva ao IBP (Inibidores de Bomba de Prótons)

Inicialmente, o diagnóstico de doença do refluxo gastroesofágico (DRGE) era sinônimo de exclusão da EEo. Atualmente, sabe-se que a EEo também pode apresentar boa resposta ao IBP, que é a droga de primeira linha para o tratamento da DRGE, além de que pode existir concomitantemente a esta doença, e que dificilmente é possível distinguir um paciente que será ou não responsivo a essa classe de medicamento. Foi então que deram origem ao termo eosinofilia do esôfago responsiva ao IBP (PPI-REE, do inglês *proton pump inhibitor-responsive esophageal eosinofilia*), que engloba pacientes com apresentação clínica e alterações histopatológicas sugestivas de EEo, porém que se enquadram como respondedores apenas após uso de IBP.[20] Após o último *guideline* europeu foi proposto que esse termo seja abandonado, mantendo a orientação de que a presença de DRGE não exclui o diagnóstico de EEo, e que os IBP constituem primeira linha de tratamento nesta doença.[14]

TRATAMENTO

O objetivo principal do tratamento é o controle não só da eosinofilia, mas também da inflamação, que é a principal causa dos sintomas e da progressão da doença até alterações estruturais irreversíveis.[21] Quando realizado de forma correta e com boa adesão, há influência direta na qualidade de vida do paciente. Considerando a fisiopatologia, o tratamento da EEo se baseia na modulação da resposta TH2 que está alterada. Assim, o manejo desta doença foi consolidado em um tripé conhecido como 3 Ds: drogas, dieta e dilatação.

Drogas

Os medicamentos representam o principal pilar no manejo desta doença, e os inibidores de bomba de próton têm papel de destaque. Previamente, tais drogas eram utilizadas apenas para determinar a classe de pacientes com eosinofilia responsiva aos IBP. Atualmente, considera-se que ao elevar o pH gástrico os IBP não só reduzem possível o dano sobre a mucosa esofágica, como também exercem função anti-inflamatória, modulando a resposta TH2 local.[22] Assim, são considerados primeira linha no tratamento da EEo.[14] A dose inicial para adultos é de 20-40 mg de omeprazol, duas vezes ao dia, ou algum de seus equivalentes, conforme avaliação médica, por oito semanas.

Os corticosteroides em sua forma tópica representam outra classe de medicação fundamental no tratamento da EEo. Os principais representantes são a budesonida (2 mg/dia) formulada em apresentação viscosa junto à sucralose e o propionato de fluticasona (880-1.760 mcg/dia) em apresentação inalatória. Devem ser administradas em duas doses ao dia.[23] O espaçador garante o uso eficaz da fluticasona, e o paciente deve ser orientado a aspirar e engolir o produto, permanecendo 30 minutos sem se alimentar após. Para redução de efeitos colaterais, deve ser realizada a higiene bucal logo após a administração. Não há estudos suficientes para comparar a eficácia entre os dois medicamentos, ficando a escolha baseada na disponibilidade de mercado e experiência médica.[23]

Por apresentarem resposta clínica e histológica semelhantes aos exemplares tópicos, porém com potenciais efeitos colaterais importantes, os corticoides sistêmicos não estão indicados na EEo.[14] Alguns autores defendem a utilização em casos graves, como necessidade de hospitalização ou perda ponderal por disfagia.[24,25] O montelucaste age como antagonista seletivo dos receptores de leucotrieno, e foi avaliado como opção terapêutica na EEo, com melhora parcial dos sintomas. Porém, foi descartado por não apresentar redução da eosinofilia histologicamente (5). O controle de sintomas também não foi significativo em estudos envolvendo anticorpos anti-interleucina-5 (mepolizumab e reslizumab).[26,27]

Dieta

A dieta tem papel no controle da ativação da doença baseada na eliminação de alimentos com potenciais alérgenos, fatores ambientais relacionados aos mecanismos fisiopatológicos. Os grandes desafios nesse pilar são a identificação do alérgeno desencadeante e a persistência de controle clínico e histológico após a reintrodução dos demais alimentos. Deve-se atentar também para a discussão com o paciente em relação a recursos financeiros, limitações a restrições e impacto psicossocial do tratamento, garantindo assim sua maior adesão.[23]

A primeira opção é a dieta elementar, com retirada total de alimentos alérgenos. É baseada em uma fórmula contendo apenas aminoácidos, que é administrada por 6 a 8 semanas. Trata-se de formulação pouco palatável, por vezes com necessidade de sonda nasoentérica para sua administração, além de gerar altos custos para o paciente. Após definida a remissão, inicia-se a reintrodução gradual de alimentos. Possui evidência científica de eficácia na remissão histológica, ainda sendo controverso seu papel no controle de sintomas.[23,28] Acima de tudo suas limitações práticas dificultam sua abordagem.

Contudo, em conjunto com o médico alergista, pode-se optar pela realização de exames de alergia para assim identificar alimentos que desencadeiam reação de sensibilidade e realizar a suspensão apenas destes. As opções de teste hoje disponíveis são o teste de atopia, *prick test* ou teste IgE específico.

A eliminação empírica do conjunto dos seis elementos que sabidamente geram maior imunogenicidade tem-se consolidado como boa opção terapêutica por chegar a até 70% de resposta clínica e histológica.[20] Consiste na suspensão do consumo de leite, soja, trigo, ovo, amendoim e frutos do mar. Após a remissão, inicia-se a reintrodução de cada grupo alimentar a cada 6 a 8 semanas. Faz-se necessária a avaliação clínica e também endoscópica antes da introdução de cada próximo grupo. Se início de sintomas ou evidência endoscópica de atividade da doença, o grupo alimentar anterior é excluído da dieta. A grande quantidade de exames endoscópicos a serem realizados neste processo pode dificultar sua adesão.[20]

Dilatação

Indicada para casos avançados, em que há estenose gerando disfagia, a dilatação via endoscópica vem-se tornando uma ferramenta eficaz para melhora da qualidade de vida dos pacientes. As dilatações devem ser realizadas de forma gradual e sempre precedidas de orientações ao paciente em relação aos riscos de complicação do procedimento como perfurações. É indicada a manutenção de tratamentos farmacológicos e dietéticos para evitar a recidiva de complicações e a progressão da doença.[29]

SEGUIMENTO E AVALIAÇÃO DE RESPOSTA

Ainda faltam dados na literatura em relação à história natural da doença, apesar de fortalecida a evidência do alto risco de recorrência de sintomas, quando ocorre a descontinuidade do tratamento medicamentoso e da restrição dietética. Os pacientes devem ser orientados em relação à progressão para complicações, como estenose e acalásia, além do impacto direto na qualidade de vida. Não há relação com risco aumentado de câncer.[25] A dose de manutenção indicada é de 1 mg/dia de budesonida ou 880 mcg/dia de fluticasona, garantindo boa resposta clínica, sem efeitos colaterais descritos. Exames endoscópicos devem ser realizados cerca de 8 semanas após a introdução do tratamento e anualmente se obtiver bom controle clínico. Histologicamente, a resposta ao tratamento é definida como redução de eosinófilos para < 15/CGA.[23]

REFERÊNCIAS BIBLIOGRÁFICAS

1. Dobbins JW, Sheahan DG, Behar J. Eosinophilic gastroenteritis with esophageal involvement. Gastroenterology 1977;72(6):1312-6.
2. Attwood SE, Smyrk TC, Demeester TR, Jones, JB. Esophageal eosinophilia with dysphagia. Digestive Diseases and Sciences 1993;38(1):109-16.
3. Biedermann L, Straumann A, Greuter T, Schreiner P. Eosinophilic esophagitis—established facts and new horizons. In: Seminars in immunopathology. Springer Berlin Heidelberg 2021:319-35.
4. Dellon ES, Hirano I. Epidemiology and natural history of eosinophilic esophagitis. Gastroenterology 2018;154(2):319-332. e3.
5. Jensen ET, Dellon ES. Environmental and infectious factors in eosinophilic esophagitis. Best practice & Research Clinical Gastroenterology 2015:29(5):721-9.
6. Lucendo AJ, Santander C, Savarino E, Guagnozzi D, Pérez-Martínez I, Perelló A, et al. EEo CONNECT, the European Registry of Clinical, Environmental, and Genetic Determinants in Eosinophilic Esophagitis: rationale, design, and study protocol of a large-scale epidemiological study in Europe. Therapeutic Advances in Gastroenterology 2022;15:17562848221074204.
7. Schoepfer A, Straumann A, Safroneeva E. Pharmacologic Treatment of Eosinophilic Esophagitis. Gastrointest Endoscopy Clin N Am 2018; 28(1):77-88.
8. Rothenberg ME, Wen T, Greenberg A, Alpan O, Enav B, Hirano I, et al. Intravenous anti-IL-13 mAb QAX576 for the treatment of eosinophilic esophagitis. J Allergy Clin Immunol 2015;135:500-7.
9. Lim AH, Wong S, Nguyen NQ. Eosinophilic esophagitis and IgG4: is there a relationship? Digestive Diseases and Sciences 2021;66(12):4099-108.
10. Young E, Philpott, H. Pathophysiology of dysphagia in eosinophilic esophagitis: causes, consequences, and management. Digestive Diseases and Sciences 2022;67:1101-15.
11. Barros CP, Ferreira CT, Vieira MC. Esofagite eosinofílica. Guia Prático de Atualização 2018.
12. Fujiwara Y. Symptom-based diagnostic approach for eosinophilic esophagitis. J Gastroenterol 2020; 55(9):833-45.
13. Patel RV, Hirano I. New developments in the diagnosis, therapy, and monitoring of eosinophilic esophagitis. Curr Treat Options Gastroenterol 2018;16(1):15-26.
14. Lucendo AJ, Molina-Infante J, Arias Á, von Arnim U, Bredenoord AJ, Bussmann C, et al. Guidelines on eosinophilic esophagitis : evidence-based statements and recommendations for diagnosis and management in children and adults. United European Gastroenterol J 2017;5(3):335-58.
15. Lucendo AJ, Arias Á, Molina-Infante J, Arias-González L. The role of endoscopy in eosinophilic esophagitis: from diagnosis to therapy. Expert Rev Gastroenterol Hepatol [Internet] 2017;11(12):1135-49.
16. Dellon ES, Liacouras CA, Molina-infante J, Furuta GT, Spergel JM, Zevit N, et al. Updated International Consensus Diagnostic Criteria for Eosinophilic Esophagitis: Proceedings of the AGREE Conference. Gastroenterology 2018;155(4):1022-33. e10.
17. Hirano I, Moy N, Heckman MG, Thomas CS, Gonsalves N, Achem SR. Endoscopic assessment of the oesophageal features of eosinophilic oesophagitis: Validation of a novel classification and grading system. Gut 2013;62(4):489-95.

18. van Rhijn BD, Verheij J, Smout AJPM, Bredenoord AJ. The Endoscopic Reference Score shows modest accuracy to predict histologic remission in adult patients with eosinophilic esophagitis. Neurogastroenterol Motil. 2016;28(11):1714–22.
19. Dellon ES, Cotton CC, Gebhart JH, Higgins LL, Beitia R, Woosley JT, et al. Accuracy of the Eosinophilic Esophagitis Endoscopic Reference Score in Diagnosis and Determining Response to Treatment. Clin Gastroenterol Hepatol [Internet] 2016;14(1):31-9.
20. Ferreira CT, Vieira MC, Furuta GT, Barros FC, Chehade M. Esofagite eosinofílica - Qual é a nossa posição atual? J Pediatr (Rio J.) [online]. 2019;95(3):275-81.
21. Straumann A, Katzka DA. Diagnosis and treatment of eosinophilic esophagitis. Gastroenterology 2018;154(2):346-59.
22. Gómez-Aldana A, Jaramillo-Santos M, Delgado A, Jaramillo C, Lúquez-Mindiola A. Eosinophilic esophagitis: Current concepts in diagnosis and treatment. World J Gastroenterol 2019; 25(32):4598-613.
23. Dellon ES, Gonsalves N, Hirano I, Furuta GT, Liacouras CA, Katzka DA, et al. ACG clinical guideline: Evidenced based approach to the diagnosis and management of esophageal eosinophilia and eosinophilic esophagitis (EEo). Am J Gastroenterology 2013;108(5):679-92.
24. Von U, Malfertheiner AP. Treatment I: current therapeutic options (The DDDs) eosinophilic esophagitis-treatment of eosinophilic esophagitis with drugs: corticosteroids. Dig Dis 2014;32:126-9.
25. Zaterka S, Eisig J (Eds.). Tratado de gastroenterologia - Da graduação à pós-graduação. 2. ed. São Paulo: Editora Atheneu; 2016. p. 489-96.
26. Straumann A, Conus S, Grzonka P, Kita H, Kephart G, Bussmann C, et al. Anti-interleukin-5 antibody treatment (mepolizumab) in active eosinophilic oesophagitis: a randomised, placebo-controlled, double-blind trial. Gut 2010;59(1):21-30.
27. Spergel JM, Rothenberg ME, Collins MH, Furuta GT, Markowitz JE, Fuchs G 3rd, et al. Reslizumab in children and adolescents with eosinophilic esophagitis: results of a double-blind, randomized, placebo-controlled trial. J Allergy Clin Immunol 2012;129(2):456-63.e3.
28. Peterson KA, Byrne KR, Vinson LA, Ying J, Boynton KK, Fang JC, et al. Elemental diet induces histologic response in adult eosinophilic esophagitis. Am J Gastroenterology 2013;108(5):759-66.
29. Moawad FJ, Cheatham JG, Dezee KJ. Meta-analysis: the safety and efficacy of dilation in eosinophilic oesophagitis. Aliment Pharmacol Therap 2013;38(7):713-20.

Parte 2 Estômago

GASTROPARESIA: DIAGNÓSTICO E MANEJO

Hugo Gonçalo Guedes
Rodrigo Barbosa Villaça
Fernando Nóbrega

PONTOS-CHAVE

- A gastroparesia tem uma suspeição clínica com náuseas, vômitos, mal-estar, distensão abdominal, geralmente de início insidioso e com evolução crônica, sendo as principais causas a gastroparesia diabética e a idiopática.
- Discernir entre gastroparesia e dispepsia funcional é fundamental para o adequado diagnóstico diferencial. Cabe lembrar que a gastroparesia é uma anormalidade fisiológica, enquanto a dispepsia funcional é identificada pelos seus sintomas, em que náuseas e vômitos nem sempre estão presentes.
- O diagnóstico da gastroparesia é complementar com cintilografia de esvaziamento gástrico para líquidos e sólidos.
- O tratamento envolve medidas comportamentais e dietéticas, uso de procinéticos e, por fim, terapias intervencionistas endoscópicas como aplicação de Botox® no piloro e piloromiotomia endoscópica, ou cirurgias como piloromiotomia e antrectomia.

INTRODUÇÃO E DEFINIÇÃO

A função motora gástrica depende de uma complexa interação do sistema nervoso autônomo simpático e parassimpático, do plexo mioentérico e da musculatura do próprio órgão.

Gastroparesia é o distúrbio causado por disfunção desse mecanismo motor do estômago, levando a atraso no esvaziamento gástrico e causando desconforto abdominal crônico, com piora da qualidade de vida. Sua definição e diagnóstico requer a exclusão de obstrução mecânica e a dispepsia funcional.

Obstruções mecânicas são anatômicas e identificadas em exames complementares, enquanto discernir entre gastroparesia e dispepsia funcional é fundamental para o adequado diagnóstico diferencial. Cabe lembrar que a gastroparesia é uma anormalidade fisiológica, enquanto a dispepsia funcional é identificada pelos seus sintomas, em que náuseas e vômitos nem sempre estão presentes.

EPIDEMIOLOGIA

Apesar de os sintomas de gastroparesia serem muito frequentes na prática clínica de Gastroenterologia, a grande maioria se deve a outras patologias, orgânicas ou funcionais. A prevalência real de gastroparesia parece ser muito menor, sendo baseada em poucos estudos e carecendo de dados brasileiros.

Em um grande estudo populacional estadunidense, conduzido entre 1996 e 2006, a prevalência de gastroparesia definitiva foi de 9,6/100 mil em homens e 37,8/100 mil em mulheres.[1] Em outro estudo, conduzido no Reino Unido, de maneira retrospectiva, em 2016, a prevalência da doença foi de 10,3/100 mil em homens e 20,4/100 mil em mulheres.[2] A prevalência aumenta com a idade, sendo rara em pacientes pediátricos.

ETIOLOGIA

Gastroparesia idiopática parece ser a causa mais frequente, sendo seguida de perto por gastroparesia diabética. As demais causas seguem proporção conforme a Figura 6-1.[2,3]

- *Idiopática:* cerca de um terço até a metade dos pacientes não consegue definir a etiologia, sendo então a causa idiopática a mais prevalente. Acredita-se que infecções virais podem ser responsáveis por boa parte desses casos. Clinicamente, os quadros idiopáticos apresentam dor abdominal com maior frequência que a gastroparesia diabética, na qual predominam sintomas de náusea e vômitos.[4]

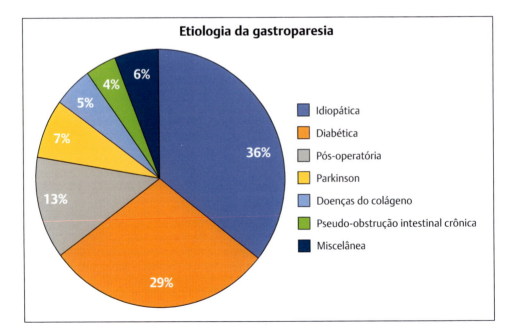

Fig. 6-1. Causas de gastroparesia e suas prevalências.

- *Diabetes melito:* é a doença mais comumente associada à gastroparesia. A incidência em 10 anos da doença em pacientes diabéticos é de 5% para DM tipo 1 e de apenas 1% para DM tipo 2. O desenvolvimento de gastroparesia nesses pacientes está associado a diabetes grave, com complicações crônicas, levando a uma mortalidade comparativamente maior que em pacientes com gastroparesia de causa idiopática.[2]
- *Cirurgia:* procedimentos com lesão (proposital ou acidental) do nervo vago ou antrectomia podem causar lentificação do trânsito gástrico. As cirurgias mais comumente envolvidas são fundoplicatura, cirurgias bariátricas e vagotomias para tratamento de úlceras pépticas. Cirurgias torácicas, como esofagectomia e transplante cardíaco, também envolvem ressecção do nervo vago.[5]
- *Viral:* geralmente ocorre após episódios de gastroenterite aguda, por provável injúria viral ou pós-viral aos plexos mioentéricos. Patógenos envolvidos incluem rotavírus, CMV, vírus varicela-zóster, Norwalk e Epstein-Barr. Geralmente é autolimitada e com bom prognóstico, apresentando melhora espontânea dentro de um ano; porém, alguns casos podem cronificar. Devido à dificuldade em identificar um quadro infeccioso viral no início de uma condição crônica, acredita-se que muitos desses casos acabam sendo classificados como idiopáticos.[6]
- *Doenças neurológicas:* patologias que envolvam o controle autonômico central (Parkinson, AVE do tronco encefálico, esclerose múltipla) ou neuropatias afetando neurônios viscerais (esclerose múltipla, neuropatia diabética e neuropatia por HIV) podem causar desregulação do esvaziamento gástrico.

    Medicações:
- *Opioides:* inibem a contratilidade antral e aumentam o tônus pilórico, causando lentificação do trânsito gástrico. Essa complicação ocorre principalmente nos pacientes que fazem uso diário e crônico de opioides. Em pacientes com dor abdominal secundária à gastroparesia, a utilização de opioides para o controle álgico pode piorar ainda mais o esvaziamento gástrico.[5]
- *Psicotrópicos:* antidepressivo tricíclicos, agonistas dopaminérgicos (utilizados para tratamento de doença de Parkinson), antipsicóticos.
- *Anti-hipertensivos:* bloqueadores de canal de cálcio, clonidina.
- *Antidiabéticos:* agonistas GLP1 (exenatide), análogos de GLP1 (liraglutida), análogos de amilina.
- *Antimuscarínicos:* escopolamina, drogas utilizadas no tratamento de Alzheimer.

CLÍNICA

As manifestações clínicas da gastroparesia são muito variáveis, tanto em sintomas quanto em intensidade, e confundem-se com as manifestações da gastrite, doença ulcerosa péptica ou dispepsia funcional. Os sintomas de lentificação do esvaziamento gástrico incluem náuseas e vômitos, saciedade precoce, dor abdominal, empachamento pós-prandial, flatulência, arrotos e desconforto epigástrico.

Sintomas de dor abdominal parecem ser mais comuns na gastroparesia idiopática, enquanto náuseas e vômitos são mais predominantes na gastroparesia diabética. Casos mais graves podem cursar com vômitos incoercíveis, perda ponderal e desnutrição.[4]

Saciedade precoce e empachamento pós-prandial são frequentes e classificados como intensos na gastroparesia de qualquer etiologia em mais da metade desses pacientes. A maior intensidade desses sintomas está associada a um esvaziamento gástrico mais lento

Quadro 6-1. GCSI, do Inglês *Gastroparesis Cardinal Symptom Index*

Sintoma	Nada	Muito leve	Leve	Moderado	Intenso	Muito intenso
Náuseas						
1. Náuseas	0	1	2	3	4	5
2. Regurgitação	0	1	2	3	4	5
3. Vômitos	0	1	2	3	4	5
Saciedade precoce						
4. Sensação de estômago cheio	0	1	2	3	4	5
5. Incapacidade de terminar refeições normais	0	1	2	3	4	5
6. Sentir-se excessivamente cheio após refeições	0	1	2	3	4	5
7. Perda de apetite	0	1	2	3	4	5
Distensão abdominal						
8. Distensão abdominal	0	1	2	3	4	5
9. Estômago visivelmente distendido	0	1	2	3	4	5

por cintilografia, perda ponderal e piora da qualidade de vida. A despeito disso, obesidade é uma comorbidade frequente, especialmente na gastroparesia diabética.[2]

A escala "Índice de Sintomas da Gastroparesia" (GCSI, do inglês, *Gastroparesis Cardinal Symptom Index*) pode ser utilizada para estratificar a severidade clínica da patologia.[7] Ela tem sido utilizada em estudos clínicos para mensurar a resposta de intervenções na qualidade de vida desses pacientes. A escala baseia-se na estratificação e intensidade de três sintomas principais (náuseas e vômitos, saciedade precoce e distensão pós-prandial, e distensão gasosa) nas últimas 2 semanas. O GSCI é detalhado conforme o Quadro 6-1.

DIAGNÓSTICO

Pacientes com sintomas de gastroparesia devem ser investigados, visando a excluir causas de obstrução mecânica e avaliar objetivamente a motilidade gástrica.

Na avaliação inicial, é importante uma anamnese extensiva para exclusão de diagnósticos diferenciais (Quadro 6-2),[8] além de avaliar possíveis condições associadas à gastroparesia, como diabetes, medicações, cirurgias abdominais, doenças neurológicas e esclerose sistêmica, e doenças neurológicas como Parkinson. Exames laboratoriais podem auxiliar no diagnóstico de alterações metabólicas agudas ou crônicas que prejudicam o esvaziamento gástrico, como hiperglicemia, distúrbios eletrolíticos e hipotireoidismo.

A exclusão de causas mecânicas deve ser feita inicialmente com exames axiais, como tomografia de abdome, seguidos de endoscopia digestiva alta (EDA). Esta ainda pode dar

Quadro 6-2. Diagnóstico Diferencial da Gastroparesia com a Dispepsia Funcional[8]

	Gastroparesia	Dispepsia funcional
Fisiopatologia	Hipomotilidade antral, disfunção sensorial, perda das células de Cajal	Disfunção sensorial, hipomotilidade antral, inflamação da mucosa
Sintomas predominantes	Náuseas, vômitos, dor abdominal pós-prandial, perda de peso	Dor/queimação pós-prandial ou não, saciedade precoce
Duração dos sintomas	Qualquer	Crônico, com mais de 6 meses e sintomas pelo menos 3 dias na semana
Critérios diagnósticos	Comprovação de esvaziamento gástrico lentificado (cintilografia, teste respiratório com carbono 13 ou espirulina)	Critério de ROMA IV
Esvaziamento gástrico na cintilografia	Lentificado	Lentificado (1/3), normal (2/3), acelerado (< 5%)
Resposta ao IBP	Ruim a regular	Boa
Resposta aos antidepressivos tricíclicos	Não	Pode ajudar

algumas pistas que corroboram com a lentificação do esvaziamento gástrico, como a presença de resíduos alimentares na câmara gástrica e a ausência de peristalse durante o exame, porém esses achados não são específicos.

Na ausência de obstruções, o próximo passo na investigação desses pacientes é a avaliação do esvaziamento gástrico. O exame mais disponível e mais bem estudado para esse fim é a **cintilografia de esvaziamento gástrico para alimentos sólidos**. A avaliação do esvaziamento gástrico para líquidos pode complementar este estudo inicial e possivelmente aumentar a sensibilidade diagnóstica da cintilografia, estando alterado em muitos pacientes com trânsito normal para alimentos sólidos. Contudo a informação de lentidão do esvaziamento gástrico para líquidos isoladamente não deve ser relevante.[9]

A cintilografia de esvaziamento gástrico, quando realizada de maneira adequada, com pelo menos 3 horas de aferição e utilizando alimentos sólidos (com ou sem o teste com líquidos), apresenta boa correlação com a sintomatologia de gastroparesia.[10] Preferencialmente, o paciente deve estar sem medicações que interferem no trânsito gástrico, como procinéticos e opioides.

Tecnicamente, o procedimento consiste na ingestão pelo paciente de alimento sólido (geralmente ovo) radiomarcado com isótopos radioativos (p. ex., Tecnécio 99), seguida da obtenção de imagens abdominais sequenciais para acompanhar o trânsito do alimento em intervalos variáveis. Retenção de conteúdo gástrico maior que 60% em duas horas ou maior que 10% em quatro horas são diagnósticos para lentificação do esvaziamento gástrico. Muitos pacientes com esvaziamento normal na segunda hora apresentam alteração na quarta hora, justificando-se a realização do teste completo para pacientes com retenção normal na segunda hora e assim aumentando a sensibilidade diagnóstica do exame.

O grau de atraso do esvaziamento gástrico pode ser classificado quanto a sua severidade de acordo com o resultado na quarta hora de exame em leve (10-15% de retenção), moderado (15-35%) ou severo (> 35%).[11]

A exclusão de causa mecânica associada à demonstração objetiva de lentificação do trânsito gástrico define o diagnóstico de gastroparesia.

TRATAMENTO
Medidas Gerais e Dietéticas

Mudança dietética é considerada o tratamento de primeira linha e geralmente é suficiente para pacientes com gastroparesia leve. Recomenda-se a realização de pequenas refeições, 4-5 vezes por dia, e restringir fibras e gordura, componentes que lentificam o esvaziamento gástrico. Alimentos líquidos e pastosos geralmente apresentam boa aceitação e, em pacientes com quadros mais graves, tornam-se a única opção de dieta oral.[12] Recomenda-se também evitar álcool, tabaco e bebidas gaseificadas, fatores que pioram o esvaziamento gástrico ou aumentam o desconforto.

Quadros agudos de hiperglicemia podem piorar o esvaziamento gástrico, mesmo em pacientes sem diagnóstico de diabetes melito, e deve ser tratada apropriadamente.[12] Por outro lado, a gastroparesia pode levar a episódios de hipoglicemia, especialmente em pacientes diabéticos usuários de insulina e pacientes com ingesta alimentar muito reduzida.[5] O uso de suplementos alimentares pode ser útil para alcançar as necessidades nutricionais.

Além de controle da sintomatologia e redução do desconforto, a adequação dietética é necessária para manter o aporte calórico e de nutrientes, evitando a desnutrição e outras complicações. Pacientes com vômitos recorrentes devem ser adequadamente hidratados e avaliados para distúrbios eletrolíticos, especialmente no contexto de internação hospitalar.

Falha na aceitação de dieta líquida é indicativa de desfechos ruins com dieta oral e indica métodos alternativos de alimentação, como sonda nasoenteral, gastrostomia, jejunostomia e, nos casos mais graves, nutrição parenteral.[13]

Tratamento Medicamentoso

Procinéticos são as principais medicações utilizadas no tratamento de gastroparesia. O mecanismo implicado é o antagonismo de receptores dopaminérgicos D2, promovendo contrações gástricas e melhorando o esvaziamento do órgão, além de efeito antiemético variável. Essas medicações causam melhora na sintomatologia e qualidade de vida dos pacientes portadores de gastroparesia, porém com risco de efeitos adversos potencialmente graves, especialmente no uso prolongado. Além disso, a maior parte da evidência que justifica o uso de procinéticos na prática clínica data de estudos realizados há mais de 20 anos,[14] carecendo de dados mais atualizados. As duas principais medicações desta categoria disponíveis no Brasil são a metoclopramida, domperidona e bromoprida.

A metoclopramida é um antagonista D2 disponível nas apresentações em comprimido, gotas e parenteral para aplicação intravenosa e intramuscular. Comparada com a domperidona, apresenta um risco maior de reações adversas, incluindo sonolência, fadiga, agitação, irritabilidade e, mais raramente, reações extrapiramidais, como distonias agudas, parkinsonismo e discinesia tardia, especialmente no uso parenteral e prolongado.[14]

A domperidona está disponível no Brasil apenas para administração enteral (comprimido e xarope). Deve ser tomada cerca de 15 minutos antes das principais refeições, em doses que variam de 10 mg 3 vezes ao dia a 20 mg 4 vezes ao dia. Apresenta menos efeitos neurológicos adversos quando comparada à metoclopramida, devido a sua menor capacidade de cruzar a barreira hematoencefálica.[14] Outros efeitos adversos associados à domperidona incluem aumento do intervalo QT e hiperprolactinemia.

Outra opção, menos utilizada, são os antimicrobianos macrolídeos (eritromicina, azitromicina) que apresentam agonismo de motilina e estimulam a contração gástrica, porém os potenciais efeitos adversos (prolongamento do intervalo QT, indução de resistência bacteriana) limitam seu uso.

Antieméticos podem ser utilizados para tratamento de náuseas e vômitos refratários a procinéticos. Opções disponíveis incluem antagonistas dos receptores de serotonina 5HT3 (ondansetrona), antagonistas de neurocinina (aprepitanto) e anti-histamínicos (dimenidrinato).

Pacientes em uso de medicações opioides devem, se possível, interrompê-las. Seu uso está associado à piora da gastroparesia e da dor abdominal.[12]

Casos Refratários

Casos mais graves de gastroparesia podem ser refratários aos tratamentos convencionais. Define-se gastroparesia refratária como a persistência dos sintomas, a despeito da boa adesão dietética e medicamentosa, por pelo menos 4 semanas.[12]

Nesses casos, é importante reavaliar a adequada adesão ao tratamento medicamentoso e não medicamentoso e, em casos selecionados, reconsiderar o diagnóstico. Uma vez confirmada a refratariedade do caso, pode-se considerar terapias invasivas, tanto endoscópicas quanto cirúrgicas. A seleção do procedimento ideal nestes casos carece de evidência científica e é geralmente feita conforme o quadro clínico do paciente e a experiência da equipe assistente.

Injeção Intrapilórica de Toxina Botulínica

Procedimento endoscópico que consiste na aplicação intramuscular de toxina botulínica nos quatro quadrantes do piloro, com uma dose total de 400 UI. A aplicação pode ser endoscópica sob visão direta ou guiada por ecoendoscopia para maior precisão do local injetado (Fig. 6-2). A toxina botulínica tem como objetivo causar a ausência de contratilidade do piloro, facilitando o esvaziamento gástrico. Em geral, o procedimento é ambulatorial e a dieta pastosa pode ser liberada logo após. Apesar de um procedimento seguro e pouco invasivo, tem duração de alguns meses, sendo possível realizar novas aplicações no caso de retorno dos sintomas.[15]

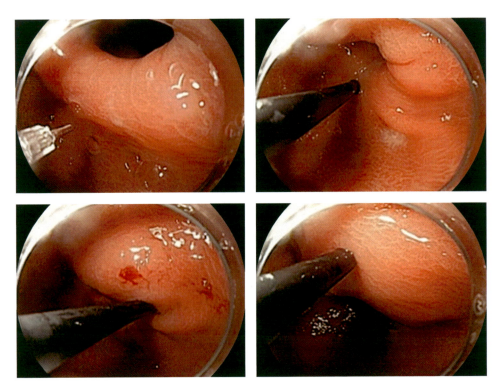

Fig. 6-2. Aplicação de toxina botulínica no piloro por via endoscópica.

G-POEM (*Gastric Peroral Endoscopic Myotomy*)

Também conhecida como piloromiotomia endoscópica, é uma técnica relativamente nova que parece ser uma opção efetiva em pacientes com gastroparesia refratária.

O acesso endoscópico é por meio da criação de um túnel submucoso do antro gástrico até o piloro, seguida de ressecção das fibras musculares do esfíncter pilórico e posterior fechamento da mucosa com clipes. Essa técnica traz o mesmo racional clínico da cardiomiotomia endoscópica peroral (POEM) para o tratamento da acalasia, sendo assim chamada de G-POEM. Quando realizada por endoscopistas experientes, apresenta poucas complicações, as quais incluem dor no pós-operatório, sangramentos, pneumoperitônio e perfuração gástrica. Por ser uma técnica minimamente invasiva terapêutica, deve ser realizada com anestesia geral, com duração de aproximadamente 40-60 minutos, mas de recuperação rápida, com retorno dietético no primeiro dia pós-operatório e alta após aceitação alimentar.

Estudos recentes têm demonstrado a efetividade desta técnica a curto e longo prazo, com pacientes apresentando melhora sintomática e do esvaziamento gástrico.[12] Ao contrário da estimulação gástrica elétrica, atualmente em descontinuidade, parece ser eficiente tanto em pacientes com gastroparesia diabética quanto na gastroparesia idiopática (Fig. 6-3).[16]

CAPÍTULO 6 ■ GASTROPARESIA: DIAGNÓSTICO E MANEJO

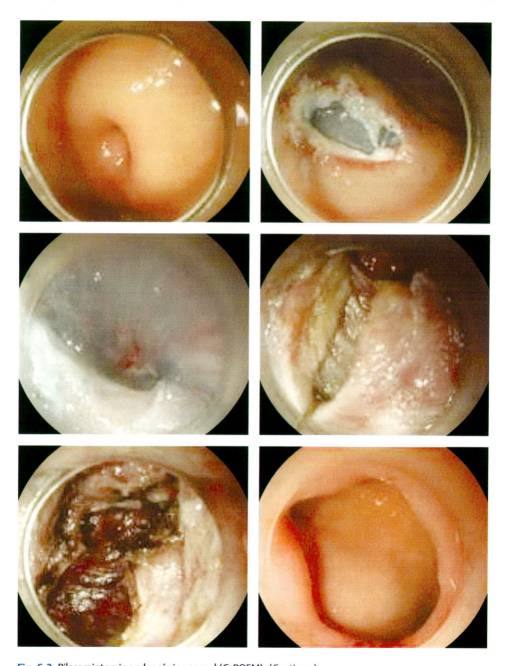

Fig. 6-3. Piloromiotomia endoscópica peroal (G-POEM). (*Continua.*)

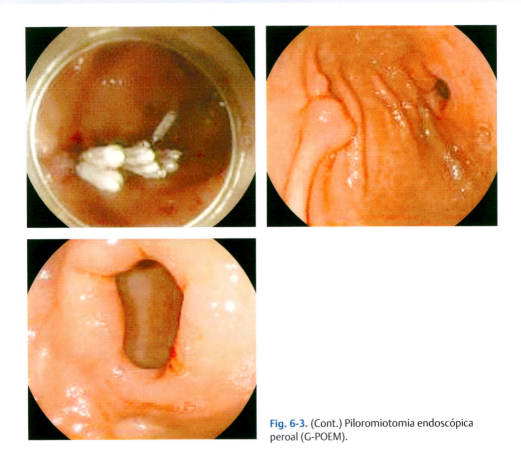

Fig. 6-3. (Cont.) Piloromiotomia endoscópica peroal (G-POEM).

Terapias Cirúrgicas

A estimulação gástrica elétrica é um procedimento cirúrgico que consiste no implante de um dispositivo marca-passo no piloro. Seu mecanismo de funcionamento é desconhecido; não causa aceleração do esvaziamento gástrico, porém reduz a sintomatologia de gastroparesia, especialmente náuseas e vômitos refratários.[17] Complicações do procedimento incluem infecção e migração do dispositivo. Devido à carência de resultados a longo prazo na motilidade gástrica e seus riscos de complicações, somado ao crescente desenvolvimento de técnicas endoscópicas minimamente invasivas, este recurso está em desuso.

Outra opção cirúrgica é a piloromioplastia laparoscópica, que consiste em um corte transversal da musculatura pilórica e uma rafia em plano oposto. Apresenta eficácia a curto prazo similar à piloromiotomia endoscópica, porém com maior morbidade perioperatória.[18] Apesar de não ser rotineiramente utilizada em adultos e ser carente de estudos de longo prazo, é uma técnica cirúrgica rotineiramente usada na cirurgia pediátrica para tratamento da hipertrofia de piloro, com bons resultados clínicos no longo prazo.

PROGNÓSTICO

Pacientes com gastroparesia apresentam piora da qualidade de vida, maiores taxas de hospitalização e maior mortalidade.[19] Um recente estudo multicêntrico com 1.563 pacientes submetidos à cintilografia de esvaziamento gástrico mostrou um aumento independente no risco de mortalidade em até 1,85 vezes nos pacientes com tempo de esvaziamento lentificado.[20]

CONSIDERAÇÕES FINAIS

A gastroparesia é uma condição clínica de grande impacto na qualidade de vida do paciente, crônica, normalmente sem causa identificável ou por sequelas do diabetes. Apresenta grande intensidade de náuseas e vômitos e a avaliação para exclusão de outras causas correlatas é primordial para um tratamento adequado. Normalmente o diagnóstico inclui forte suspeição clínica, tomografia de abdome, endoscopia e cintilografia de esvaziamento gástrico. O tratamento pode ser feito com medidas comportamentais e dietéticas, procinéticos e, muitas vezes, com associação de intervenções endoscópicas e/ou cirúrgicas. Comumente são pacientes complexos nos quais uma abordagem multidisciplinar é fundamental para atingir os melhores resultados.

REFERÊNCIAS BIBLIOGRÁFICAS

1. Jung HK, Choung RS, Locke GR, Schleck CD, Zinsmeister AR, Szarka LA, et al. The incidence, prevalence, and outcomes of patients with gastroparesis in Olmsted County, Minnesota, from 1996 to 2006. Gastroenterology. 2009;136(4):1225-33.
2. Ye Y, Jiang B, Manne S, Moses PL, Almansa C, Bennett D, et al. Epidemiology and outcomes of gastroparesis, as documented in general practice records, in the United Kingdom. Gut. 2021;70(4):644-53.
3. Parkman HP, Yates K, Hasler WL, Nguyen L, Pasricha PJ, Snape WJ, et al. Clinical features of idiopathic gastroparesis vary with sex, body mass, symptom onset, delay in gastric emptying, and gastroparesis severity. Gastroenterology. 2011;140(1):101-15.
4. Parkman HP. Idiopathic gastroparesis. Gastroenterol Clin North Am. 2015;44(1):59-68.
5. Camilleri M, Chedid V, Ford AC, Haruma K, Horowitz M, Jones KL, et al. Gastroparesis. Nat Rev Dis Primers. 2018;4(1):41.
6. Choung RS, Locke GR, Schleck CD, Zinsmeister AR, Melton LJ, Talley NJ. Risk of gastroparesis in subjects with type 1 and 2 diabetes in the general population. Am J Gastroenterol. 2012;107(1):82-8.
7. Revicki DA, Rentz AM, Dubois D, Kahrilas P, Stanghellini V, Talley NJ, et al. Gastroparesis Cardinal Symptom Index (GCSI): development and validation of a patient reported assessment of severity of gastroparesis symptoms. Qual Life Res. 2004;13(4):833-44.
8. Moshiree B, Potter M, Talley NJ. Epidemiology and pathophysiology of gastroparesis. Gastrointest Endosc Clin N Am. 2019;29(1):1-14.
9. Ziessman HA, Okolo PI, Mullin GE, Chander A. Liquid gastric emptying is often abnormal when solid emptying is normal. J Clin Gastroenterol. 2009;43(7):639-43.
10. Vijayvargiya P, Jameie-Oskooei S, Camilleri M, Chedid V, Erwin PJ, Murad MH. Association between delayed gastric emptying and upper gastrointestinal symptoms: a systematic review and meta-analysis. Gut. 2019;68(5):804-13.
11. Abell TL, Camilleri M, Donohoe K, Hasler WL, Lin HC, Maurer AH, et al. Consensus recommendations for gastric emptying scintigraphy: a joint report of the American Neurogastroenterology and Motility Society and the Society of Nuclear Medicine. J Nucl Med Technol. 2008;36(1):44-54.

12. Camilleri M, Parkman HP, Shafi MA, Abell TL, Gerson L, Gastroenterology ACo. Clinical guideline: management of gastroparesis. Am J Gastroenterol. 2013;108(1):18-37; quiz 8.
13. Abell TL, Bernstein RK, Cutts T, Farrugia G, Forster J, Hasler WL, et al. Treatment of gastroparesis: a multidisciplinary clinical review. Neurogastroenterol Motil. 2006;18(4):263-83.
14. Patterson D, Abell T, Rothstein R, Koch K, Barnett J. A double-blind multicenter comparison of domperidone and metoclopramide in the treatment of diabetic patients with symptoms of gastroparesis. Am J Gastroenterol. 1999;94(5):1230-4.
15. Pasricha TS, Pasricha PJ. Botulinum toxin injection for treatment of gastroparesis. Gastrointest Endosc Clin N Am. 2019;29(1):97-106.
16. Shen S, Luo H, Vachaparambil C, Mekaroonkamol P, Abdelfatah MM, Xu G, et al. Gastric peroral endoscopic pyloromyotomy versus gastric electrical stimulation in the treatment of refractory gastroparesis: a propensity score-matched analysis of long term outcomes. Endoscopy. 2020;52(5):349-58.
17. Ducrotte P, Coffin B, Bonaz B, Fontaine S, Bruley Des Varannes S, Zerbib F, et al. Gastric electrical stimulation reduces refractory vomiting in a randomized crossover trial. Gastroenterology. 2020;158(3):506-14.e2.
18. Landreneau JP, Strong AT, El-Hayek K, Tu C, Villamere J, Ponsky JL, et al. Laparoscopic pyloroplasty versus endoscopic per-oral pyloromyotomy for the treatment of gastroparesis. Surg Endosc. 2019;33(3):773-81.
19. Bharucha AE. Epidemiology and natural history of gastroparesis. Gastroenterol Clin North Am. 2015;44(1):9-19.
20. Gourcerol G, Melchior C, Wuestenberghs F, Desprez C, Prevost G, Grosjean J, et al. Delayed gastric emptying as an independent predictor of mortality in gastroparesis. Aliment Pharmacol Ther. 2022;55(7):867-75.

PÓLIPOS GÁSTRICOS

CAPÍTULO 7

Hermes Gonçalves de Aguiar Junior
Francisco Machado da Silva
Pâmela Michelle Ernesto de Oliveira

INTRODUÇÃO

Os pólipos gástricos (PG) são lesões originadas da distorção arquitetural da mucosa com típico prolapso mucoso, achado incidental durante exame de endoscopia digestiva alta (EDA). A maioria dos pacientes é assintomática e raras vezes apresenta complicações relacionadas ao pólipo.

O uso rotineiro de esofagogastroduodenoscopia levou ao diagnóstico mais frequente de anormalidades da mucosa, incluindo os pólipos gástricos. O achado endoscópico de um pólipo gástrico e o laudo histopatológico que se segue podem suscitar algumas questões: todos os pólipos precisam ser excisados ou podem apenas ser amostrados por biópsias? Em caso afirmativo, quais e quantos devem ser amostrados? Que avaliação de acompanhamento é necessária se houver?[1]

Este capítulo propõe uma breve revisão dos aspectos endoscópios e possíveis condutas frente aos pólipos gástricos.

EPIDEMIOLOGIA

A verdadeira incidência de PG na população em geral não é bem conhecida com prevalência de 0,5% a 14%,[2] dependendo da população estudada.

Os PG têm associação a múltiplos fatores, como uso de medicamentos inibidores de bomba de prótons (IBPs) nos pólipos de glândulas fúndicas e infecção por *H. pylori* nos pólipos hiperplásicos. A maioria dos pólipos é benigna, e o risco de malignização depende de sua natureza histológica.[3]

A localização dos PG mudou nos últimos 18 anos com aumento do número de pólipos no corpo do estômago e diminuição no antro provavelmente devido ao aumento dos achados de pólipos de glândulas fúndicas e do tratamento da infecção por *Helicobacter pylori*, levando à diminuição dos pólipos hiperplásicos.[4]

CLASSIFICAÇÃO

Os PG podem ser classificados como neoplásico e não neoplásico (Quadro 7-1).
Outras lesões podem apresentar um padrão de crescimento polipoide.

Quadro 7-1. Classificação dos Pólipos

Pólipos não neoplásicos

- Hiperplásico
  - Esporádico
  - Anastomose gastroentérica
  - Junção gastroesofágica (refluxo)
- Fibroide inflamatória
- Hamartomas
  - Peutz-Jegher
  - Juvenil
  - Doença de Cowden
  - Lesões /miscelâneas
    - Hamartoma mioepitelial e pâncreas ectópico
    - Heterotopia de glândulas gástricas
- Síndrome de Cronkite-Canada

Pólipos neoplásicos

- Adenoma
- Carcinoma (primário ou secundário)
- Carcinoide
- Pólipo de glândulas fúndicas

Lesões com padrão de crescimento polipoide

- Xantoma
- Hiperplasia linfoide/linfoma
- GIST
- Tumores neurais
  - Schwanoma/neuroma
  - Ganglioneuroma
  - Tumor de células granulares
- Tumores raros
  - Lipoma/lipossarcoma
  - Rabdomiossarcoma
  - Histiocitoma fibroide
- Vascular
  - Hemangioma/linfoangioma
  - Hemangiossarcoma – sarcoma de Kaposi

Modificado de Park DY, Lauwers GY., 2008.[5]

Pólipo Hiperplásico

Os pólipos hiperplásicos são únicos em aproximadamente 2/3 dos casos (Fig. 7-1). Histologicamente são caracterizados por acentuado alongamento das fovéolas com ramificações e dilatação cística, resultando em aspecto de "saca-rolhas". A lâmina própria exibe infiltrado de plasmócitos, linfócitos, eosinófilos, mastócitos e número variável de neutrófilos.[5] Ainda é desconhecido o estímulo para o desenvolvimento destes pólipos. Acredita-se que resultem de regeneração excessiva após um dano infligido à mucosa. São comumente encontrados em gastrite crônica associada ao *Helicobacter pylori* com algum grau de atrofia e metaplasia intestinal (25% dos casos), anemia perniciosa, adjacente a úlceras e anastomose gastroentérica.

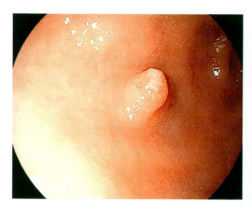 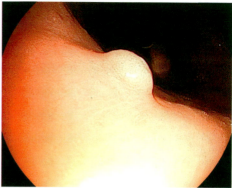

Fig. 7-1. Pólipo hiperplásico.

Podem ocorrer com menor frequência na cárdia gástrica/JEG em pacientes com refluxo esofagogástrico. Os pólipos hiperplásicos podem aumentar ou diminuir em número seja espontaneamente ou após erradicação do *H. pylori*. Transformação maligna ocorre em aproximadamente 0,5% geralmente em pólipos maiores do que 1 cm.[6]

Pólipo de Glândulas Fúndicas (PGF)

Os PGF são os pólipos gástricos mais comuns, sendo considerados lesões benignas com pouco potencial maligno, exceto no cenário de polipose adenomatosa familiar (PAF).[7] Os PGF podem ocorrer de forma sindrômica com PAF ou esporádica sem PAF. Os PGF são caracterizados por glândulas com dilatação cística, proliferação hiperplásica oxíntica e arquitetura distorcida. Alterações do gene *adenomatous polyposis coli* (APC) são mais frequentes em PGF sindrômicos, enquanto alteração do gene beta-catenina, nos PGF esporádicos.[8] Apesar de APC e beta-catenina serem genes constituintes da via de sinalização Wnt-canônica, essas diferenças podem explicar, em parte, porque os PGF sindrômicos exibem mais displasias do que os esporádicos. Bhattacharya relata que mesmo PGF com displasia abrigava localização nuclear menos aberrante de β-catenina e nenhuma alteração do gene *p53* em configurações sindrômicas e esporádicas.[9] Esses achados podem explicar, em parte, por que os PGF sindrômicos e esporádicos são menos propensos a se tornarem cancerosos, mesmo quando apresentam displasia.

Os PGF esporádicos são mais comuns entre mulheres de meia-idade em seus 50 e 60 anos, e os PGF sindrômicos em jovens de 20, 30 e 40 anos sem diferença de gênero (Fig. 7-2). O uso de inibidores de bomba de prótons (IBP) por mais de um ano é relacionado aos PGF esporádicos. Desde o lançamento deste medicamento, por volta dos anos 1990, foi relatado um aumento na prevalência de 5,9% a 30,3%.[9] O uso de IBP está associado à hipertrofia e hiperplasia das células parietais com protrusão para o lúmen.[5]

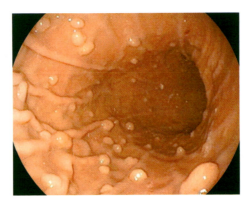

Fig. 7-2. Pólipos de glândulas fúndicas esporádicos.

Pólipo Adenomatoso

Os adenomas gástricos são definidos pela Organização Mundial da Saúde (OMS) como lesões polipoides circunscritas compostas de estruturas tubulares e/ou vilosas revestidas de epitélio displásico (Fig. 7-3). Sua prevalência gira em torno de 0,5% a 3,75% no ocidente e chega a 9% a 20% em países com alto risco de câncer gástrico. Geralmente aparecem em mucosa atrófica com metaplasia intestinal e são mais comuns no corpo e fundo gástrico.[10] Sua incidência aumenta com a idade, são mais comuns em mulheres e em indivíduos com PAF. Como nos pólipos colônicos o risco de malignização é relacionado ao tamanho, grau de displasia e componente viloso.

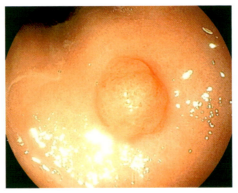

Fig. 7-3. Adenoma gástrico.

Neuroendócrino (carcinoides)

Tumores neuroendócrinos são definidos pela OMS como neoplasias endócrinas bem diferenciadas compostas por células semelhantes a enterocromafins não funcionais, surgindo na mucosa oxíntica do corpo ou fundo.

Os tumores carcinoides são classificados em três tipos:

- *Tipo I:* é o mais comum e está associado à gastrite crônica atrófica. O pH neutro do estômago estimula constante secreção de gastrina, e a persistente hipergastrinemia resulta no desenvolvimento de múltiplos carcinoides, geralmente benignos, situados nas regiões de corpo e fundo gástrico.
- *Tipo II:* estão associados à síndrome de Zollinger-Ellison e Neoplasia Endócrina Múltipla tipo 1 (NEM 1). Embora sejam relativamente benignos, tem potencial maior de metástase do que o de Tipo I.
- *Tipo III:* sem associação a outras entidades ou concentração de gastrina, são esporádicos e os mais agressivos.

Pólipo Fibroso Inflamatório

O pólipo fibroso inflamatório ou tumor de Vanek é um tumor mesenquimatoso benigno de origem submucosa não encapsulado com células mesenquimatosas fusiformes, proliferação de fibroblastos com maior ou menor infiltrado rico em eosinófilos.[11,12] Medindo de 0,4 a 5 cm em média, é o pólipo menos frequente com muito baixo potencial de malignização.

MANIFESTAÇÃO CLÍNICA

Os PG geralmente são assintomáticos, sendo achados incidentais em até 2% das esofagogastroduodenoscopias solicitadas por outros motivos.[13] Dor abdominal, dispepsia, anemia e hemorragia digestiva podem ser relacionadas a PG.

ABORDAGEM ENDOSCÓPICA[14]

O achado de um pólipo gástrico leva à avaliação de vários aspectos relacionados ao tipo, causa, história natural, potencial de malignidade e necessidade de terapia específica. Nos últimos anos os PGF se tornaram o tipo mais prevalente. Pólipos associados à gastrite crônica têm-se tornado menos comuns principalmente devido ao tratamento do *H. pylori*.

Os pólipos são classificados macroscopicamente conforme a classificação de Yamada (Fig. 7-4).[15]

- *Tipo I:* lesão elevada com borda indistinta.
- *Tipo II:* lesão elevada com borda distinta.
- *Tipo III:* lesão elevada, mas sem pedúnculo.
- *Tipo IV:* lesão elevada pedunculada.

Os pólipos de glândulas fúndicas geralmente são múltiplos, pequenos (< 1 cm), lisos, de coloração semelhante à da mucosa adjacente, geralmente sésseis, Yamada tipos I e II. Os PGF esporádicos e resultantes do uso prolongado de IBP apresentam baixo risco de displasia com menos de 1% de chance de malignidade.[16] Os PGF relacionados à PAF têm sido associados à displasia de alto grau e adenocarcinoma devido à mutação do gene *APC*.

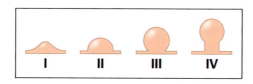

Fig. 7-4. Classificação dos pólipos.

A regressão espontânea, depois de cessado o uso de IBP, é bem documentada. A maioria dos PGF não é maligna e apesar de raros relatos de displasia a vigilância endoscópica para PGF esporádica é baseada nos achados endoscópicos à luz branca e *narrow band imaging* (NBI). Um algoritmo é recomendado por Inoue (Fig. 7-5).[7]

Os pólipos hiperplásicos são relacionados à gastrite crônica e regeneração da mucosa seja por agressão de alcalinos (junto à anastomose gastrojejunal) seja por ácidos (junto à cárdia em pacientes com refluxo ácido). Geralmente são únicos e podem ser vistos em todo o estômago, com prevalência no antro.[5] Pólipos menores de 1 cm têm superfície lisa em forma de cúpula. Pólipos maiores geralmente são lobulados, algumas vezes pedunculados, podendo ter erosão superficial, que pode levar a sangramento oculto com anemia ou hemorragia digestiva alta. É grande o desafio de distinguir entre alterações regenerativas e displásicas. Geralmente pólipos com mais de 2 cm podem apresentar displasia ou mesmo carcinoma intramucoso. É recomendada a polipectomia de lesões maiores de 5 mm com biópsias da mucosa adjacente e posterior exame histopatológico.[17]

Os pólipos adenomatosos estão associados à presença de atrofia e metaplasia intestinal. Geralmente são únicos e exofíticos. Menos frequentes, os adenomas podem-se apresentar como lesões planas ou deprimidas.[5] Na maioria das vezes são assintomáticos, porém podem ulcerar e sangrar. Como nos adenomas colônicos, o risco de malignização nos adenomas gástricos está relacionado ao tamanho, grau de displasia e componente viloso. Adenomas menores do que 1 cm geralmente apresentam displasia tubular de baixo grau com displasia de alto grau associada em 40% a 50% nos maiores de 2 cm. Entretanto focos de adenocarcinoma podem ser encontrados em lesões menores.

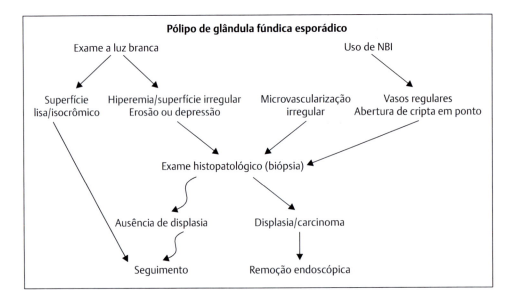

Fig. 7-5. Diagrama de acompanhamento após detecção de pólipos esporádicos de glândulas fúndicas.

Devido ao risco potencial de malignização os adenomas devem ser ressecados por polipectomia ou mucosectomia.[5] Pela possibilidade de haver outros pontos de malignização na mucosa a avaliação minuciosa do estômago é recomendada.

Os tumores neuroendócrinos representam menos de 0,5% das neoplasias gástricas. São classificados como lesões subepiteliais e não submucosas. São classificados histologicamente pela OMS em tumor neuroendócrino bem diferenciado (G1), carcinoma endócrino bem diferenciado (G2) e carcinoma endócrino/carcinoma de pequenas células pouco diferenciado (G3) (Quadro 7-2). Podem estar associados à gastrite atrófica (tipo I), concomitante à síndrome de Zollinger-Ellison e Neoplasia Endócrina Múltipla (NEM-1) ou aparecimento esporádico (Quadro 7-3).

Quadro 7-2. Classificação Histológica dos Tumores Conforme Grau, Índice Mitótico/10 cga, Índice K67, Classificação da OMS de 2000 e Classificação da OMS de 2010

Grau	Índice mitótico/10 cga	Índice K 67(%)	Classificação OMS 2000	Classificação da OMS 2010
G1	< 2	≤ 2	Tumor endócrino bem diferenciado	NETG1 (carcinoide)
G2	2-20	3-20	Carcinoma endócrino bem diferenciado	NETG2
G3	> 20	> 20	Carcinoma endócrino/ tumor de pequenas células pouco diferenciado	NECG3 Grandes ou pequenas células

NET: tumor neuroendócrino; NEC: carcinoma neuroendócrino.
Modificado de Oldrich L, 2014.[18]

Quadro 7-3. Classificação Histológica Segundo a OMS

	Tipo I	Tipo II	Tipo III
Incidência (%)	70-85	5-6	14-29
Característica	< 1-2 cm, pólipos múltiplos	< 1-2 cm, pólipos múltiplos	Solitário < 2 cm, polipoide, ulcerado
Condições associadas	Gastrite atrófica difusa do corpo com hipergastrinemia	Síndrome de Zollinger-Ellison/NEM-1 Hipergastrinemia	Nível de gastrinemia normal
Histologia	Geralmente NETG1	NET G1/G2	NEC 3
Concentração sérica de gastrina	↑	↑	Normal
pH gástrico	↓↓	↑↑	Normal
Metástases (%)	2-5	10-30	50-100
Morte relatada por tumor (%)	0	< 10	25-30

Fonte: Consensus Guidelines for the Management of Patients with Gastroduodenal Neoplasms, 2012.

Os tumores do tipo I têm como principal marcador o aumento da gastrina maior que 500 pg/mL em pacientes sem uso de IBP. Apresentam pólipos múltiplos, geralmente menores do que 2 cm com mucosa atrófica de permeio. Apresentam baixo risco de metástases, sendo que os pólipos menores que 1 cm podem permanecer estáveis por vários anos. Pólipos maiores que 2 cm apresentam maior risco de invasão linfática e metástase, devendo ser biopsiados e, após diagnóstico histológico, removidos por polipectomia.[17] O prognóstico depende de múltiplos fatores com tamanho, potencial de disseminação e aspecto histológico. Outras opções terapêuticas são o uso do octreotide em pacientes com recorrência de múltiplas lesões e a antrectomia, retirada das células G do antro, cessando o estímulo da hipergastrinemia, reduzindo assim o estímulo das células enterocromafins e do tumor carcinoide. Terapia com coagulação com plasma de argônio foi relatado no tratamento de múltiplos pólipos com bons resultados.[17]

Os tumores do tipo II representam 5% a 8% dos tumores neuroendócrinos gástricos. Tem um comportamento mais agressivo comparado aos tumores do tipo I e estão relacionados à síndrome de Zollinger-Ellison e NEM-1.

Os tumores do tipo III são pólipos geralmente solitários, com alta atividade mitótica e, diferente dos tumores dos tipos I e II, não relacionados à hipergastrinemia. Na maioria das vezes estão localizados na cárdia e na porção proximal do estômago. Tem prognóstico reservado, e seu tratamento é a gastrectomia total.

O pólipo fibroide inflamatório ou tumor de Vaneck é caracterizado pela proliferação de células fusiformes, pequenos vasos sanguíneos e células inflamatórias, muitas vezes com prevalência de eosinófilos.[5] Os fatores etiológicos não são conhecidos, mas acredita-se que resultem de regeneração excessiva após lesão da mucosa. Podem ser encontrados em todo o trato digestivo, mas são mais comuns na região antropilórica. Acometem pacientes na 5ª década, predominante no sexo feminino. Seu achado é incidental, porém podem ser encontrados em pacientes com hemorragia digestiva, anemia e obstrução da saída gástrica. Os pólipos fibroides inflamatórios são centrados na submucosa, e a avaliação imuno-histoquímica é positiva para C4, CD34e vimentina e negativa para *c-kit*. Devido à sua etiologia desconhecida, seu potencial de malignidade está atualmente em debate. A superexpressão do receptor do fator de crescimento derivado de plaquetas alfa (PDGFRA) e mutações oncogênicas de PDGFRA sugere que este tumor pode-se desenvolver por PDGFRA ativado. Tumores pequenos podem ser assintomáticos. Os pólipos fibroides inflamatórios raramente recidivam. Polipectomia, dissecção submucosa endoscópica e laparotomia podem ser usadas no tratamento, dependendo do tamanho e das condições associadas.[18]

RECOMENDAÇÕES[19]
- Biópsias, ou ressecção, quando possível, de pólipos gástricos solitários.
- Polipectomia de PGF > 1 cm, pólipos hiperplásicos > 0,5 cm e pólipo adenomatoso de qualquer tamanho, quando possível.
- Vigilância endoscópica 1 ano após a remoção de pólipos adenomatosos.
- Na presença de múltiplos pólipos programar a ressecção dos maiores e biópsia por amostragem dos demais.
- Na presença de pólipos hiperplásicos e adenomatosos realizar biópsias da mucosa gástrica adjacente para avaliar a presença de *H. pylori*, atrofia e metaplasia intestinal.
- Uso de ecoendoscopia para estadiamento local dos tumores neuroendócrinos.

- Ressecção endoscópica de tumores neuroendócrinos tipos I e II < 1 cm que não exibam características agressivas com angioinvasão, invasão da parede muscular, alto índice proliferativo e/ou doença metastática.
- Vigilância endoscópica a cada 1 a 2 anos dos tumores tipos I e II.
- Vigilância ecoendoscópica anual de GIST menores que 2 cm, se a ressecção cirúrgica não for realizada, para determinar a progressão ou alteração nas características ecográficas.

CONCLUSÃO

Os pólipos gástricos são lesões diagnosticadas ocasionalmente durante o exame de EDA. O tamanho e localização dos pólipos estão associados aos achados clínicos de dispepsia, dor abdominal, hemorragia, anemia ou obstrução do esvaziamento gástrico, porém na maioria das vezes são assintomáticos. Sua incidência é variada, ocorrendo entre 2%-14% dos exames de endoscopia, dependendo da região e população estudada. O uso indiscriminado de IBP e o tratamento mais frequente da gastrite crônica associada ao *H. pylori* vêm aumentando a incidência de pólipos de glândulas fúndicas e invertendo a localização dos pólipos da porção distal para a proximal do estômago. O uso de endoscópios com luz branca, alta definição de imagem, cromoscopia digital e com corantes e a tecnologia de inteligência artificial aumentam a acurácia do diagnóstico dos pólipos gástricos e o achado de sinais de malignidade.

O manejo de pequenos pólipos assintomáticos é controverso. Pólipos Yamada tipos I e II menores < 1 cm devem ser submetidos à biópsia prévia para diagnóstico e posterior decisão terapêutica. Pólipos Yamada tipos III e IV devem ser removidos com alça de polipectomia e encaminhados para estudo histopatológico.[17] A vigilância endoscópica deve ser individualizada para cada pólipo, e a avaliação minuciosa da mucosa em busca de outras lesões displásicas ou neoplásicas não deve ser negligenciada.

REFERÊNCIAS BIBLIOGRÁFICAS

1. Shaib YH, Rugge M, Graham DY, Genta RM. Manejo de pólipos gástricos: uma abordagem baseada em endoscopia. Gastroenterologia clínica e hepatologia: o jornal oficial de prática clínica da American Gastroenterological Association. 2013;11(11):1374- 84.
2. Martin FC, Chenevix-Trench G, Yeomans ND. Revisão sistemática com metanálise: pólipos da glândula fúndica e inibidores da bomba de prótons. Alimentary Pharmacology and Therapeutics. 2016 Set 15;44 (9).
3. Markowski AR, Markowska A, Guzinska-Ustymowicz K. Aspectos fisiopatológicos e clínicos dos pólipos hiperplásicos gástricos. Mundial J Gastroenterol 2016 Out 28;22(40):8883-91.
4. Yacoub H, Bibani N, Sabbah M, Bellil N, Ouakaa A, Trad D, Gargouri D. Gastric polyps: a 10-year analysis of 18,496 upper endoscopies. BMC Gastroenterol 2022;22:70.
5. Park DY, Lauwers YG. Gastric polyps: classification and management. Arch Pathol Lab Med. 2008;132(4):633-40.
6. Antonioli DA. Precursors of gastric carcinoma: a critical review with a brief description of early (curable) gastric cancer. Hum Pathol 1994;25:994-1005.
7. Sano W, Inoue F, Hirata D, Iwatate M, Hattori S, Fujita M, et al. Sporadic fundic gland polyps with dysplasia or carcinoma: Clinical and endoscopic characteristics. World J Gastrointest Oncol 2021;13(7):662-72.
8. Abraham SC, Nobukawa B, Giardiello FM, Hamilton SR, Wu TT. Pólipos de glândulas fúndicas na polipose adenomatosa familiar: neoplasias com frequentes alterações no gene da polipose adenomatosa somática coli. Am J Pathol 2000;157:747-54.
9. Fukuda M, Ishigaki H, Sugimoto M, Mukaisho KI, Matsubara A, Ishida H, et al. Análise histológica de pólipos de glândula fúndica secundários a IBP terapia. Histopatologia 2019; 5:537-45.

10. Ito H, Hata J, Yokozaki H, Nakatani H, Oda N, Tahara E. Tubular adenoma of the human stomach. An immunohistochemical analysis of gut hormones, serotonin, carcinoembryonic antigen, secretory component, and lysozyme. Cancer 1986 Nov 15;58(10):2264-72.
11. Guerra Bautista JA, Ibáñez Delgado F, Hernández de la Torre Bustillo JM, Alcántara Gijón F. Pólipo fibroide inflamatório gástrico. Rev Esp Enferm Dig. [Internet]. 2006 Jun [citado 2022 Mayo 23];98(6):482-3. Disponible en: http://scielo.isciii.es/scielo.php?script=sci_arttext&pid=S1130-01082006000600014&lng=es.
12. Garmpis N, Damaskos C, Garmpi A, Georgakopoulou VE, Sakellariou S, Liakea A, et al. Pólipo fibroide inflamatório do trato gastrointestinal: uma revisão sistemática para um tumor benigno. Na Vivo 2021;35(1):81-93.
13. Jeong CY, Kim N, Lee HS, Yoon H, Shin CM, Park YS, Kim JW, et al. Risk factors of multiple gastric polyps according to the histologic classification: prospective observational cohort study Korean. J Gastroenterol 2019;174(1):17-29.
14. Asztalos IB, Colling CA, Buchner AM, Chandrasekhara V. Development of a narrow-band imaging classification to reduce the need for routine biopsies of gastric polyps. Gastroenterol Rep (Oxf). 2020;9(3):219-25.
15. Yamada T, Ichikawa H. X-ray diagnosis of elevated lesions of the stomach. Radiology 1974 Jan;110(1):79-83.
16. Islam RS, Patel NC, Lam-Himlin D, Nguyen CC. Gastric polyps: a review of clinical, endoscopic, and histopathologic features and management decisions. Gastroenterol Hepatol (NY) 2013;9(10):640-51.
17. Morais DJ, Yamanaka A, Zeitune JMR, Andreollo NA. Gastric polyps: a retrospective analysis of 26.000 digestive endoscopies. Arq Gastroenterol [Internet] 2007 Mar;44(1):14-7. Disponível em: http://old.scielo.br/scielo.php?script=sci_arttext&pid=S0004-28032007000100004&lng=pt. https://doi.org/10.1590/S0004-28032007000100004.
18. Oldrich L. Neuroendocrine neoplasms of the stomach. Biomed Pap Med Fac Univ Palacky Olomouc Czech Repub. 2014 Sep;158(3):455-60.
19. ASGE Standards of Practice Committee, Evans JA, Chandrasekhara V, Chathadi KV, Decker GA, Early DS, et al. The role of endoscopy in the management of premalignant and malignant conditions of the stomach. Gastrointest Endosc 2015 Jul;82(1):1-8.

OTIMIZANDO A DETECÇÃO DE LESÕES PRECURSORAS E PRECOCES DO TRATO DIGESTIVO ALTO

CAPÍTULO 8

Sara Cardoso Paes Rose
Juliana de Meneses
Rodrigo Aires de Castro

INTRODUÇÃO

A endoscopia digestiva alta é o exame padrão-ouro para diagnóstico de diversas afecções gastrointestinais. Por meio dela pode-se realizar a avaliação adequada da mucosa do esôfago, estômago e duodeno, bem como realizar biópsias e ressecção de lesões precoces, dentre outras terapêuticas.[1] Assim, a adequada padronização em exames endoscópicos é um fator importante para garantir a qualidade do exame. A detecção de neoplasias gastrointestinais precoces superficiais, dentre elas o câncer gástrico, deve ser o principal objetivo do endoscopista durante a execução do exame.[1,2]

O adenocarcinoma gástrico é o quinto tipo de câncer mais comum no mundo e o terceiro mais letal, somente atrás do câncer de pulmão e do câncer colorretal.[3,4] Sua distribuição no mundo é bastante variável. No Brasil, de acordo com dados do Instituto Nacional de Câncer (INCA), 2021, o câncer gástrico é o quarto mais prevalente em homens e o sexto mais prevalente em mulheres. Além disso, dentre os 10 tipos de câncer com maior mortalidade no Brasil, encontramos o câncer de estômago, de cavidade oral, de laringe e de esôfago em homens e o câncer gástrico nas mulheres.[5] Todas essas neoplasias são passíveis de ter um diagnóstico precoce por meio de um exame de endoscopia digestiva alta de qualidade.

A sistematização do exame de endoscopia digestiva alta pode ser dividida em três etapas: 1. Preparação pré-exame; 2. técnica durante o exame; 3. interpretação dos principais achados.

PREPARAÇÃO PRÉ-EXAME

Entrevista Médica

Os principais objetivos da entrevista médica prévia ao exame endoscópico devem ser: a) avaliar a indicação do exame, b) identificar os pacientes com maior risco para desenvolvimento de câncer do trato digestivo, c) prevenir possíveis eventos adversos, d) esclarecer sobre o procedimento e sanar dúvidas sobre o exame com o paciente, e) coletar o termo de consentimento livre e esclarecido (TCLE).[1,2]

Quadro 8-1. Principais Tópicos a Serem Avaliados na Entrevista Médica antes de Exames Endoscópicos

Indicação do exame

História familiar ou pessoal de câncer do trato digestivo

História pessoal de *H. pylori* com ou sem erradicação

Hábitos de vida: tabagismo, etilismo, uso de drogas ilícitas

Comorbidades

Uso crônico de medicamentos

Alergias

A identificação dos fatores de risco para neoplasias do trato digestivo deve ser avaliada de forma ativa pelo médico. Os principais fatores para câncer gástrico são: história familiar e/ou pessoal positiva para câncer gástrico, história de erradicação prévia de *H. pylori* e hábitos de vida, como tabagismo e etilismo. O tabagismo também deve chamar a atenção para risco de desenvolvimento de carcinoma escamoso de esôfago e de hipofaringe. Além disso, durante a entrevista, deve-se perguntar sobre fatores que possam fornecer algum risco de evento adverso durante o exame, de forma a preveni-lo, como comorbidades, uso de medicamentos, incluindo antiplaquetários e anticoagulantes, e alergias (Quadro 8-1).[1,2]

Uso de Mucolíticos e Antiespasmódicos

O objetivo do uso de mucolíticos e antifiséticos minutos antes da realização do exame de endoscopia é reduzir a formação de bolhas, a fim de otimizar o tempo do exame e permitir uma avaliação minuciosa da mucosa.[2,6] No Japão, o uso de soluções de mucolíticos é rotineiro com formulações que não existem no Brasil. Muitos autores recomendam o uso de solução com 200 mg de simeticona e 500-1.000 mg de N-acetilcisteína, a ser administrada cerca de 10-30 minutos antes do exame, ainda na sala de espera.[7,8] De acordo com Carvalho AH, 2022, em um estudo prospectivo realizado no Setor de Endoscopia do Hospital de Base do Distrito Federal, o uso de simeticona isoladamente antes do exame teve benefício para redução de bolhas e melhor visualização da mucosa gástrica quando comparado ao placebo. Nesse estudo, não houve diferença estatisticamente significativa quando comparado com o uso de simeticona associada a mucolítico.[9]

O benefício do uso de antiespasmódicos de rotina ainda é controverso. Alguns estudos relatam o benefício do uso de escopolamina ou glucagon, para redução dos movimentos peristálticos durante o exame, a fim de obter uma melhor visualização da mucosa.[2,6,7] Entretanto, entendemos que seu uso deve ser feito com cautela, de forma individualizada, sempre questionando previamente sobre as alergias a essas drogas.

Sedação

O objetivo da sedação durante a endoscopia é reduzir o desconforto e ansiedade do paciente, melhorando sua tolerância e satisfação com relação ao exame. Além disso, uma sedação adequada propicia um ambiente tranquilo para o endoscopista realizar a avaliação.[2] Para a endoscopia é recomendada sedação moderada (sedação consciente), que corresponde aos graus 3 e 4 da escala de Ramsay.[10] As principais drogas utilizadas consistem na combinação entre benzodiazepínicos e opioides. O propofol tem sido cada vez mais comum na endoscopia, mas seu uso combinado com outras drogas pode levar a uma sedação mais profunda.

Apesar de bastante difundido, não há dados consistentes na literatura que comprovem que o uso de analgésicos tópicos melhora a tolerância do paciente ao exame endoscópico. Além disso, alguns estudos demonstram que o uso combinado de analgesia tópica e venosa pode aumentar o risco de pneumonia broncoaspirativa. Assim, o uso de analgesia tópica deve ser feito de forma cautelosa, sobretudo em pacientes com risco de broncoaspiração, como idosos e portadores de doenças neurológicas.[7]

TÉCNICA DURANTE O EXAME

A sistematização do exame é essencial para a realização de uma endoscopia de alta qualidade. O objetivo é avaliar toda a mucosa dos principais marcos anatômicos, evitando ao máximo os pontos cegos. Deve-se realizar o exame sob insuflação adequada, com expansão apropriada das pregas gástricas.[2,11]

No transcorrer do exame endoscópico é importante para o registro das principais áreas a serem avaliadas durante o exame. Entretanto, em serviços onde o sistema de captura não está disponível, os principais locais onde deveriam ser tiradas as fotos devem servir de marcos, como *checkpoints*, durante o exame.[12]

A forma de sistematização do Ocidente e Oriente é diferente. As principais referências europeias recomendam um mínimo de oito fotos durante o exame de endoscopia, sendo quatro do estômago e quatro do restante das estruturas.[7,13] Já, na literatura japonesa, há vários protocolos onde se recomenda um mínimo de 22 a 28 fotos.[6,12] As principais fontes utilizadas para sistematização do exame endoscópico são: o protocolo SSS (*Systematic Screening Protocol*) descrito por Kenshi Yao, em 2013, que estabelece 22 marcos para avaliação do estômago; e o protocolo descrito por Fabian Emura, em 2019, que estabelece 28 marcos para fotodocumentação no exame de endoscopia digestiva alta. Nesse capítulo, iremos descrever os principais pontos a serem avaliados durante a endoscopia digestiva alta, adaptados das principais referências e utilizados em nosso serviço.

Hipofaringe

A primeira estrutura a ser avaliada na endoscopia digestiva é a hipofaringe. Sua adequada avaliação consiste na visualização da parede posterior, ambos os seios piriformes e laringe, com as pregas vocais (Fig. 8-1).[12]

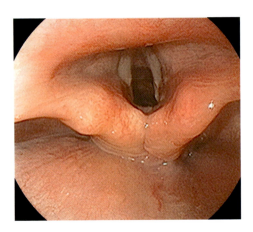

Fig. 8-1. Região da hipofaringe vista em um exame de endoscopia digestiva alta, em que se pode notar a parede posterior, os seios piriformes direito e esquerdo e a laringe. (Fonte: arquivo pessoal dos autores.)

Esôfago

A avaliação do esôfago pode ser dividida em quatro partes: esôfago cervical, esôfago torácico superior, esôfago torácico médio e esôfago torácico inferior.[14]

O esôfago cervical inicia-se logo abaixo da borda inferior da cartilagem cricoide, na topografia do esfíncter esofagiano superior e estende-se por cerca de 5 cm até a margem superior do esterno, localizada a cerca de 18 cm da arcada dentária superior (ADS). O esôfago torácico superior estende-se até cerca de 24 cm da ADS, ao nível da bifurcação traqueal. O esôfago torácico médio estende-se por até cerca de 32 cm da ADS e o esôfago torácico inferior estende-se até ao esfíncter esofágico inferior, localizado na transição esofagogástrica, a cerca de 40 cm da ADS.[15]

Durante o exame de endoscopia, uma maneira prática para se dividir o esôfago em cada paciente seria: iniciando-se no esfíncter esofagiano superior até cerca de 5 cm da ADS estaria localizado o esôfago cervical. A partir desse ponto mede-se a distância até a localização do esfíncter esofagiano inferior (transição esofagogástrica). Esta distância é dividida igualmente em três partes, onde estariam aproximadamente localizados o esôfago torácico superior, médio e inferior, respectivamente (Figs. 8-2 e 8-3).

Essa divisão do esôfago é sobretudo importante, pois os esôfagos torácicos superior e médio possuem estreita proximidade anatômica com a traqueia, a carina e a porção proximal dos brônquios-fonte direito e esquerdo. Assim, pacientes com lesões neoplásicas avançadas nessas localidades podem se beneficiar de uma avaliação associada das vias aéreas por broncoscopia.[16]

Por fim, a análise endoscópica do esôfago termina com uma minuciosa avaliação do esôfago torácico inferior, com apreciação da junção escamocolunar (JEC) e transição esofagogástrica. Deve-se atentar por visualizar os quatro quadrantes da JEC, idealmente, numa mesma imagem (Fig. 8-4).[12]

CAPÍTULO 8 ■ OTIMIZANDO A DETECÇÃO DE LESÕES PRECURSORAS E PRECOCES... 77

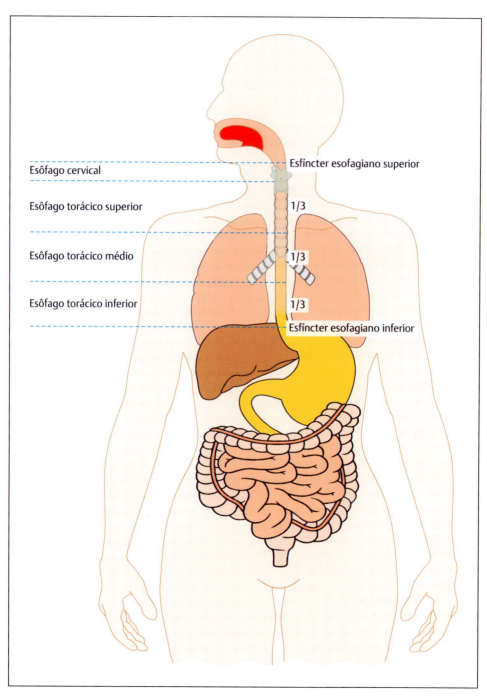

Fig. 8-2. Divisões do esôfago. O esôfago cervical possui cerca de 5 cm de extensão. O esôfago torácico pode ser dividido em três partes iguais: superior, médio e inferior. (Ilustração por Ester Rose.)

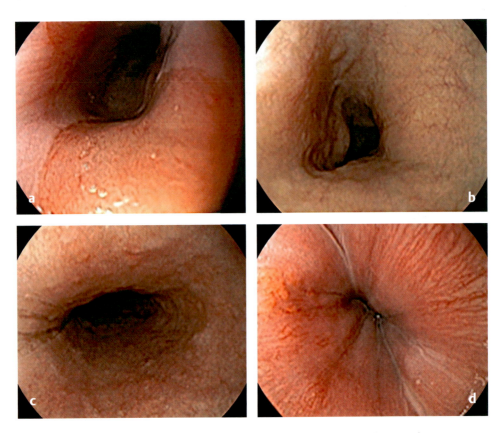

Fig. 8-3. Visão endoscópica do esôfago. (**a**) Esôfago cervical, onde se nota uma área com heterotopia da mucosa gástrica na parede inferior. (**b**) Esôfago torácico superior. (**c**) Esôfago torácico médio, com visibilidade da compressão do átrio esquerdo. (**d**) Esôfago torácico inferior, próximo a transição esofagogástrica e visibilidade dos vasos da paliçada retos esofágicos na submucosa. (Fonte: arquivo pessoal dos autores.)

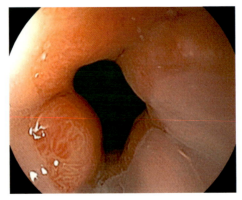

Fig. 8-4. Transição esofagogástrica (TEG). Pode-se notar a transição escamocolunar (JEC) ao nível da TEG, nos seus quatro quadrantes. (Fonte: arquivo pessoal dos autores.)

Estômago

O mapeamento do estômago é realizado de maneira a evitar pontos cegos. Deve-se insuflar adequadamente a câmara gástrica, com distensão total das pregas gástricas, e lavagem de áreas que apresentem bolhas e resíduos, a fim de enxergar adequadamente toda a extensão da mucosa.[12]

O principal método para sistematização no estômago é o SSS – *Systematic Screening protocol for the Stomach*, descrito por Yao K, 2013.[6] Assim que adentra com o endoscópico na câmara gástrica, pode-se ver a grande curvatura em corpo médio. Deve-se aspirar o lago mucoso, e seguir com insuflação leve até próximo ao piloro. Faz-se avaliação de cada parede no antro por movimentos em sentido horário ou anti-horário (parede anterior, pequena curvatura, parede posterior e grande curvatura) trazendo o aparelho em direção a cárdia, passando pelo corpo distal, médio e proximal. A avaliação do fundo gástrico é feita em retrovisão, com adequada visualização das quatro paredes gástricas e da cárdia. Retorna-se em retrovisão, pela pequena curvatura, até a incisura angular, atentando-se para visualização das paredes anterior e posterior da incisura. Nessa avaliação, no total, são feitas 22 fotos de todo o estômago, considerando-se suas principais estruturas, conforme descritas na Figura 8-5.

Duodeno

A avaliação do duodeno é feita em duas partes: bulbo e segunda porção. No bulbo, deve-se visualizar suas quatro paredes: parede anterior, vertente superior, parede posterior e vertente inferior. Na segunda porção, deve-se avaliar sua mucosa e a papila maior duodenal, sempre que visível (Fig. 8-6).

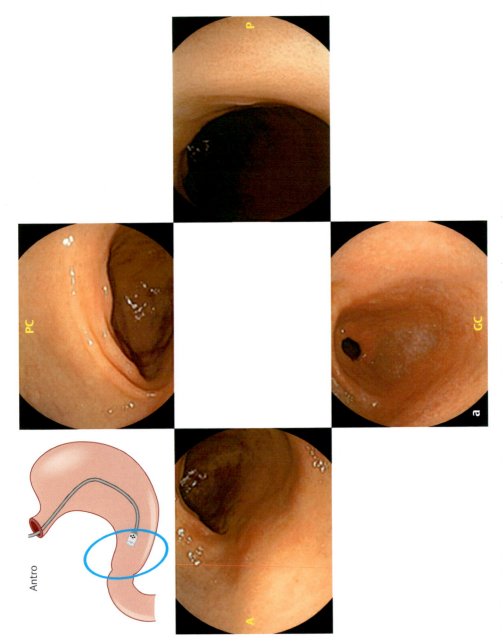

Fig. 8-5. Avaliação sistemática do estômago (Sistema SSS). (a) Quatro paredes do antro gástrico.

CAPÍTULO 8 ■ OTIMIZANDO A DETECÇÃO DE LESÕES PRECURSORAS E PRECOCES... 81

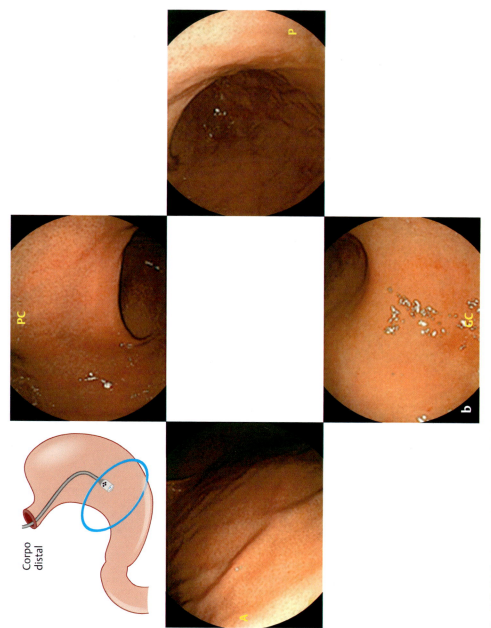

Fig. 8-5. (b) Quatro paredes do corpo distal.

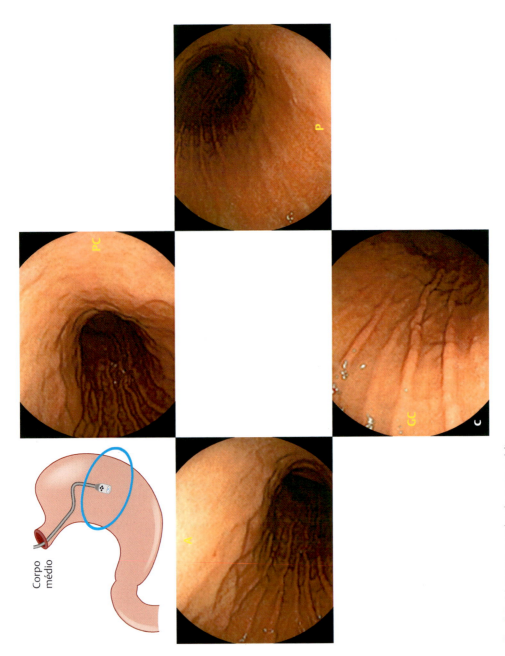

Fig. 8-5. (c) Quatro paredes do corpo médio.

CAPÍTULO 8 ■ OTIMIZANDO A DETECÇÃO DE LESÕES PRECURSORAS E PRECOCES... 83

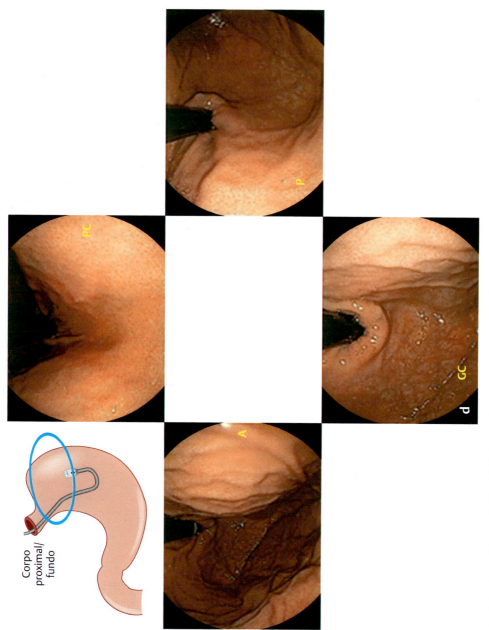

Fig. 8-5. Em retrovisão, observa-se as (d) quatro paredes do fundo e cárdia.

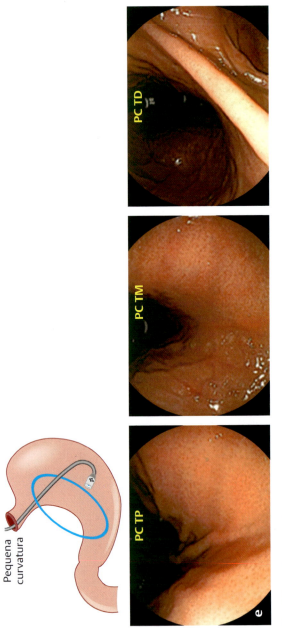

Fig. 8-5. (e) Retorna pela pequena curvatura.

CAPÍTULO 8 ■ OTIMIZANDO A DETECÇÃO DE LESÕES PRECURSORAS E PRECOCES...

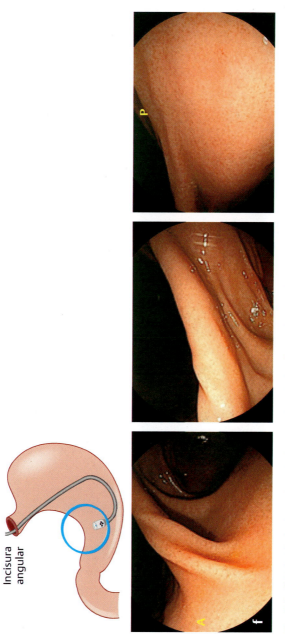

Fig. 8-5. (f) Vai até a incisura. A equivale a parede anterior; P parede posterior; PC, pequena curvatura; GC, grande curvatura; TP, terço proximal; TM, terço médio; TD, terço distal. (Adaptada de Yao K, 2013. Fotos fonte do autor. Ilustração por Ester Rose.)

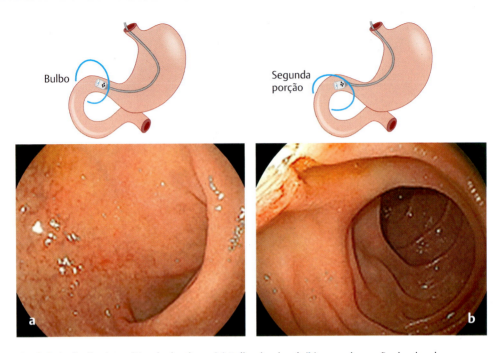

Fig. 8-6. Avaliação sistemática do duodeno. (**a**) Bulbo duodenal; (**b**) segunda porção duodenal, com visualização da papila duodenal maior. (Ilustração por Ester Rose.)

INTERPRETAÇÃO DOS PRINCIPAIS ACHADOS

A infecção pelo *Helicobacter pylori* é um dos principais fatores para o desenvolvimento do câncer gástrico esporádico. Ele causa uma inflamação crônica da mucosa que irá levar progressivamente a atrofia gástrica, metaplasia intestinal, displasia e, finalmente, neoplasia.[3] Assim, o endoscopista deve estar atento aos principais sinais que falam contra ou a favor da infecção pelo *H. pylori*, visto que este determina maior risco para o desenvolvimento de câncer gástrico (Quadro 8-2).

Quadro 8-2. Principais Achados Endoscópicos Sugestivos de Ausência ou Presença de Infecção pelo *H. pylori*

Ausência de Infecção pelo *H. pylori*	Presença de Infecção pelo *H. pylori*
Arranjo regular das vênulas coletoras (RAC)	Muco aderido à mucosa
Ausência de muco aderido à mucosa	Nodosidades
Pólipos de glândulas fúndicas	Xantoma
Enantema no pregueado mucoso do corpo	Metaplasia intestinal
	Atrofia gástrica

Achados que Falam Contra a Infecção pelo *H. pylori*

Apesar de ainda não totalmente estabelecido na literatura, presença do arranjo regular das vênulas coletoras é o principal fator com preditor negativo de infecção pelo *H. pylori*. Ela pode ser mais bem avaliada no corpo gástrico, com a visualização das vênulas coletoras em formato triangular e regular, ou também chamado de aspecto "em pé de galinha" (Fig. 8-7).

CAPÍTULO 8 ■ OTIMIZANDO A DETECÇÃO DE LESÕES PRECURSORAS E PRECOCES... 87

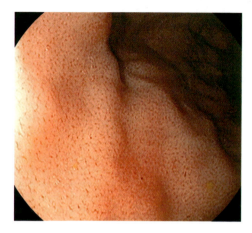

Fig. 8-7. Aspecto das vênulas coletoras (RAC) em corpo gástrico. (Fonte: arquivo pessoal dos autores.)

Achados que Falam a Favor da Infecção pelo *H. pylori*

Os principais achados para infecção pelo *H. pylori* são: presença de muco aderido à mucosa, nodosidades, xantoma, atrofia gástrica e metaplasia intestinal.[2,6]

A presença de nodosidades, resultado da múltipla proliferação granular de folículos linfoides, é um dos primeiros sinais da infecção pelo *H. pylori*. Ela pode ser visualizada melhor no antro, com a colocação do endoscópio tangencialmente à mucosa gástrica (Fig. 8-8).

A atrofia gástrica e presença de metaplasia intestinal são os fatores com maior risco de evolução para câncer gástrico precoce.[17] A metaplasia intestinal é caracterizada pela presença de placas esbranquiçadas à luz branca, com mucosa de padrão rendilhado (Fig. 8-9).

A atrofia gástrica apresenta-se com uma mucosa adelgaçada, com maior visibilidade dos vasos da submucosa. Histologicamente, ela é caracterizada pela substituição das glândulas gástricas por tecido estromal ou por metaplasia intestinal.[3,4] A atrofia gástrica, causada pelo *H. pylori*, pode ser descrita endoscopicamente por meio da classificação de

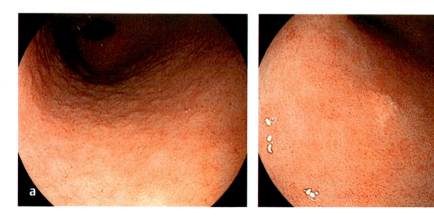

Fig. 8-8. (a) Nodosidades em antro gástrico. (b) Xantoma gástrico. (Fonte: arquivo pessoal dos autores.)

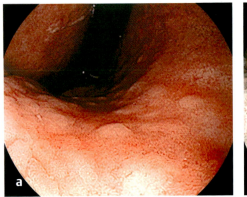 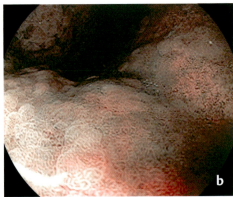

Fig. 8-9. (**a**) Metaplasia intestinal gástrica à luz branca. (**b**) Metaplasia intestinal gástrica sob cromoscopia digital (NBI). (Fonte: arquivo pessoal dos autores.)

Kimura-Takemoto. Estudos demonstram que essa classificação apresenta boa correlação com os achados histológicos de atrofia.[17] Nela pode-se estimar o maior risco de desenvolvimento do câncer gástrico a depender da extensão da mucosa acometida.

A classificação de atrofia por Kimura-Takemoto é dividida em dois tipos: 1. tipo fechado – C (do inglês, *closed type*) e 2. tipo aberto – O (do inglês, *open type*). Cada tipo é subdividido em três partes: C-1, C-2, C-3 e O-1, O-2 e O-3. Esses subtipos demonstram a extensão da mucosa atrófica. Geralmente ela se inicia no antro e estende-se para o corpo gástrico, inicialmente restrita a pequena curvatura, e, em estágios mais avançados, ela progride para as paredes anterior e posterior, até atingir a grande curvatura gástrica (Fig. 8-10).

No tipo C-1, a atrofia está restrita ao antro, não sendo visível em mucosa do corpo, e está localizada abaixo da incisura angular. Nos tipos C-2 e C-3, a atrofia estende-se desde o antro distal até o corpo, pela pequena curvatura. O que diferencia os tipos C-2 e C3 é se a mucosa atrófica atinge ou não o corpo médio. No tipo C-2, ela se encontra em corpo distal e, no tipo C-3, estende-se para além do corpo médio (Fig. 8-11). Os tipos abertos (O) são classificados como difusos, ou seja, a atrofia estende-se no corpo gástrico para além da pequena curvatura.

No tipo O-1, a borda atrófica encontra-se entre a pequena curvatura e a parede anterior. No tipo O-2, a atrofia estende-se entre a parede anterior e a grande curvatura. No tipo O-3, ela se localiza na grande curvatura.[17] Nesse último estágio, é mais perceptível a redução do pregueado mucoso.

A transição entre mucosa normal e mucosa atrófica, denominada de borda atrófica, deve ser avaliada com especial atenção. É em suas proximidades que existe um maior risco de desenvolvimento de neoplasia, seja na mucosa atrófica ou na mucosa normal adjacente. O câncer gástrico intestinal surge mais comumente na parte atrófica da borda atrófica, já o tipo difuso é mais comum na parte da mucosa proximal, aparentemente normal, da borda atrófica (Fig. 8-12).[2]

Os tipos moderado e severo de atrofia gástrica, ou seja, os subtipos C-3 a O-3 de Kimura-Takemoto apresentam maior risco de desenvolvimento de neoplasia. As biópsias aleatórias devem ser realizadas de acordo com o sistema Sidney modificado e avaliadas histologicamente pelo sistema OLGA (*Operative Link on Gastritis Assessment*).[18]

CAPÍTULO 8 ■ OTIMIZANDO A DETECÇÃO DE LESÕES PRECURSORAS E PRECOCES... 89

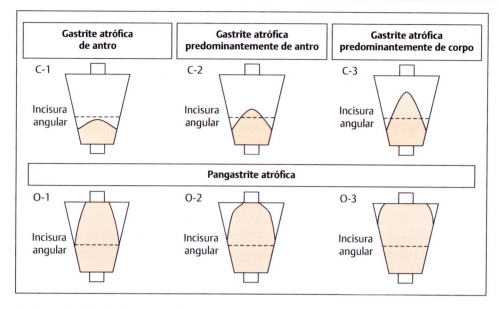

Fig. 8-10. Classificação de Kimura-Takemoto para gastrite atrófica. Para mais detalhes, ver corpo do texto. (Fonte: arquivo pessoal dos autores.)

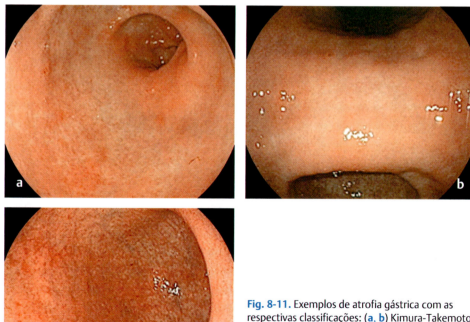

Fig. 8-11. Exemplos de atrofia gástrica com as respectivas classificações: (**a, b**) Kimura-Takemoto C2, em que a atrofia atinge o antro até a incisura angular, abaixo do corpo médio. (**c**) Kimura-Takemoto O3, em que a atrofia atinge todas as paredes gástricas até a grande curvatura, com redução do pregueado mucoso habitual. (Fonte: arquivo pessoal dos autores.)

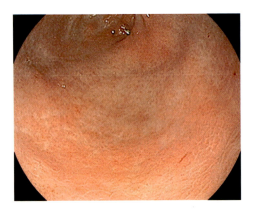

Fig. 8-12. Borda atrófica. (Fonte: arquivo pessoal dos autores.)

De acordo com o Sistema Sidney modificado, devem ser coletados cinco fragmentos, devidamente identificados em três frascos separados, sendo: 1. dois fragmentos do antro, pequena e grande curvatura, a cerca de 2 cm do piloro; 2. um fragmento da transição corpo-antro na pequena curvatura, ou seja, incisura angular; 3. dois fragmentos do corpo, sendo o primeiro da pequena curvatura a cerca de 4 cm proximal à incisura, e o segundo da grande curvatura do corpo médio a cerca de 8 cm distal à cárdia.[18]

Por fim, no rastreio de câncer gástrico precoce, durante a sistematização do exame, deve-se dar atenção especial a alterações na morfologia e coloração da mucosa, bem como áreas com sangramento espontâneo. Áreas com lesões suspeitas devem ser biopsiadas e avaliadas separadamente.[2]

PAPEL DA CROMOSCOPIA E NOVAS TECNOLOGIAS NA SISTEMATIZAÇÃO ENDOSCÓPICA

O exame diagnóstico, com aparelho convencional, em luz branca é sempre o primeiro a ser realizado. Assim, uma correta sistematização do exame deve ser suficiente para a detecção ou, ao menos, a suspeita de uma neoplasia precoce. Deve-se sempre priorizar o uso de endoscópios com imagens de alta definição. Outros recursos, como cromoscopia e magnificação, devem ser utilizados de forma complementar, a fim de caracterizar a lesão.[19]

A cromoscopia convencional, com uso de corantes externos, é útil na detecção de lesões. O uso de solução de Lugol no esôfago auxilia na detecção de áreas suspeitas para displasia e neoplasia de origem escamosa. O ácido acético ressalta irregularidades em mucosa em lesões displásicas e adenocarcinomas superficiais em esôfago de Barrett. O azul de metileno cora áreas de metaplasia intestinal. O índigo carmim é útil para ressaltar lesões planas e delimitar os limites de lesões gástricas.[18]

O uso de cromoscopia digital, como NBI, *i-scan* ou FICE, tem papel de ressaltar a vasculatura da superfície da mucosa. A magnificação é capaz de aumentar a imagem endoscópica em mais de 100 vezes, podendo-se avaliar melhor o padrão de superfície da mucosa.[2] O uso de magnificação associado a cromoscopia digital, sobretudo o NBI, pode ter um papel importante na determinação das margens de lesões suspeitas, sobretudo naquelas em que outras técnicas não foram suficientes.[20]

CONCLUSÃO

A sistematização no exame endoscópico pode garantir a padronização e qualidade do exame. Todo endoscopista deve estar preocupado em melhorar suas técnicas de exame, visando a aumentar a detecção de neoplasias precoces, passíveis de ressecção e cura. Esse processo se inicia desde antes do exame de endoscopia em si, na sala de espera, com a avaliação da indicação do exame, fatores de risco e preparação adequada do paciente. A técnica do exame deve ser realizada de forma sistematizada, com objetivo de se observar todas as estruturas principais encontradas na endoscopia digestiva alta e, assim, evitar pontos cegos. Por fim, a coleta correta de biópsias poderá auxiliar na avaliação histológica pelo patologista. Deve-se ter o conhecimento adequado sobre o uso correto de corantes e das novas tecnologias na endoscopia, como cromoscopia digital e magnificação, sem diminuir a importância do exame diagnóstico realizado em luz branca, idealmente, em aparelhos de alta definição.

REFERÊNCIAS BIBLIOGRÁFICAS

1. Wai P, Chiu Y, Uedo N, Singh R, Gotoda T, Kwok E, et al. An Asian consensus on standards of diagnostic upper endoscopy for neoplasia. Gut. 2019;(68):186-97.
2. Gotoda T, Uedo N, Yoshinaga S, Tanuma T, Morita Y, Doyama H, et al. Basic principles and practice of gastric cancer screening using high-definition white-light gastroscopy: Eyes can only see what the brain knows. Dig Endosc. 2016;28:2-15.
3. Kohoutova D, Banks M, Bures J. Advances in the Aetiology & Endoscopic detection and management of early gastric cancer. Cancers (Basel). 2021;13(6242):1-27.
4. Choi IJ. Endoscopic gastric cancer screening and surveillance in high-risk groups. Clin Endosc. 2014;47:497-503.
5. INCA. Estatísticas de Câncer [Internet]. Causas e Prevenção. 2022 [cited 2022 May 21]. Available from: https://www.inca.gov.br/numeros-de-cancer.
6. Yao K. The endoscopic diagnosis of early gastric cancer. Ann Gastroenterol. 2013;(26):11-22.
7. Beg S, Ragunath K, Wyman A, Banks M, Trudgill N, Pritchard MD, et al. Quality standards in upper gastrointestinal endoscopy: a position statement of the British Society of Gastroenterology (BSG) and Association of Upper Gastrointestinal Surgeons of Great Britain and Ireland (AUGIS). Gut. 2017;(66):1886-99.
8. Calvet X, Cuatrecasas M, Moreira L. Quality in diagnostic upper gastrointestinal endoscopy for the detection and surveillance of gastric cancer precursor lesions: position paper of the AEG, SEED and SEAP. Gastroenterol Hepatol. 2022;44:448-64.
9. Carvalho AH, Couto T. Uso de mucolítico e antiespumante no preparo para endoscopia digestiva alta diagnóstica. Brasília: Trabalho de Conclusão de Curso [Residência Médica em Endoscopia Digestiva] - Hospital de Base do Distrito Federal; 2022.
10. Obara K, Haruma K, Irisawa A, Kaise M, Gotoda T, Sugiyama M, et al. Guidelines for sedation in gastroenterological endoscopy. Dig Endosc. 2015;27:435-49.
11. Uedo N, Yao K, Ishihara R. Screening and treating intermediate lesions to prevent gastric cancer. Gastroenterol Clin NA [Internet]. 2013;42(2):317-35.
12. Emura F, Sharma P, Arantes V, Cerisoli C, Parra-blanco A, Sumiyama K, et al. Principles and practice to facilitate complete photodocumentation of the upper gastrointestinal tract: World Endoscopy Organization position statement. Dig Endosc. 2020;32:168-79.
13. Rey J, Lambert R, Assurance Q. ESGE recommendations for quality control in gastrointestinal endoscopy: Guidelines for image documentation in upper and lower GI Endoscopy. Endoscopy. 2001;33(10):901-3.
14. Averbach M, Fang HL, Marut LM, Silva RRR da, Segal F, Junior Ferrari AP. Atlas de endoscopia digestiva da SOBED. 2. ed. Rio de Janeiro: Thieme Revinter; 2020.
15. UICC International Union Against Cancer. TNM classification of malignant tumours. 7th ed. In: Sobin LH, Gospodarowicz MK, Wittekind C, editors. Blackwell Publishing Ltd; 2009. p. 63-4.

16. Riedel M, Stein HJ, Mounyam L. Preoperative bronchoscopic assessment of airway invasion by supracarinal esophageal cancer: A prospective study in 166 patients. Chest [Internet]. 119(6):1652-60.
17. Quach DT, Hiyama T. Assessment of endoscopic gastric atrophy according to the Kimura-Takemoto classification and its potential application in daily practice. Clin Endosc. 2019;52:321-7.
18. Crafa P, Russo M, Miraglia C, Barchi A, Moccia F, Nouvenne A, et al. From Sidney to OLGA: an overview of atrophic gastritis. Acta Biomedica. 2018;89(3):93-9.
19. Ho S, Uedo N, Aso A, Shimizu S, Saito Y, Yao K, et al. Development of Image-enhanced endoscopy of the gastrointestinal Tract Clin Gastroenterol. 2017;00(00):1-12.
20. Nagahama T, Yao K, Maki S, Yasaka M. Usefulness of magnifying endoscopy with narrow-band imaging for determining the horizontal extent of early gastric cancer when there is an unclear margin by chromoendoscopy (with video). Gastrointest Endosc [Internet]. 2011;74(6):1259-67.

CÂNCER GÁSTRICO PRECOCE

Técio de Araújo Couto
Sussumu Hirako
Adriano Colares Tolentino
Ana Paula da Silva Pereira Lopo

INTRODUÇÃO

O câncer gástrico apresenta-se como uma das maiores causas de mortalidade em nosso meio, com grande impacto e morbidade quando diagnosticado de forma avançada. Todavia, como na maioria dos tumores sólidos, se encontrado precocemente poderá ser curado sem maiores impactos.

Os primeiros relatos de câncer gástrico precoce foram realizados em 1938, quando J Saeki relatou, com base em peças cirúrgicas, que 91% dos pacientes com cânceres gástricos confinados à mucosa apresentaram sobrevida maior que 5 anos.

Nos anos 1950, com o surgimento da gastrocâmera colorida (contribuição de Uji, cirurgião japonês, e de engenheiros da Olympus®), o endoscópio torna-se ferramenta cada vez mais apreciada por gastroenterologistas japoneses, culminando, em 1959, com a criação da Sociedade de Endoscopia Japonesa (JES), (posteriormente JGES). Desde as primeiras reuniões, todos eram unânimes em relacionar a profundidade da lesão ao achado de metástase linfonodal, corroborando os estudos de Saeki. Naquela época, já se lidava com várias dificuldades impostas pelos sistemas de classificação e prognóstico vigentes. A classificação de Borrmann não contemplava as lesões agora descobertas e nem mantinha qualquer correlação com as metástases linfonodais. O conceito de câncer gástrico precoce era divergente entre os médicos. Assim, em 1962, a JES, sob a presidência de Sadaka Tasaka, decidiu reunir-se uma força-tarefa composta por endoscopistas, patologistas, radiologistas e cirurgiões com o objetivo de analisar os dados trazidos dos principais centros do país, quando enfim conseguiu-se formular o Primeiro Sistema de Câncer Gástrico Precoce, cujos conceitos, classificação e bases teóricas permanecem os mesmos até hoje.[1]

DEFINIÇÃO

O câncer gástrico precoce é definido como uma neoplasia epitelial que se desenvolve na mucosa gástrica, com ou sem metástase linfonodal, cuja infiltração tumoral permanece intramucosa (Fig. 9-1A, B) ou submucosa (Fig. 9-1C).[1-5]

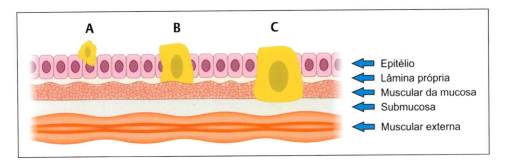

Fig. 9-1. Representação gráfica de invasão tumoral gástrica precoce.

No ocidente, apenas um percentual que varia de 25 a menos de 38% dos cânceres gástricos são diagnosticados precocemente, enquanto este percentual excede 70% nos principais centros japoneses de referência em câncer.[6-9]

AVALIAÇÃO ENDOSCÓPICA

Antes de entrar nas classificações propriamente ditas é importante ressaltar alguns requisitos necessários para o reconhecimento de lesões precoces. Vários estudos demonstram que uma endoscopia de qualidade, realizada sob luz branca em aparelho de alta definição, sob adequado nível de sedação, incluindo a prévia limpeza de resíduos e bolhas (com uso de mucolíticos e simeticona), antiperistálticos (escopolamina endovenosa na dose de 10-20 mg) e distensão da câmara gástrica, com a análise sistematizada do estômago contemplando todas as paredes, em tempo adequado (não inferior a 7 minutos), é suficiente para encontrar as lesões iniciais.[10] Ainda se deve avaliar e classificar em toda sua extensão as atrofias, segundo a classificação de Kimura-Takemoto,[11,12] bem como metaplasias, padrão de pregas, nodosidades e até mesmo, quando possível, o padrão vascular.

As lesões gástricas precoces podem apresentar-se sob múltiplos aspectos morfológicos, tais quais: irregularidades do relevo da mucosa (elevações, depressões, erosões ou ulcerações), alterações na tonalidade da mucosa (áreas focais de palidez ou de enantema), áreas de friabilidade, irregularidade vascular subepitelial, lesões de aspecto cicatricial ou com margens irregulares, elevadas ou de contornos pontiagudos, e fusão de pregas convergentes ou sua interrupção abrupta, achados por vezes tênues (Fig. 9-2a, b).

Tais parâmetros, independente das lesões propriamente ditas, aumentam substancialmente a chance de uma possível lesão ser carcinomatosa. Se houver o acesso à magnificação endoscópica, após visibilizar as linhas de demarcação, o encontro de um padrão microvascular irregular ou microvascular superficial irregular dará com grande especificidade o diagnóstico de câncer gástrico precoce (Fig. 9-2c, d).

CAPÍTULO 9 ■ CÂNCER GÁSTRICO PRECOCE

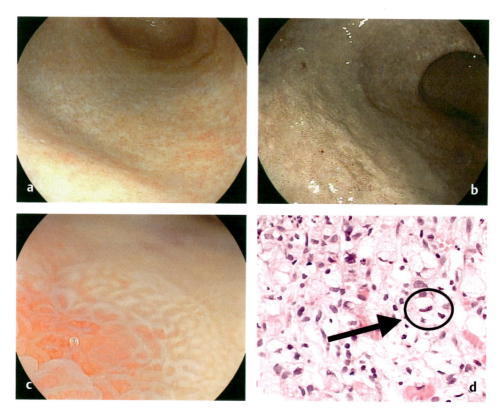

Fig. 9-2. (**a**) Área de lesão plana irregular que à visão direta poderia facilmente passar despercebida. (**b**) Todavia, após uso de cromoscopia digital (*blue color imaging* – Fujinon) nota-se lesão plano-deprimida de cerca de 6 mm 0-IIb+IIc. (**c**) À magnificação podemos notar área de delimitação entre a lesão e o tecido normal. (**d**) A microscopia mostra adenocarcinoma misto com componentes pouco coesivo e tubular. A seta mostra área típica de anel de sinete. (Fonte: **a-c** Arquivo pessoal de Adriano Colares Tolentino. **d** Cortesia de Heinrich Seidler.)

CLASSIFICAÇÃO

De acordo com a classificação japonesa dos cânceres gástricos, os mesmos devem ser descritos por: localização, tipo macroscópico, tamanho, tipo histológico, profundidade de invasão, relação câncer-estroma, padrão de infiltração, invasão linfática, invasão venosa, metástase linfonodal e margens de ressecção.[1] Deve-se aqui atentar para os cinco primeiros, que tangem o câncer gástrico precoce, deixando os demais para um outro momento.

A localização divide-se em: terço superior (U), terço médio (M), terço inferior (L), e se invadem o esôfago (E) ou o duodeno (D), paredes anterior e posterior, pequena e grande curvaturas.

Quanto ao tipo macroscópico, a classificação se dá conforme o relevo, podendo ser de 0-IV (Fig. 9-3), sendo os tipos I a IV para tumores avançados (numa classificação que remete a Borrmann) e o atual tipo 0, introduzido em 1962, para os tumores precoces. A classificação macroscópica geralmente é usada para inferir o grau de invasão, todavia, em alguns casos, só poderá ser certificada após a análise histológica.

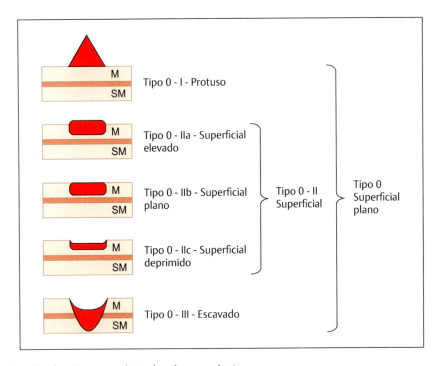

Fig. 9-3. Classificação macroscópica dos cânceres gástricos precoces.

O tipo 0 é subdividido em:

- *I:* protuso, quando a elevação perpassa 3 mm, todavia sem ter sinais de invasão além da submucosa (se na peça histológica invadir além da submucosa, automaticamente será Tipo I dos tumores avançados).
- *IIa:* superficial elevado: lesão com elevação menor que 3 mm.
- *IIb:* superficial plano: a lesão só é visível em decorrência de alterações de coloração ou superfície, sem alterações de relevo.
- *IIc:* superficial deprimido: relevo superficialmente deprimido.
- *III:* escavado: tumores com depressão profunda. A área escavada desse tumor geralmente corresponde a regiões de úlceras antigas, nas quais o tumor apresenta-se lateralmente à ulceração, permanecendo assim superficial, e o leito dessa úlcera ou cicatriz, apesar de poder perpassar a submucosa, não contém células tumorais; logo, não há infiltração tumoral profunda.

Ainda, deve-se atentar para os tumores que podem conter mais de um subtipo macroscópico, que devem ser em ordem de área de superfície ocupada, por exemplo, 0-IIc + 0-III; 0-IIa + 0-IIb + III.

Quanto ao grau de invasão, os tumores gástricos são divididos de I a IV (I, superficial; II, até a muscular própria; III, até a submucosa; e IV, invasão de serosa ou outras estruturas).

Os tumores precoces são classificados no tipo I, que é subdivido em:
- **T1a:** tumor confinado à mucosa (M) – (Fig. 9-2a, b).
- **T1b:** tumor confinado à submucosa (SM) – (Fig. 9-2c). Este subtipo ainda é subclassificado em SM1 ou T1b1 (a invasão até 0,5 mm da muscular da mucosa) e SM2 ou T1b2 (a invasão do tumor além de 0,5 mm na muscular da mucosa).

*Quando a classificação for clínica, com base em aspectos de exames de imagens, endoscópicos e radiológicos, deverá ser precedido de "c" e, quando resultado de peça patológica, de "p".

Recomenda-se a biópsia de diferentes áreas da lesão, nos quatro quadrantes: nos casos de lesões protusas (0-I) deve-se biopsiar seus pontos mais elevados, enquanto nas lesões deprimidas (0-IIc), que respondem por mais de 70% dos casos, deve-se biopsiar as bordas e a base da lesão. Nas lesões ulceradas (0-III) recomenda-se biopsiar as bordas onde há células neoplásicas viáveis, uma vez que o fundo da úlcera será composto de tecido necrótico, secundário ao processo de digestão péptica do tecido neoplásico.[13] Importante lembrar que o uso de inibidores de bomba de prótons cicatriza também as úlceras malignas, podendo ainda ser encontradas células neoplásicas na região cicatricial.

Quanto à histologia, apesar das várias classificações existentes e contempladas na classificação japonesa, no câncer precoce, terá relevância a divisão entre diferenciadas ou indiferenciadas.[14]

INDICAÇÕES DE TRATAMENTO

Neste momento de definição da conduta, devem-se ressaltar alguns conceitos:

1. O tratamento cirúrgico e endoscópico tem entre si prognósticos semelhantes, mesmo quando a cirurgia é retardada por tentativa de procedimento endoscópico prévio.
2. A ressecção endoscópica deve ser a escolha quando os riscos de metástase linfonodal são muito baixos.[15]

A positividade dos linfonodos está associada a óbito, uma associação conhecida e que demonstra que, se houver linfonodos com metástases, a neoplasia está além de um estágio curativo (e, portanto, não é alvo de ressecção endoscópica curativa). Assim, somente em baixo risco linfonodal deve-se tentar ressecção endoscópica.[7] E, em caso de equipe cirúrgica muito bem treinada e endoscopia de baixa qualidade local, a cirurgia deve ser a escolha.

Considerando tais conceitos, a Segunda Diretriz de Ressecção Endoscópica de 2021 divide as indicações de tratamento endoscópico em absolutas, expandidas e relativas (Quadro 9-1).[4]

Lesões de Indicação Absoluta para o Tratamento Endoscópico (com EMR ou ESD)

Para carcinomas diferenciados intramucosos (cT1a) com diâmetro máximo de 2 cm, sem úlceras ou cicatrizes (UL0).

Nestes o risco de metástase linfonodal permanece menor que 1%, e os resultados a longo prazo são semelhantes aos da gastrectomia cirúrgica.

A diretriz ainda os subdivide em lesões as quais podem ser ressecadas por mucosectomia (EMR)/dissecção endoscópica de submucosa (ESD) ou apenas por esse segundo método.

Quadro 9-1. Indicações de Tratamento Endoscópico no Câncer Gástrico Precoce

Profundidade de invasão	Ulceração	Tipo diferenciado		Tipo indiferenciado	
cT1a (M)	UL0	≤ 2cm	> 2cm	≤ 2cm	> 2cm
		Indicação absoluta EMR – ESD (2015)	Indicação absoluta ESD (2015)	Indicação absoluta ESD (2020)	
	UL1	≤ 3cm	> 3cm		
		Indicação absoluta ESD (2020)	Indicação relativa ESD		
cT1b (SM)					

cT1a (M), câncer intramucoso; cT1b (SM), câncer invasivo de submucosa; UL0, ausência de ulceração ou cicatriz de úlcera; UL1, presença de ulceração ou cicatriz de úlcera. Fonte: Ono, 2021[4]

Lesões de Indicação Absoluta para o Tratamento Endoscópico apenas com ESD

1. Carcinomas diferenciados, sem úlceras ou cicatrizes (UL0), restritos à mucosa (cT1a) com mais de 2 cm em seu maior diâmetro.
2. Carcinomas diferenciados, com úlcera ou cicatriz (UL1), restritos à mucosa (cT1a) com diâmetro máximo de 3 cm.
3. Carcinomas do tipo indiferenciado sem úlceras ou cicatrizes (UL0), restritos à mucosa (cT1a) com diâmetro máximo de 2 cm.

Indicações Expandidas para o Tratamento Endoscópico

Pelo Consenso de 2015, as lesões de indicação expandidas eram lesões nas quais se presumia um risco de metástase linfonodal menor que um por cento (sobrevida maior que 5 anos), todavia não havia estudos confirmatórios. Atualmente tais lesões configuram lesões de indicações absolutas, conforme citado anteriormente.

Hoje, compõem o grupo de indicação expandida as lesões diferenciadas que num primeiro momento foram tratadas com ressecção endoscópica, todavia as margens horizontais não foram cumpridas, eCURA C1. Tais lesões são passíveis de retratamento.

1. Lesões diferenciadas, com critério de GRAU C1 de cura endoscópica (tumor intramucoso) de ESD ou EMR prévio (eCura).

A taxa de acometimento linfonodal varia ao redor do mundo quando às ressecções endoscópicas de lesões gástricas precoces a partir de critérios expandidos, variando de 7,5% nos EUA, menor que 3% no Brasil, 13,3% na Alemanha e 3% nos países asiáticos. Tal diferença pode ser explicada pela maior prevalência de tumores gástricos proximais no ocidente (que tendem a ser mais agressivos).[7,16]

Lesões de Indicação Relativa

A indicação relativa perfaz o grupo de lesões cuja taxa de metástase linfonodal supera os limites anteriores. Ainda assim podem ser passíveis de cura endoscópica.[17] A conduta de escolha deve ser cirúrgica.

Neste caso, a conduta endoscópica se restringirá a duas situações:

1. Caso o risco operatório do paciente seja maior que os riscos decorrentes de uma possível metástase linfonodal. As indicações relativas devem ser avaliadas caso a caso. Um risco de metástase mais alto será compensado pela impossibilidade ou alto risco cirúrgico. Logo, a chance de cura global do paciente aumenta.
2. Se a primeira avaliação endoscópica não foi esclarecedora. Ocorre principalmente em lesões que permeiam a submucosa, por cuja profundidade (maior ou menos que 500 micra), é de difícil avaliação. Neste caso, a ressecção poderá fornecer mais dados que não foram adequadamente coletados. Assim, um ESD fornecerá tecido suficiente para avaliar, em toda a peça, a profundidade da lesão, para só então a definição da próxima conduta. Desse modo se saberá se o ESD foi terapêutico ou apenas propedêutico: um verdadeiro gato de Schrödinger endoscópico.

MODALIDADES ENDOSCÓPICAS DE TRATAMENTO

1. Ressecção endoscópica da submucosa (EMR)
   - Mucosectomia convencional: consiste na injeção na camada submucosa (preferencialmente com o auxílio de uma agulha 25 Gauges) de substâncias tais quais solução salina a 0,9% com ou sem adrenalina, com o objetivo de afastar a lesão da muscular própria, minimizando o alcance e consequente perfuração transmurais. Após esta etapa, laça-se a lesão com alça de polipectomia (preferencialmente monofilamentar) em peça única, cortando-a com corrente de corte pura ou mista. Deve-se revisar o leito da lesão à procura de eventuais complicações (sangramento, perfuração) e recuperar o espécime retirando-o com o endoscópio, para evitar sua fragmentação caso aspirado (Fig. 9-4).
   - Mucosectomia com pré-corte circunferencial: antecedendo a mucosectomia convencional, um pré-corte é realizado com auxílio de acessórios de corte, como Needle-Knife na periferia da lesão.
   - Mucosectomia por *strip-off biopsy*: esta técnica utiliza um endoscópio com dois canais de trabalho, permitindo pinçar e tracionar a lesão para só então ressecá-la com alça introduzida por meio do outro canal, o que pode facilitar o englobamento completo da lesão, porém é associado a maior recorrência local (18%).[18,19]
   - Mucosectomia assistida por *cap* (Fig. 9-5): envolve a elevação da submucosa pelas substâncias já citadas associada ao englobamento por aspiração da lesão a partir de um *cap* plástico acoplado na ponta do endoscópio, sendo apreendido por alça.
   - Mucosectomia assistida por ligadura elástica: forma simples e rápida aplicável às lesões de até 15 mm de diâmetro, esta técnica se vale de um *cap* com bandas elásticas acoplado à ponta do aparelho (tradicionalmente utilizado para ligaduras elásticas de varizes esofágicas) e não utiliza elevação a partir da injeção de solução salina na submucosa. Após aspiração, disparo da banda elástica com formação de área elevada compreendida pela lesão, realiza-se a ressecção da lesão com alça logo acima ou abaixo da banda elástica.
2. Dissecção endoscópica da submucosa (ESD): com resultados superiores à mucosectomia, a ESD é uma modalidade de terapêutica endoscópica avançada que demanda treinamento extensivo e aparato material específico.
   - Clássica: baseia-se na injeção submucosa a partir de soluções (salina, coloides, manitol, hialuronato de sódio 0,4%), seguida do uso de estiletes endoscópicos (Fig. 9-6), requerendo canal específico de irrigação, insuflador de CO_2 e microprocessador

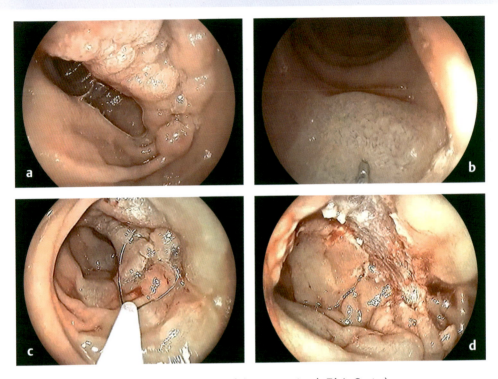

Fig. 9-4. Mucosectomia pela técnica convencional. (Fonte: arquivo de Técio Couto.)

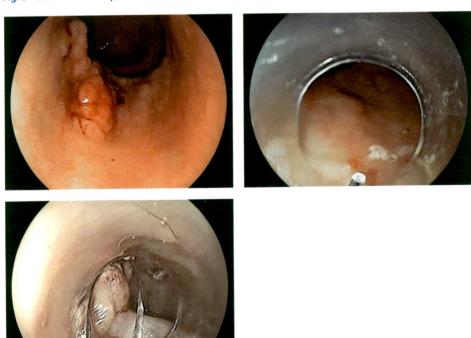

Fig. 9-5. Mucosectomias por técnicas assistidas. (Fonte: arquivo de Adriano Colares Tolentino.)

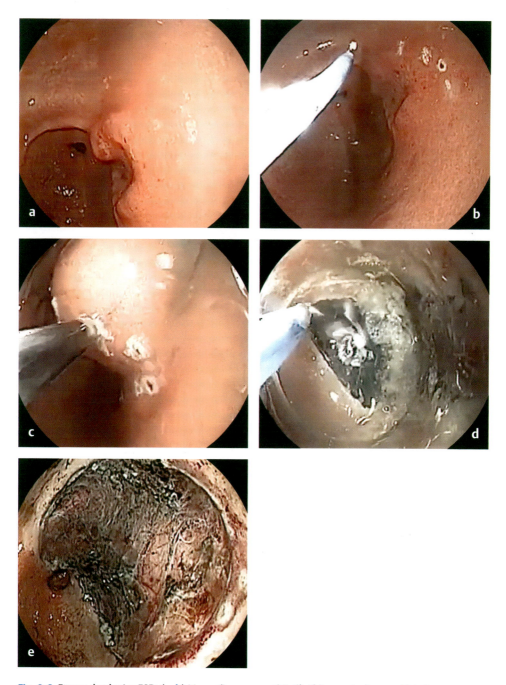

Fig. 9-6. Etapas da técnica ESD. (**a, b**) Marcação por acessório (*knife*) conectado a um bisturi eletrocirúrgico. (**c**) Corte circunferencial da mucosa após injeção de solução na submucosa com auxílio de um *cap*. (**d**) Dissecção da camada submucosa com auxílio do acessório. (**e**) Resultado e ressecção completa em bloco. (Fonte: arquivo pessoal de Técio Couto.)

eletrocirúrgico. Realiza-se a demarcação a partir de pequenos pontos de "queimaduras" na periferia da lesão com uso do eletrocautério em corrente de corte puro (20 W) conectado ao acessório, ou alternativamente lançando mão do plasma de argônio. A distância idealmente empregada é de 5 mm externamente à lesão, adotando-se intervalos de 2 mm entre as marcações. Aplica-se a injeção de solução na submucosa no centro da lesão, preferencialmente com substância que permaneça maior período na submucosa para maior segurança do procedimento, sendo descrita a eventual associação com adrenalina (para redução do sangramento) e/ou índigo carmim (para facilitar a identificação da lesão a ser dissecada). É então realizada a incisão inicial da lesão e sua dissecção circunferencial guiada por repetidas injeções na submucosa. Pode-se utilizar ainda um *cap* para melhorar a exposição à medida que a dissecção seja realizada.

As complicações encontradas foram sangramento pós-operatório (4,4%), transfusão (0,7%), perfuração intraoperatória (2,3%), perfuração tardia (0,4%) e necessidade de cirurgia de emergência (0,2%).[4]

Sangramentos maiores podem ocorrer na ESD gástrica devido a maior calibre vascular nesta topografia, mas costumam ser menos frequentes quando comparados aos sangramentos pós-mucosectomias, uma vez que na ESD a hemostasia é realizada durante a dissecção. Coagulam-se os vasos a partir da apreensão de pequenas porções de tecido de modo a facilitar a passagem de corrente elétrica, podendo-se utilizar pinças do tipo *Hot biopsy* e *Coagrasper*,[4] seguindo-se, por fim, à revisão do leito.

A perfuração na ESD é mais comum do que na mucosectomia, sendo as pequenas tratadas endoscopicamente a partir da aplicação de clipes, quando reconhecidas precocemente.

- Híbrida: difere da ESD clássica apenas pelo uso de alça de polipectomia para finalizar a ressecção após a dissecção endoscópica da submucosa, de forma centrípeta, da maior parte da lesão.

Segundo as Diretrizes de 2021,[4] cabe a erradicação de *H. pylori*, caso positivo, uma vez que esta se associa à redução de incidência de câncer metacrônico.[4]

CRITÉRIOS DE RESSECÇÃO CURATIVA

Após ressecção em bloco da lesão, a peça é estendida e orientada sobre placa de cortiça ou isopor com alfinetes e acondicionada em frasco com solução de formalina a 10%. Então, avalia-se histologicamente o espécime ressecado para seu estadiamento, observando-se a obrigatoriedade de cumprimento dos seguintes requisitos para definição de ressecção curativa: ressecção em bloco, lesão menor ou igual 2 cm, restrito à mucosa (pT1a), diferenciado, margens horizontal e vertical livres e ausência de invasão linfática e vascular. Tratamento adicional com gastrectomia e linfadenectomia pode ser empregado nos casos de ressecção não curativa.

eCura: a avaliação da chance de cura após ESD ou EMR é realizada através do exame histológico da amostra ressecada, a partir do qual decide-se o tratamento subsequente (Fig. 9-7 e Quadro 9-2).[4]

- *eCura A (ressecção curativa)*: conforme já descrito, ocorre quando a lesão é ressecada em bloco e obedece às seguintes condições:
  - (i) tipo predominantemente diferenciado, sem ulceração, independente do tamanho;

CAPÍTULO 9 ■ CÂNCER GÁSTRICO PRECOCE

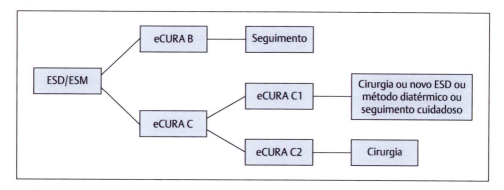

Fig. 9-7. Acompanhamento pós-ressecção endoscópica de câncer gástrico precoce segundo os critérios de curabilidade pela Classificação eCura.

Quadro 9-2. Classificação E CURA A Aplicada após a Ressecção Endoscópica de Câncer Gástrico Precoce

Profundidade de invasão	Ulceração	Tipo diferenciado		Tipo indiferenciado	
	UL0			< 2cm	> 2cm
pT1a (M)	UL1	< 3cm	> 3cm		
Pt1b1 (SM1)		< 3cm	> 3cm		
pT1b2 (SM2)					
eCURA		eCURA B		CURA C-2	

Baseado em: Ono, 2021[4]

- (ii) diâmetro longo, inferior a 2 cm, tipo predominantemente indiferenciado, não ulcerada; ou
- (iii) diâmetro longo, ≤ 3 cm, tipo predominantemente diferenciado, ulcerada. Nestes casos a ressecção endoscópica é igual ou superior à cirúrgica em desfechos a longo termo.[4] É indicado seguimento a cada 6-12 meses.
■ *eCura B:* estão incluídas nesse grupo as lesões diferenciadas, menores ou iguais a 3 cm, SM1 (invasão até 500 micra). Em geral, a cura é esperada, porém é indicado seguimento a cada 6-12 meses com endoscopia digestiva alta e tomografia computadorizada para detecção de metástases.
■ *eCura C:* quando a lesão não preenche os critérios anteriores, podendo ser dividida em:
  - C-1: quando a lesão é diferenciada, mas não foi ressecada em bloco (piecemeal) ou teve margens horizontais positivas. Nesse caso, o risco de metástase é baixo. Pode-se observar, repetir a ESD, fazer ablação ou indicar ressecção cirúrgica.
  - C-2: todas as outras lesões que não preencheram os critérios. Na maioria destes casos, é indicada cirurgia devido ao potencial risco de recorrência e metástase.

CONCLUSÃO

Com origem e fundamentos orientais, o diagnóstico do câncer gástrico precoce vem ganhando cada vez mais espaço mundialmente, revelando grande impacto na sobrevida quando comparado ao diagnóstico em estágios avançados.

Tamanho do tumor, profundidade, grau de diferenciação histopatológica, presença de invasão linfática e/ou venosa, ulceração e margem vertical vão nortear os critérios de curabilidade da ressecção endoscópica, sendo, dentre estes, a invasão linfática o maior, associado à mortalidade e recorrência do câncer. Mesmo assim, metástases linfonodais são pouco frequentes (5-10%) após ESDs que não atendem aos critérios curativos, reiterando que, em grupos de câncer gástrico precoce de baixo risco, apenas ESD sem tratamento adicional seria a melhor conduta.

O tratamento endoscópico, quando factível, demonstra, no mínimo, eficiência semelhante ao tratamento cirúrgico convencional, com a singularidade de preservar o órgão e a qualidade de vida do paciente.

REFERÊNCIAS BIBLIOGRÁFICAS

1. Sumiyama K. History of conventional endoscopy for gastric evaluation in Japan. Digestive Endoscopy 2022;34:46-9.
2. Hiroyuki T. The Gastrocamera pictures of the early gastric carcinoma. Gastroenterological Endoscopy 1962-1963;4(2):166-72.
3. Japanese Gastric Cancer Association. Japanese classification of gastric carcinoma. 3rd English ed. Gastric Cancer 2011;14:101-12.
4. Ono H, Yao K, Fujishiro M, Oda I, Uedo N, Nimura S, et al. Guidelines for endoscopic submucosal dissection and endoscopic mucosal resection for early gastric cancer. 2nd ed. Dig Endosc 2021 Jan;33(1):4-20.
5. Saeki J. Uber die histologische prognostic des magenkazinomas. Mitteil Med Gessellsch Tokyo 1938;52-191.
6. UK CR. Stomach cancer incidence statistics. Volume 2020.
7. Kumar S, Metz DC, Chandrasekhara V, Kaplan DE, Goldberg DS. The impact of endoscopic submucosal dissection for gastric adenocarcinomas in the United States. Tech Innov Gastrointest Endosc. 2020;22(3):93-98.
8. Uedo N, Yao K. Endoluminal diagnosis of early gastric cancer and its precursors: Bridging the gap between endoscopy and pathology. Adv Exp Med Biol 2016;908:293-316.
9. Cancer statistics in Japan, 2014. http://ganjoho.jp/data/professional/statistics/backnumber/2014/cancer_statistics_2014.pdf.
10. Gotoda T, Uedo N, Yoshinaga S, Tanuma T, Morita Y, Doyama H, et al. Basic principles and practice of gastric cancer screening using high-definition white-light gastroscopy: Eyes can only see what the brain knows. Dig Endosc. 2016;28:2-15.
11. Kotelevets SM, Chekh SA, Chukov SZ. Updated Kimura-Takemoto classification of atrophic gastritis. World J Clin Cases. 2021 May 6;9(13):3014-23.
12. Kono S, Gotoda T, Yoshida S, Oda I, Kondo H, Gatta L, et al. Can endoscopic atrophy predict histological atrophy? Historical study in United Kingdom and Japan. World J Gastroenterol. 2015 Dec 14;21(46):13113-23.
13. Averbach M. Tratado ilustrado de endoscopia digestiva. Rio de Janeiro: Thieme Revinter; 2018.
14. Ono H, Yao K, Fujishiro M, Oda I, Uedo N, Nimura S, et al. Guidelines for endoscopic submucosal dissection and endoscopic mucosal resection for early gastric cancer. 2nd ed. Digestive Endoscopy 2020;33(1):4-20.
15. Kondo H, Gotoda T, Ono H, Oda I, Yamaguchi H, Saito D, et al. Early gastric cancer: endoscopic mucosal resection. Ann Ital Chir 2001;72(1):27-31.

16. Pessorrusso FCS, Felipe-Silva A, Jacob CE, Ramos MFKP, Ferreira VAA, de Mello ES, et al. Risk assessment of lymph node metastases in early gastric adenocarcinoma fulfilling expanded endoscopic resection criteria. Gastrointest Endosc 2018;88:912-18.
17. Hatta W, Gotoda T, Oyama T, Kawata N, Takahashi A, Yoshifuku Y, et al. A scoring system to stratify curability after endoscopic submucosal dissection for early gastric cancer: "eCura system". Am J Gastroenterol 2017 Jun;112(6):874-81.
18. Gotoda T, Iwasaki M, Kusano C, Seewald S, Oda I. Endoscopic ressection of early gastric cancer treated by guideline and expanded National Cancer Centre criteria. Br Surj 2010;97:868-87.
19. Gotoda T. Endoscopic resection for premalignant and malignant lesions of the gastrointestinal tract from the esophagus to the colon. Gastrointestinal Endoscopy Clinics of North America 2008;18(3):435-50.

Parte 3 Intestino

CONDUTA NA DIARREIA AGUDA

Zuleica Barrio Bortoli
Thicianie Fauve Andrade Cavalcante
Sarah Pires Domingues Rodrigues

INTRODUÇÃO

A diarreia resulta de anormalidades funcionais do tubo digestivo, que produzam redução da absorção ou aumento da secreção de água e eletrólitos.[1] A diarreia é classificada como "aguda" quando se inicia abruptamente e ocorrem três ou mais evacuações de consistência amolecida ou aquosa em um período de 24 horas com duração de até 14 dias. Quando há sangue visível, é denominada disenteria e, quando persiste por mais de 14 dias, passa a ser chamada de "diarreia persistente". Trata-se de um grave problema de saúde pública e, segundo a OMS, acomete cerca de 2 bilhões de pessoas anualmente, sobretudo crianças, com alto índice de mortalidade principalmente até os 5 anos de idade. Nos países industrializados, o índice de mortalidade é baixo, mas a morbidade consome parte importante dos recursos da área da saúde. Os agentes bacterianos e parasitários são mais predominantes do que os vírus, em países em desenvolvimento, e são mais frequentes no verão.[2] No entanto, não podemos esquecer das causas não infecciosas de diarreia, que muitas vezes são subestimadas e abordadas de maneira errônea, como, por exemplo, a diarreia medicamentosa e a intolerância alimentar, que podem evoluir para um quadro crônico se não diagnosticadas precocemente.

DIAGNÓSTICO
Anamnese e Exame Físico

Uma anamnese detalhada é extremamente importante e nos dá informações cruciais para os possíveis diagnósticos diferenciais, e deve conter as seguintes informações:

- Tempo de evolução do quadro, frequência das evacuações, características das fezes (líquida, pastosa, espumosa, coloração, volume, sanguinolenta).
- Presença de sintomas associados (vômitos, dor abdominal, mialgia, febre).
- Histórico de viagens recentes.
- Informações sobre pessoas próximas com quadro semelhante, contato com animais domésticos e se há fator desencadeante do quadro.

- Hábitos alimentares, uso de suplementos ou outros produtos naturais, intolerâncias alimentares conhecidas, uso de medicamentos alopáticos ou fitoterápicos.
- Comorbidades.

O exame físico completo é de suma importância para avaliar a gravidade do quadro e determinar do grau de hidratação do paciente, chamando a atenção para a mensuração da temperatura, peso, pressão arterial, frequência cardíaca e respiratória.

Avaliação Laboratorial

Na maioria dos casos de diarreia aguda, uma investigação específica normalmente não é necessária porque geralmente é autolimitada e resolve-se sem tratamento específico, no entanto, essa abordagem pode subestimar a capacidade de fornecer uma resolução mais rápida dos sintomas com terapia direcionada apropriada e potencialmente prevenir sequelas pós-infecciosas. A identificação microbiana apropriada pode ser útil na escolha da terapia, como antibióticos para patógenos bacterianos, terapias de suporte e evitar antibióticos para patógenos virais ou escolher antimicrobianos mais específicos para etiologias de protozoários.[3]

Considerar que alguns sinais ou sintomas podem justificar a solicitação de exames laboratoriais, como:

- Pacientes idosos ou imunossuprimidos.
- Sinais de desidratação grave com repercussões sistêmicas (taquicardia, letargia, hipotensão e/ou redução da diurese).
- Diarreia por mais de 3 dias com mais de 6 evacuações por dia.
- Surtos epidêmicos, diarreias nosocomiais e/ou institucionais.
- Presença de sangue nas fezes.
- Febre persistente.
- Diarreia do viajante, principalmente se cursar com disenteria.

As análises laboratoriais iniciais indicadas consistem em exames, como hemograma, dosagem de eletrólitos, ureia e creatinina, particularmente importante nos pacientes desidratados e febris.

As abordagens diagnósticas específicas convencionais da doença diarreica requerem múltiplos procedimentos: cultura bacteriana, microscopia com e sem coloração ou imunofluorescência e testes de antígeno fecal para detecção de protozoários e agentes virais.[3]

Os diagnósticos para determinar etiologias microbianas específicas avançaram nos últimos anos. Agora é possível usar técnicas moleculares independentes de cultura para identificar rápida e simultaneamente uma infinidade de patógenos bacterianos, virais e protozoários, incluindo alguns não comumente identificados em laboratórios clínicos.[4] Vários estudos bem desenhados mostram que os testes moleculares multiplex superam todas as outras abordagens para o diagnóstico de rotina da diarreia. Esses testes podem fornecer uma avaliação mais abrangente da etiologia da doença, aumentando o rendimento diagnóstico em comparação com os testes de diagnóstico convencionais. Eles também são mais rápidos, fornecendo resultados em horas em vez de dias.[5] Uma desvantagem potencial das tecnologias moleculares é a necessidade de predefinir os micróbios específicos que estão sendo procurados e podem detectar micróbios em níveis não patogênicos, o que pode vir a confundir o diagnóstico.[3]

A população de homens que fazem sexo com homens deve ter uma atenção especial, devido à chance de transmissão sexual de patógenos entéricos, que muitas vezes não são identificados por métodos comuns, além do maior risco de contaminação por patógenos multirresistentes.[6]

ETIOLOGIA DA DIARREIA AGUDA

A etiologia da diarreia aguda é variada, o que torna extremamente importante a realização do diagnóstico diferencial entre as possíveis causas: bactérias, parasitas, protozoários, vírus, alergia ou intolerância alimentar, medicamentos, intoxicação alimentar e quadro inicial de diarreia crônica.

O Quadro 10-1 exemplifica o modo de exposição e as condições associadas aos patógenos causadores de diarreia.[7] Essas informações são importantes e ajudam na determinação do diagnóstico etiológico dessa doença, mas tendo em mente que não é possível determinar o agente etiológico definitivo da diarreia simplesmente pela via clínica.

Agentes Bacterianos

A *E. coli* **êntero-hemorrágica** (ECEH, incluindo E. coli O157:H7) é o agente que mais comumente causa patologia nos países em desenvolvimento, e provoca diarreia sanguinolenta, colite hemorrágica severa e síndrome hemolítico-urêmica em 6-8% dos casos o gado é o principal reservatório de infecção. A *E. coli* **enterotoxigênica** (ECET) provoca a diarreia do viajante, enquanto a *E. coli* **enteroinvasiva** (ECEI) provoca diarreia sanguinolenta e mucoide (disenteria), com febre associada, e a *E. coli* **enteropatogênica** (ECEP) raramente provoca diarreia em adultos.[2] A infecção pelo *Campylobacter* pode ser assintomática e muito comumente associada com a presença de gado ou aves de capoeira perto das moradias e é acompanhada de diarreia aquosa e, às vezes, de disenteria.[2] A *Shigellosis* é uma síndrome clínica causada pela invasão do epitélio que reveste o íleo terminal, cólon e reto por espécies de *Shigella*. As manifestações variam de acordo com a espécie desses organismos altamente contagiosos e alternam de diarreia aquosa aguda leve (*S. sonnei*), persistente (*S. flexneri*), à disenteria fulminante (*S. dysenteriae* tipo 1, o único sorotipo que produz a toxina Shiga - ECEH), caracterizada por diarreia sanguinolenta intensa, febre, prostração e cólicas abdominais. Uma ampla gama de complicações incomuns, mas muitas vezes graves, intestinais e extraintestinais podem ocorrer, inclusive a hipoglicemia como causa da mortalidade. A disseminação intercontinental de cepas multirresistentes de *Shigella*, facilitada por viajantes e homens que fazem sexo com homens, provocou novas recomendações para a terapia com antibióticos.[2,8] A **febre entérica**, causada pela ***Salmonella* entérica**, sorotipo Typhi e Paratyphi A, B ou C (febre tifoide), pode durar 3 semanas ou mais e os pacientes podem apresentar trânsito intestinal normal, constipação ou diarreia. Na **Salmonelose não tifoide** (gastroenterite por *Salmonella*), existe um rápido início da sintomatologia: náuseas, vômitos e diarreia (que pode ser aquosa ou disentérica). É uma das principais causas de morbidade e mortalidade globais, principalmente entre as crianças desnutridas, idosos, em pacientes com histórico de malária recente ou anemia falciforme e portadores do HIV.[9] São muitas as espécies de *Vibrium* que provocam diarreia nos países em desenvolvimento. Todos os sorotipos (> 2.000) são patogênicos para os humanos, entretanto, os sorogrupos O1 e O139 do ***Vibrium cholerae*** são os únicos que provocam um quadro severo, grandes surtos e epidemias. Na ausência de uma reidratação rápida e adequada, a desidratação severa pode causar choque hipovolêmico e morte dentro das 12-18 h seguintes à instalação do primeiro sintoma. As fezes são aquosas, incolores e apresentam grumos de muco; são frequentemente descritas como fezes com aspecto de "água de arroz". O vômito associado é frequente e a febre é rara.[2]

Quadro 10-1. Exposição ou Condições Associadas aos Patógenos Causadores de Diarreia

	Exposição: Transmissão alimentar
Surtos alimentares em hotéis, cruzeiros, *resorts*, restaurantes	Norovírus, *nontyphoidal Salmonella, Clostridium perfringens, Bacillus cereus, Staphylococcus aureus, Cryptosporidium* spp., *Shigella, Listeria, Campylobacter* spp., ETEC, STEC, *Cyclospora cayetanensis*
Consumo de leite ou derivados não pasteurizados	*Salmonella, Campylobacter, Yersinia enterocolitica, S. aureus toxin, Cryptosporidium, e* STEC. *Listeria* é infrequentemente associada à diarreia, *Brucella* (queijo de leite de cabra), *Mycobacterium bovis, Coxiella burneti*
Consumo de carnes/aves cruas ou malcozidas	STEC (carne bovina), *C. perfringens* (carne bovina, aves), *Salmonella* (aves), *Campylobacter* (aves), *Yersinia* (carne de porco, linguiças suínas), *S. aureus* (aves), *Trichinella* spp. (carne de porco, carne de caça)
Consumo de sucos, frutas, vegetais, verduras cruas	STEC, *nontyphoidal Salmonella, Cyclospora, Cryptosporidium,* Norovírus, hepatite A, e *Listeria monocytogenes*
Consumo de ovos crus	*Salmonella, Shigella* (ovos, saladas)
Consumo de mariscos crus	*Vibrio species,* Norovírus, hepatite A, *Plesiomonas*
	Exposição ou condição
Nadadores ou consumo de água não tratada	*Campylobacter, Cryptosporidium, Giardia, Shigella, Salmonella,* STEC, *Plesiomonas, Shigelloides*
Nadadores em piscinas recreativas	*Cryptosporidium* é potencialmente transmitido quando a concentração do desinfetante é inadequada
Casas de Saúde, longo tempo de internação, prisões	Norovírus, *Clostridium difficile, Shigella, Cryptosporidium, Giardia,* STEC, rotavírus
Crianças ou empregados de creches	Rotavírus, *Cryptosporidium, Giardia, Shigella,* STEC
Uso recente de antimicrobianos	*C. difficile, Salmonella* multirresistente
Viagens a países de poucos recursos	*Escherichia coli* (enteroaggregative, enterotoxigenic, enteroinvasive), *Blastocystis, Cyclospora, Cystoisospora Cryptosporidium, Giardia, Shigella, Typhi, nontyphoidal Salmonella, Campylobacter, Vibrio cholerae, Entamoeba histolytica*
Exposição a animais domésticos com diarreia	*Campylobacter, Yersinia*
Exposição a fezes de porcos em alguns lugares do mundo	*Balantidium coli*

Quadro 10-1. (Cont.) Exposição ou Condições Associadas aos Patógenos Causadores de Diarreia

Exposição ou condição	
Contato com répteis ou aves	Nontyphoidal Salmonella
Visitas às fazendas ou zoológicos que permitem contato com animais	STEC, Cryptosporidium, Campylobacter
Grupos etários	Rotavírus (6-18 meses de idade), nontyphoidal Salmonella (crianças a partir de 3 meses de idade e adultos maiores de 50 anos com história de aterosclerose), Shigella (1-7 anos de idade), Campylobacter (adultos jovens)
Imunocomprometidos	Nontyphoidal Salmonella, Cryptosporidium, Campylobacter, Shigella, Yersinia
Hemocromatose ou hemoglobinopatia	Y. enterocolitica, Salmonella
AIDS, terapias imunossupressoras	Cryptosporidium, Cyclospora, Cystoisospora, Microsporidia, Mycobacterium avium, Cytomegalovirus
Contato genital-anal, oral-anal ou digital-anal	Shigella, Salmonella, Campylobacter, E. histolytica, Giardia lamblia, Cryptosporidium são infecções também transmitidas sexualmente

2017 IDSA Guidelines for the Diagnosis and Management of Infectious Diarrhea.[7]

Outros agentes bacterianos também devem ser lembrados, como o *Clostridium perfringens, Staphylococcus aureus* (produtor de toxina), *Listeria, Yersinia enterocolitica* e *Mycobacterium avium*.

Agentes Virais

Tanto nos países industrializados como em desenvolvimento, os vírus são a causa predominante de diarreia aguda, particularmente no inverno. O **rotavírus** é o responsável por um terço das hospitalizações por diarreia e de 500.000 mortes em nível mundial a cada ano, e está associado a gastroenterite de severidade acima da média. Os **calicivírus humanos** (HuCVs) pertencem à família Caliciviridae, os **norovírus** e os **sapovírus** (anteriormente chamados "vírus tipo Norwalk" e "vírus tipo Sapporo"). Os norovírus são a causa mais comum de surtos de gastroenterite, afetando todas as faixas etárias e podem ser o segundo agente viral mais comum depois do rotavírus, responsável por 4-19% dos episódios de gastroenterite severa nas crianças pequenas. As infecções por adenovírus provocam geralmente doenças do aparelho respiratório.[2] É importante lembrar que outras viroses sistêmicas também podem cursar com diarreia, como é o caso da Citomegalovirose, COVID-19 e Dengue.

Agentes Parasitários

As enteroparasitoses são doenças causadas por protozoários ou helmintos que apresentam parte do ciclo evolutivo desenvolvido no aparelho digestivo humano. Os principais protozoários de importância médica compreendem o complexo *Entamoeba histolytica/dispar* e *Giardia duodenalis*. Entre os helmintos, as principais espécies são *Ascaris lumbricoides, Trichuris trichiura, Ancilostomídeos (Ancylostoma duodenale e Necator americanus), Strongyloides stercoralis, Enterobius vermiculares e Schistosoma mansoni*. A infecção causada por esses parasitas pode ser assintomática ou causar diarreia, dores abdominais, febre, obstrução intestinal e prolapso retal. Podem também interferir no estado nutricional, provocar pequenas hemorragias e, consequentemente, anemia. As parasitoses intestinais apresentam maior prevalência em países subdesenvolvidos ou em desenvolvimento. Podem ser transmitidas por veiculação hídrica, contato direto, por alimentos contaminados ou pelo solo.[10] O *Strongyloides stercoralis* em pacientes imunocomprometidos pode causar a estrongiloidíase disseminada, caracterizada por envolvimento gastrointestinal e respiratório grave, meningite, erupção cutânea ou bacteremia Gram-negativa, fatal em 80% dos casos.[11]

Causas Medicamentosas

A diarreia iatrogênica é muitas vezes subestimada, levando à realização de exames desnecessários e prolongando o desconforto do paciente.

Os seguintes medicamentos estão associados à diarreia: redutores da secreção ácida (p. ex., antagonistas H2, IBPs), antiácidos, antiarrítmicos, antibióticos, anti-inflamatórios (AINEs), anti-hipertensivos, antineoplásicos, antirretrovirais, colchicina, metais pesados, análogos da prostaglandina (p. ex., Misoprostol), suplementos vitamínicos e minerais,[12-14] além dos polióis (p. ex., xilitol, sorbitol) usados como adoçantes artificiais. Na grande maioria dos casos, a suspensão do uso dessas substâncias controla o quadro diarreico.

TRATAMENTO

O tratamento da diarreia aguda começa com medidas gerais, como hidratação e manejo dietético. Para pacientes sintomáticos, o uso de terapia farmacológica sintomática é considerável. Na maioria dos casos, antibioticoterapia não é recomendada, pois a diarreia aguda geralmente é autolimitada. No entanto, em alguns casos selecionados, como pacientes com doenças graves sugestivas de infecção bacteriana invasiva ou pacientes com alto risco de complicações, o uso de antibioticoterapia empírica pode ser adequado.[15]

Terapia de Reidratação

A reidratação é terapia mais importante na diarreia aguda, preferencialmente a reidratação oral.[16] A principal forma de prevenção de gravidade é ingestão de líquidos e solução de sais de reidratação oral (SRO) ou fluidos endovenosos a depender da gravidade do caso. O déficit acumulado de líquidos (calculado aproximadamente como a diferença entre o peso normal do paciente e seu peso na apresentação da doença diarreica) deve primeiramente ser abordado. Em seguida, o foco deve-se voltar para a reposição das perdas contínuas e a continuidade dos fluidos de manutenção. Uma SRO deve conter uma mistura de sal e glicose em combinação com água para melhor uso do mecanismo de transporte celular acoplado ao sódio-glicose do intestino.[3,13] Adultos com hipovolemia grave devem receber inicialmente reposição de fluidos intravenosos.

Cuidados Dietéticos

O manejo dietético na diarreia aguda é importante para renovação dos enterócitos do intestino delgado. Alguns alimentos, como batatas, macarrão, arroz, trigo e aveia com sal, são indicados em pacientes com diarreia aquosa, além disso bolachas, bananas, sopas e legumes cozidos também podem ser consumidos. Alimentos com alto teor de gordura devem ser evitados até que a função intestinal volte ao normal.[3] Produtos lácteos, como leite e derivados, podem ser difíceis de digerir na diarreia aguda devido à má-absorção secundária de lactose, que é comum após enterite infecciosa e pode durar de várias semanas a meses.

Antibioticoterapia

Como a diarreia aguda é mais frequentemente autolimitada e causada por vírus, o uso rotineiro de antibióticos não é recomendado para a maioria dos adultos com diarreia aquosa não grave.[13] Além disso, o uso excessivo de antibióticos pode levar a resistência bacteriana, alteração de microbiota intestinal, aumento do risco de infecção por *C. difficile*, indução de toxinas Shiga (p. ex., da *E. coli* produtora de toxina Shiga) e aumento do custo. No entanto, quando usados adequadamente, os antibióticos são eficazes contra shigelose, campilobacteriose, colite por *C. difficile*, diarreia do viajante e infecções por protozoários.[3] As indicações para uso empírico de antibioticoterapia na diarreia aguda são:

- Doença grave ou sépticos.
- Clínica sugestiva de infecção bacteriana (diarreia sanguinolenta).
- Pacientes com alto risco de complicações (idoso > 70 anos, comorbidades cardíacas, imunocomprometidos).

A terapia antimicrobiana empírica em adultos pode ser feita com o ciprofloxacino ou levofloxacino (fluoroquinolonas) ou azitromicina (macrolídeo), dependendo dos padrões locais de suscetibilidade e histórico de viagens.[17] Se a apresentação clínica do paciente sugerir a possibilidade de *E. coli* produtora de toxina Shiga (p. ex., diarreia sanguinolenta, pacientes que desenvolveram diarreia ao contato com paciente infectado), o uso de antibióticos deve ser evitado, pois pode aumentar o risco de síndrome hemolítico-urêmica. Em paciente com diarreia sanguinolenta altamente sintomática ou grave, os benefícios da antibioticoterapia podem superar o baixo risco de complicações do patógeno *E. coli* produtor de toxina Shiga (ECEH). Assim, o tratamento antimicrobiano deve ser modificado ou descontinuado quando um organismo clinicamente plausível for identificado (Quadro 10-2).

Quadro 10-2. Antibióticos na Diarreia Aguda

Antibiótico	Dose (via oral)	Tratamento
Levofloxacino	500 mg	Dose única ou por 3 dias
Azitromicina	1.000 mg	Dose única
	500 mg/dia	Por 3 a 5 dias
Ciprofloxacino	750 mg	Dose única
	500 mg/dia	Por 3 dias
	500 mg 12/12 h	Por 3 dias

Sintomáticos

Os sintomáticos podem ser recomendados em alguns casos. Em paciente sem febre ou diarreia sanguinolenta, a Loperamida é uma opção. A Loperamida é um agente de antimotilidade que leva a diminuição do número de evacuações. A dose é de dois comprimidos (4 mg) inicialmente, depois 2 mg após cada evacuação com fezes não formadas, por menos de três dias, com um máximo de 16 mg/dia.[18] Uma alternativa segura em pacientes com febre e diarreia inflamatória é o antissecretor Subsalicilato de bismuto. Outra opção segura é a Racecadotrila, que é um inibidor da encefalinase, enzima responsável pela degradação das encefalinas produzidas pelo sistema nervoso entérico, e reduz a secreção intestinal de água e eletrólitos que se encontra aumentada nos quadros de diarreia aguda. Além de reduzir a duração da diarreia, a Racecadotrila leva a uma melhora mais rápida e com menos efeitos adversos que Loperamida. A dose usual é de 1,5 mg/kg de peso corporal, três vezes ao dia.

Probióticos

Probióticos são microrganismos vivos e que, quando consumidos de forma adequada, proporcionam diversos benefícios na saúde auxiliando na manutenção da flora intestinal e como terapia coadjuvante no tratamento da diarreia aguda.[19] Estudos demonstram que determinadas cepas proporcionam redução da duração da diarreia e frequência das fezes. Os dados para apoiar o tipo específico, dose ou duração do probiótico e o mecanismo de proteção de agentes etiológicos específicos são limitados.[20]

REFERÊNCIAS BIBLIOGRÁFICAS

1. Oliveira RB. Diarreia aguda. Medicina, Ribeirão Preto. 2003 abr/dez;36:257-60.
2. WGO. Diarreia aguda em adultos e crianças: uma perspectiva mundial. World Gastroenterology Organization Global Guideline, 2012.
3. Riddle MS, DuPont HL, Connor BA. ACG Clinical Guideline: Diagnosis, treatment, and prevention of acute diarrheal infections in adults. Am J Gastroenterol. 2016;111(5):602-22.
4. Raich TJ, Powell S. The changing landscape of diagnostic testing for diarrheal disease. Med Lab Obs. 2014;46:36-8.
5. Dunbar SA. Molecular revolution entering GI diagnostic testing. MLO Med Lab Obs. 2013;45(8):28.
6. Newman KL, Newman GS, Cybulski RJ, Fang FC. Gastroenteritis in men who have sex with men in Seattle, Washington, 2017–2018. Clinical Infectious Diseases. 2020;71(1):109-15.
7. Shane AL, Mody RK, Crump JA, Tarr PI, Steiner TS, Kotloff K, et al. 2017 Infectious Diseases Society of America Clinical Practice Guidelines for the diagnosis and management of infectious diarrhea. Clin Infect Dis. 2017;29;65(12):e45-e80.
8. Kotloff KL, Riddle MS, Platts-Mills JA, Pavlinac P, Zaidi AKM. Shigellosis. The Lancet. 2018;391(10122):801-12.
9. GBD 2017 Colaboradores da Doença Invasiva de Salmonela Não-Tifóide. A carga global da doença invasiva de salmonela não-tifóide: uma análise sistemática para o Global Burden of Disease Study 2017. Lancet Infect Dis. 2019;19(12):1312.
10. Bacelar PAA, Santos JPD, Monteiro KJL, Calegar DA, Nascimento EFD, Carvalho-Costa FA. Parasitoses intestinais e fatores associados no estado do Piauí: uma revisão integrativa. Revista Eletrônica Acervo Saúde. 2018; 10(4):1802-9.
11. Nozais JP, Thellier M et al. Anguillulose dissemines [Disseminated strongyloidiasis]. Presse Med. 2001;28;30(16):813-8.
12. Moraes AC, Castro FMM. Diarreia aguda. Jornal Brasileiro de Medicina. 2014;102(2):21-8.
13. Ratnaike RN Jones TE. Mecanismos de diarreia induzida por drogas em idosos. Envelhecimento de Drogas. 1998;13:245.

14. Holt PR. Diarreia e má absorção em idosos. Gastroenterol Clin Norte Am. 2001;30:427
15. Drancourt M. Acute diarrhea. Infectious Diseases. 2017:335–340.e2.
16. Siciliano V, Nista EC, Brigida M, Franceschi F. Clinical management of infectious diarrhea. Rev Recent Clin Trials. 2020;15(4):298-308.
17. Guerrant RL, Van Gilder T, Steiner TS, Thielman NM, Slutsker L, Tauxe RV, et al. Practice guidelines for the management of infectious diarrhea. Clin Infect Dis. 2001;32(3):331-51.
18. Prado D, Global Adult Racecadotril Study Group. A multinational comparison of racecadotril and loperamide in the treatment of acute watery diarrhoea in adults. Scand J Gastroenterol. 2002;37(6):656-61.
19. Allen SJ, Martinez EG, Gregorio GV, Dans LF. Probiotics for treating acute infectious diarrhoea. Cochrane Database Syst Rev. 2010;2010(11):30-48.
20. Preidis GA, Weizman AV, Kashyap PC, Morgan RL. AGA tecnics review on the role of probiotics in the management of gastrointestinal disorders. Gastroenterology. 2020;159(2):708-38.e4.

INVESTIGAÇÃO DA DIARREIA CRÔNICA

Mateus Ricardo Cardoso
Stefânia Burjack Gabriel
Luciana Teixeira de Campos

INTRODUÇÃO

A diarreia é definida como aumento da frequência das evacuações, diminuição da consistência ou aumento do volume ou peso das fezes. Como medida quantitativa, embora de difícil aplicação prática, considera-se como diarreia uma massa fecal > 200 g/dia e qualitativamente, fezes de consistência graus 5, 6 ou 7 na escala de Bristol.[1-3] A diarreia crônica acomete cerca de 3%-5% da população adulta e é definida, pela maioria dos autores, como diarreia que persiste por mais de 4 semanas.[3-5]

ETIOLOGIA

Uma série de patologias pode levar à diarreia crônica, como neoplasia de cólon, inflamação do cólon, inflamação do intestino delgado, má-absorção, má digestão devido à insuficiência pancreática e deficiência de sais biliares ou distúrbios da motilidade.[1] Pode ser difícil diferenciar essas etiologias baseando-se apenas em dados clínicos. Existe uma ampla gama de exames complementares utilizados para avaliação da etiologia da diarreia crônica, e a decisão em focar em uma ou outra síndrome diarreica é uma decisão do investigador.[4] Uma possibilidade para guiar o raciocínio clínico é tentar classificar a diarreia crônica em um dos tipos listados a seguir.

CLASSIFICAÇÃO

As diarreias podem ser classificadas em cinco tipos:[4]

- *Secretora:* causada pela hipersecreção de água e eletrólitos pelo enterócito, como na ação de hormônios secretagogos, como na síndrome carcinoide.
- *Osmótica:* devido à presença de conteúdo hiperosmolar no lúmen intestinal, gerando a passagem por osmose de líquidos parietais ao bolo fecal, como na intolerância à lactose.
- *Motora:* derivada de alterações que geram trânsito intestinal acelerado e redução de área absortiva, como nas grandes ressecções intestinais.
- *Inflamatória/exsudativa:* causada por processos inflamatórios ou infiltrativos na mucosa intestinal, com perda de sangue, muco ou pus, como na amebíase ou nas doenças inflamatórias intestinais.

- *Disabsortiva:* por deficiências digestivas ou lesões intestinais que impedem a digestão e absorção de nutrientes, gerando esteatorreia e fezes com resíduos alimentares. São exemplos a diarreia da pancreatite crônica e da doença celíaca.

Além disso, pode ajudar na condução da investigação a classificação em diarreia de origem alta ou baixa:[4,6]

- *Alta:* alto volume fecal, com restos alimentares e baixa frequência, que costuma cessar com o jejum, odor fétido, e associada a náuseas.
- *Baixa:* baixo volume fecal, alta frequência e sem interrupção com o jejum. Pode haver sangue ou muco nas fezes, cólicas abdominais e urgência evacuatória.

No Quadro 11-1, são citadas as principais causas de diarreia crônica, classificadas de acordo com o seu tipo.[3,5]

Quadro 11-1. Causas de Diarreia Crônica

Secretora
- Ação de enterotoxinas
- Produção alterada de hormônios ou secretagogos (gastrinoma, Sd. carcinoide, VIPomas, adenoma viloso, insuficiência adrenal e hipoparatireoidismo)
- Abuso de laxativos

Osmótica
- Deficiências de dissacaridases
- Ingestão de agentes osmoticamente ativos (lactulose, manitol, sorbitol e sais de magnésio)

Motora
- Trânsito intestinal acelerado
- Enterocolopatias funcionais
- Doenças metabólicas e endócrinas – hipertireoidismo, neuropatia diabética
- Iatrogênicas – pós-vagotomia, pós-simpatectomia
- Redução da área absortiva
- Ressecções intestinais
- Fístulas enteroentéricas
Síndrome do intestino irritável

Inflamatória/exsudativa
- Doenças inflamatórias intestinais – retocolite ulcerativa e doença de Crohn
- Neoplasias
- Bactérias invasivas – Shigella dysenteriae
- Infecções virais – CMV, Herpes-vírus
- Parasitoses – ameba, giárdia
- Colites – pseudomembranosa, linfocítica, colágena, isquêmica etc.
- Linfangiectasia intestinal
- Diverticulite

Disabsortiva
- Insuficiência pancreática
- Doença celíaca
- Má-absorção de ácidos biliares
- Supercrescimento bacteriano

INVESTIGAÇÃO
Anamnese Detalhada

A realização de uma anamnese detalhada, que leve em consideração a avaliação de sinais de alarme e fatores de risco, é extremamente importante para diferenciar entre os tipos de diarreia e guiar a escolha dos exames complementares. Durante a anamnese de um caso de diarreia crônica, é essencial a descrição das características de diarreia, incluindo:[2-4,7,8]

- Frequência evacuatória diária e consistência das fezes; presença de muco, sangue, pus ou esteatorreia.
- Caracterização do início dos sintomas: congênito, súbito ou gradual; duração dos sintomas.
- Alternância entre diarreia e constipação; presença de sintomas durante vigília ou período de sono, assim como persistência da diarreia durante o jejum.
- Fatores desencadeantes, agravantes ou atenuantes, como estado emocional ou alimentos específicos.
- Sintomas associados: distensão abdominal, flatulência, dor abdominal, febre, artralgia, úlceras orais; perda de peso, sendo importante quantificar os quilos perdidos num espaço de tempo determinado; incontinência fecal e urgência evacuatória.

Além disso, devem-se investigar fatores de risco, como:[1,3-5,8,9]

- Uso de medicações ou drogas: os principais estão listados no Quadro 11-2.
- Cirurgias gastrointestinais, radiação ou quimioterapia prévias.
- Comorbidades: hipertireoidismo, diabetes, imunodeficiências, vasculites, tumores, doenças pancreáticas, úlcera péptica, esclerose sistêmica.
- Histórico epidemiológico: viagens, consumo de alimentos contaminados, contatos pessoais, comportamento sexual de risco.
- História familiar: neoplasia colorretal, doenças inflamatórias intestinais, doença celíaca, intolerância alimentar.
- Exames e tratamento prévios.

Quadro 11-2. Medicações e Drogas que Podem Cursar com Diarreia Crônica

Sais de magnésio	Laxativos	Metoclopramida
Antibióticos (macrolídeos, quinolonas, cefalosporinas, tetraciclinas, clindamicina, aztreonam, amoxicilina)	Hipoglicemiantes (acarbose, metformina, inibidores da DPP4)	Anti-hipertensivos (olmesartana, BRA e IECA, betabloqueadores)
Anti-inflamatórios	Orlistate	Colchicina
Imunossupressores	Levotiroxina	Antirretrovirais
Álcool	Inibidores da bomba de próton	Digoxina
Lítio	Inibidores seletivos da recaptação de serotonina (ISRS)	Cafeína

Durante o exame físico devem-se explorar sintomas que podem indicar causas específicas da diarreia crônica, entre eles:[2,3,9]

- *Hiperpigmentação cutânea:* presente na doença de Addison.
- *Flushing facial, sibilos, sopros cardíacos e hepatomegalia:* tumores carcinoides.
- *Dermatite herpetiforme:* associada à doença celíaca.
- *Úlceras orais, episclerite, artrite, pioderma gangrenoso,* rash *cutâneo, fissuras e fístulas anais:* manifestações extraintestinais das doenças inflamatórias intestinais.
- *Linfadenopatia:* sugerindo linfoma ou infecção por HIV.
- *Massa tireóidea, sudorese, tremores e exoftalmia:* presentes no hipertireoidismo.
- *Diminuição do tônus e contratilidade do esfíncter anal:* possíveis na incontinência fecal.
- *Sinais de doença vascular periférica:* podem sugerir isquemia mesentérica.
- *Neuropatia periférica e acantose nigricans:* podem sugerir diabetes melito.
- *Urticária pigmentosa e dermografismo:* presentes na mastocitose.

Exames Laboratoriais

A investigação laboratorial deve ser guiada pela anamnese e pelos achados clínicos. A avaliação inicial pode ser feita na atenção primária e inclui exames de sangue, fezes e sorologias. Se for detectada a presença de sinais de alarme ou houver persistência inexplicável dos sintomas, pode ser necessário o encaminhamento para o gastroenterologista para investigação adicional.[1]

Os exames laboratoriais geralmente realizados são:[1,3-5,7,9,10]

- Hemograma completo, para avaliar anemia, que sugere perda sanguínea ou malabsorção de ferro ou de vitamina B12; e leucocitose, sugerindo infecção ou processo inflamatório.
- Provas de atividade inflamatória, como VHS e proteína C-reativa, que podem estar elevados nas doenças infecciosas ou nas doenças inflamatórias intestinais.
- Dosagem de proteínas totais e de albumina, cuja deficiência sugere fortemente a presença de doença orgânica.
- Dosagem de hormônios tireoidianos, como TSH e T4 livre, que levam ao diagnóstico de hipertireoidismo.
- Sorologia para HIV.
- Dosagem de anticorpos para o diagnóstico de doença celíaca, como o anticorpo anti-transglutaminase tecidual (anti-TTG) IgA e o anticorpo antiendomísio IgA, que devem ser sempre acompanhados da dosagem sérica de IgA. Caso seja detectada deficiência dessa imunoglobulina, devem-se solicitar os anticorpos antigliadina deaminada IgG ou anti-TTG IgG.
- Exame parasitológico de fezes em três amostras, que aumentam sensivelmente a sensibilidade do teste, para pesquisa de infecção por protozoários ou helmintos e nematódeos.
- Pesquisa de *Clostridioides difficile* através de imunoensaio enzimático (EIA) para a enzima glutamato desidrogenase ou PCR, seguido da pesquisa das toxinas A e B produzidas pela bactéria nas fezes, por EIA.
- Exame coprológico funcional ou exame a fresco de fezes: é um método qualitativo de análise das fezes, em que é mensurado o pH fecal, observados cor e aspecto, pesquisada a presença de leucócitos, muco, sangue, fibras musculares mal digeridas, amido, gordura. Pode indicar fermentação de carboidratos ou gorduras, se o pH estiver baixo, assim

como a má digestão e má-absorção de elementos da alimentação. Pode ajudar, com isso, a direcionar a investigação.
- Pesquisa de sangue oculto nas fezes, preferencialmente através do mais moderno método FIT (*faecal haemoglobin immunochemical technique*), que pode sugerir a presença de neoplasia intestinal.
- Dosagem de calprotectina fecal, proteína liberada pela degranulação de neutrófilos em processos inflamatórios, foi atualmente recomendada pelo NICE em adultos com diarreia de início recente para diferenciar a síndrome do intestino irritável das doenças inflamatórias intestinais. Níveis abaixo de 50 µg/g são improváveis nas doenças inflamatórias em atividade. Entretanto, outras condições podem causar aumento da calprotectina fecal, como neoplasia colorretal, uso de anti-inflamatórios não esteroidais ou gastroenterite infecciosa.
- Pesquisa qualitativa de gordura nas fezes (Sudan III), que revela, por meio de um corante aplicado na amostra de fezes, a presença de gotículas de gorduras neutras não absorvidas. Como é um teste qualitativo, deve ser seguido, se positivo, da quantificação da gordura fecal em 24 ou 72 horas, que, quando aumentada, sugere má-absorção de gorduras.
- Dosagem de elastase fecal, enzima produzida pelo pâncreas, usada como marcador sensível de insuficiência pancreática moderada ou grave. Tem sido preferida sobre a dosagem de gordura por apresentar maior facilidade de execução. Entretanto, não tem sensibilidade adequada para diagnosticar casos de insuficiência pancreática leve nem para diferenciar malabsorção pancreática de causas não pancreáticas. Níveis maiores que 500 µg/g sugerem uma função pancreática exócrina normal, enquanto níveis inferiores a 100 µg/g indicam um comprometimento importante dessa função. Os resultados não são afetados pela reposição de enzimas nem pela dieta.

Exames de Imagem

A partir de sintomas coletados na anamnese, dados do exame físico ou resultados de exames laboratoriais, podem ser indicados exames de imagem para prosseguimento da investigação. Os principais estão resumidamente descritos a seguir, com sua respectiva contribuição:[1,5]

- *Colonoscopia:* deve ser solicitada em casos em que há sinais e sintomas de alarme que sugerem neoplasia, como emagrecimento inexplicável, anemia ferropriva, sangramento intestinal visível, mas também quando há evidências de uma diarreia crônica inflamatória, com leucócitos e hemácias detectados nas fezes, para o diagnóstico das doenças inflamatórias intestinais. Também solicitada quando causas mais comuns de diarreia foram descartadas, para coleta de biópsias da mucosa intestinal na investigação de colites microscópicas, como a colite colágena, a colite eosinofílica e a colite linfocítica. Essas colites podem apresentar-se com endoscopia normal, mas com alterações histopatológicas.
- *Endoscopia digestiva alta:* usada para confirmação de doenças autoimunes como a doença celíaca ou infecciosas como doença de Whipple, devendo ser coletadas biópsias tanto de bulbo quanto de segunda porção duodenal.
- *Tomografia computadorizada do abdome:* indicada na avaliação do pâncreas, com alta sensibilidade para doenças, como pancreatite crônica avançada e tumores. Tem sensibilidade mais baixa para o diagnóstico precoce de pancreatite crônica, mais bem avaliada com ultrassonografia endoscópica ou colangiopancreatografia por ressonância magnética.

- *Enterotomografia e enterorressonância (enterografia por TC ou por RNM):* técnicas preferidas na atualidade para avaliação do intestino delgado, substituindo o exame baritado de trânsito intestinal. Consistem em exames de tomografia e ressonância realizados após a ingestão de um grande volume de contraste em um curto período, preenchendo as alças intestinais e permitindo a avaliação da espessura da parede, captação de contraste nas áreas inflamadas e estenoses. A enterografia por ressonância traz a vantagem de não utilizar radiação e de definir melhor a inflamação da mucosa.
- *Cápsula endoscópica:* exame em que um dispositivo eletrônico em forma de cápsula deglutida, captura imagens de todo o intestino delgado, que são transmitidas para outro dispositivo externo e analisadas posteriormente. Pode ser utilizada para avaliação da mucosa intestinal quando a enterotomografia ou enterorressonância não são esclarecedoras. Sua principal contraindicação são estenoses intestinais, que podem causar retenção da cápsula.
- *Enteroscopia:* reservada apenas para casos em que existe a necessidade de coletar biópsias de alguma estrutura previamente identificada por outros exames ou para coleta de biópsias jejunais nos raros casos em que podem ser necessárias.

Testes Funcionais

Testes em que substratos específicos são administrados, avaliando-se posteriormente os produtos do seu metabolismo podem ser utilizados para avaliar a função absortiva do intestino.[1,5] Atualmente, estão cada vez mais disponíveis e mais utilizados. São eles:

- *Teste respiratório do hidrogênio expirado:* é um teste não invasivo que, por meio da mensuração de hidrogênio ou metano expirados, permite avaliar a má-absorção de carboidratos, o supercrescimento bacteriano do intestino delgado e determinar o tempo de trânsito orofecal. O hidrogênio é resultado da fermentação bacteriana de carboidratos não digeridos, e sua produção se eleva quando há supercrescimento bacteriano no intestino delgado. Vinte por cento do hidrogênio produzido no intestino é excretado no ar expirado, com possibilidade de detecção por um dispositivo eletrônico. Para a realização do teste diagnóstico, uma quantidade predeterminada de glicose ou lactulose é dada ao paciente em jejum. Em seguida, inicia-se uma mensuração seriada do hidrogênio expirado, com uma leitura basal a cada 15 ou 30 minutos, durante 1 a 5 h, dependendo do protocolo. Elevações maiores que 20 ppm acima da leitura basal são consideradas positivas. Podem ser utilizados também os substratos lactose e frutose para, de maneira análoga, pesquisar malabsorção desses dissacarídeos.[11]
- *Teste da D-xilose:* a D-xilose é uma pentose absorvida de forma ativa ou por difusão passiva pelo intestino delgado. Esse teste é realizado para estabelecer a capacidade de absorção da mucosa intestinal. Administra-se uma solução de 25 mg de D-xilose diluídos em 500 mL de água e dosa-se esse substrato na urina ou no sangue, seriadamente. Uma absorção menor que 20 mg/dL é considerada anormal e sinaliza para o prosseguimento da investigação, com avaliação de anormalidades na mucosa intestinal.[5]

Fluxo da Investigação

Exemplos do fluxo da investigação estão demonstrados na Figura 11-1.[1,5,7-9,12]

CAPÍTULO 11 ■ INVESTIGAÇÃO DA DIARREIA CRÔNICA

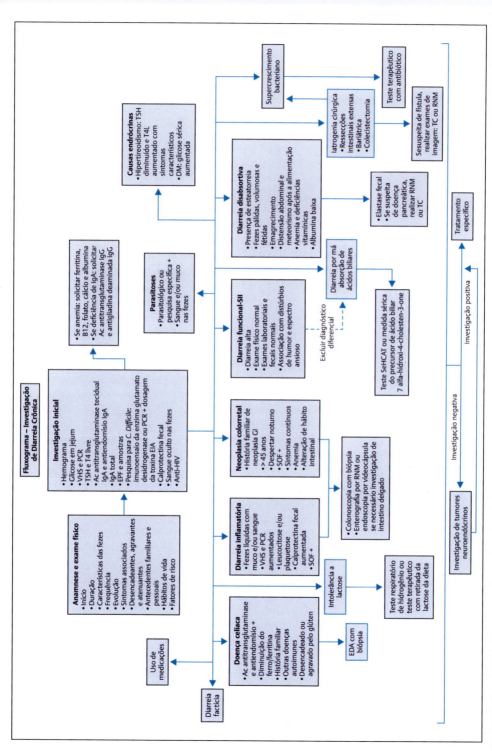

Fig. 11-1. Fluxograma de investigação de diarreia crônica.

CAUSAS MAIS COMUNS

A seguir, será feito um breve comentário sobre as causas mais comuns de diarreia crônica, para fornecer ao leitor noções de sua epidemiologia e fatores de risco.

Síndrome do Intestino Irritável (SII)

Estudos atuais indicam que a SII tem uma prevalência de 9% a 23% em todo o mundo. Se um paciente preencher os critérios de diagnóstico Roma IV e não tiver nenhum sinal de alarme (Quadro 11-3),[13] como: idade de início após os 50 anos, sangramento retal ou melena, despertar noturno, dor abdominal progressiva, perda de peso inexplicável, febre ou outros sintomas sistêmicos, história familiar de doença inflamatória intestinal (DII) ou câncer colorretal; uma investigação extensa normalmente não é recomendada. Os pacientes que não respondem aos tratamentos convencionais da SII podem-se beneficiar da avaliação para diagnósticos adicionais. Pode haver uma associação entre supercrescimento bacteriano do intestino delgado e SII. Se houver uma suspeita clínica, um teste respiratório com glicose pode fornecer informações adicionais ou na indisponibilidade deste, teste terapêutico com antibiótico.[4]

Diarreia Funcional

A diarreia funcional é diferente da SII. Os critérios diagnósticos de Roma IV para diarreia funcional são "fezes moles ou aquosas, sem dor abdominal predominante ou desconforto abdominal, ocorrendo em mais de 25% das fezes" nos últimos 3 meses, com o início dos sintomas pelo menos 6 meses antes do diagnóstico. Os pacientes que atendem os critérios para SII não podem receber um diagnóstico de diarreia funcional. A prevalência de diarreia funcional em adultos pode chegar a 17%. A diarreia funcional deve ser diagnosticada após um esforço razoável de avaliação da doença orgânica. A falta de melhora com loperamida empírica deve levar à reconsideração do diagnóstico.

Má-absorção Biliar

A má-absorção de ácidos biliares é a falha na reabsorção ileal de ácidos biliares. Pode ocorrer simultaneamente em até 35% dos pacientes com SII e colite microscópica. A diarreia comumente observada após a colecistectomia é atribuída à malabsorção de ácidos biliares. A diarreia se deve à drenagem contínua de sais biliares para o trato gastrointestinal, devido à perda do *feedback* negativo, fora as alterações simultâneas nos processos metabólicos da microbiota intestinal, ocasionando distúrbios hídricos e eletrolíticos.[14] No Brasil, os testes SeHCAT sérica do precursor do ácido biliar e 7α-hidroxi-4-colesten-3-one, não estão amplamente disponíveis e por isso pode-se tentar inicialmente o uso de quelantes de ácidos biliares, como a colestiramina e avaliar a resolução da diarreia.

Quadro 11-3. Critérios de Diagnóstico Roma IV

Dor abdominal recorrente, média de pelo menos 1× semana, nos últimos 3 meses + associado a dois ou mais condições a seguir:
- Alteração na evacuação
- Alteração na frequência de evacuação
- Alteração na consistência das fezes
- Sintomas devem ter iniciado há 6 meses

Colite Microscópica

Estima-se que a colite microscópica cause 10% a 15% de todas as diarreias secretoras e está presente em 5% a 10% dos pacientes diagnosticados com SII. Normalmente, é mais prevalente em mulheres por volta dos 60 anos de idade, embora 25% das ocorrências são em mulheres com menos de 45 anos. O mecanismo subjacente não é claro; entretanto, tem sido associada à doença celíaca, sugerindo um componente autoimune. Alguns fatores de risco para a condição anterior são: doenças autoimunes (diabetes tipo 1, artrite reumatoide, doença tireoidiana, doença celíaca), tabagismo e medicações, como: inibidores de bomba de prótons, anti-inflamatórios não esteroidais, inibidores da recaptação de serotonina e betabloqueadores.[14,15] Os sintomas incluem diarreia aquosa, volumosa, dor abdominal, perda de peso, artralgias e fadiga. Um diagnóstico é feito por colonoscopia com biópsias aleatórias, porque a aparência macroscópica pode ser normal.

Doenças Inflamatórias Intestinais (DII)

A DII engloba os diagnósticos de doença de Crohn e colite ulcerativa. O início é tipicamente entre 20 e 40 anos de idade. A prevalência na América do Norte é de 249 por 100.000 pessoas para colite ulcerativa e 319 por 100.000 pessoas para doença de Crohn. Parentes de primeiro grau de pacientes com DII apresentam um aumento de 10 vezes risco de desenvolver a própria DII. A doença de Crohn também está comumente associada a manifestações extraintestinais, como artralgias e eritema nodoso. Pacientes com sintomas de SII e nível de PCR inferior a 0,5 mg/L ou nível de calprotectina fecal inferior a 40 mcg/g têm menos de 1% de chance de ter DII. No entanto, nem a PCR nem a calprotectina fecal podem descartar DII, quando a suspeita clínica é alta, ou características de alarme estão presentes.

Doença Celíaca

A doença celíaca, também conhecida como espru celíaco ou enteropatia sensível ao glúten, geralmente causa diarreia gordurosa malabsortiva, mas também pode causar diarreia osmótica por malabsorção de ácidos biliares. Tem prevalência de cerca de 1% no Brasil, é mais comum entre brancos e mulheres, e a prevalência entre aqueles com diarreia crônica pode chegar a 5%. A prevalência em parentes de primeiro e segundo graus é de 5% a 20%. As manifestações extraintestinais incluem dermatite herpetiforme, sintomas neurológicos, anemia ferropriva e doença óssea metabólica.

A doença celíaca está associada a várias doenças autoimunes, entre elas: doenças tireoidianas, doença de Addison, trombocitopenia autoimune, sarcoidose, nefropatia por IgA e deficiência seletiva de IgA. Aproximadamente 2% a 4% dos pacientes com diabetes melito insulinodependente apresentam doença celíaca.[16] Dentre os grupos de risco com maior prevalência de doença celíaca encontramos os parentes de 1º grau de portadores da doença, portadores de doenças autoimunes, DM tipo I, síndromes de Down, Turner e Williams.[17]

O diagnóstico é confirmado com uma endoscopia digestiva alta com biópsias duodenais. Quando há alto índice de suspeição, biópsias duodenais devem ser obtidas apesar da sorologia normal. Pacientes que já estão seguindo uma dieta sem glúten podem ter anticorpos negativos e biópsias normais. Para esses pacientes, a doença celíaca pode ser descartada, se o teste genético para moléculas DQ2 e DQ8 do antígeno leucocitário humano de classe II for negativo.

A doença celíaca deve ser diferenciada da sensibilidade ao glúten não celíaca, um distúrbio com sintomas semelhantes, mas sem anticorpos celíacos específicos, alterações na estrutura intestinal ou evidência de malabsorção. Um diagnóstico de doença celíaca traz sérias consequências para a saúde, mesmo para pequenas quantidades de consumo de glúten e considerações para os membros da família; portanto, todos os esforços devem ser feitos para distinguir a doença celíaca real de distúrbios clinicamente semelhantes.

Colite por *Clostridioides difficile*

A maioria das diarreias infecciosas é aguda e autolimitada, mas algumas infecções podem causar sintomas crônicos. A infecção por *C. difficile* é comumente associada ao uso de antibiótico. A colonização assintomática de *C. difficile* é comum e encontrada em até 15% dos adultos saudáveis, e nem todas as cepas produzem toxinas. Quando os antibióticos alteram a flora intestinal normal, as cepas toxigênicas de *C. difficile* podem produzir as toxinas A e B. Essas toxinas causam diarreia inflamatória e podem levar à formação de pseudomembranas bacterianas. O diagnóstico é mais bem feito com um teste de amplificação de ácido nucleico nas fezes. Os médicos só devem testar fezes diarreicas para evitar falso-positivos.

Outras Infecções

Viajar para ambientes com poucos recursos é um fator de risco para muitas outras causas infecciosas, assim como o consumo de água não tratada, produtos não lavados, laticínios crus e carne malcozida. Nesses casos, os parasitas são mais propensos do que as bactérias ou vírus a causar diarreia crônica em pacientes imunocompetentes. A giardíase é uma infecção protozoária do intestino delgado, não invasiva, transmitida pela água que leva à diarreia disabsortiva. Se houver suspeita de infecção, um teste de antígeno nas fezes é mais sensível do que o exame de fezes para ovos e parasitas.

A *Entamoeba histolytica* causa uma infecção protozoária invasiva, geralmente adquirida pela via fecal-oral, que leva à diarreia inflamatória. O diagnóstico é feito inicialmente pelo exame de fezes para ovos e parasitas, mas isso pode ser falsamente positivo para espécies não patogênicas de *Entamoeba*. O diagnóstico pode ser confirmado com sorologia ou biópsia de tecido.

Cryptosporidium e *Cyclospora* são causas comuns de diarreia dos viajantes, mas podem ser adquiridas domesticamente. Infecções por helmintos, como *Trichuris trichiura* (ou seja, tricurídeo) e *Ascaris lumbricoides* (ou seja, lombriga), geralmente podem ser diagnosticadas com exame de fezes, mas sorologias específicas podem aumentar o rendimento diagnóstico, quando a suspeita clínica é alta. A eosinofilia é um achado laboratorial comum. Ao usar óvulos de fezes e parasitas para diagnóstico, testar mais de uma amostra aumenta o rendimento diagnóstico.

A diarreia bacteriana crônica é incomum. Alguns patógenos conhecidos incluem *Tropheryma whippelii* (ou seja, doença de Whipple), *Yersinia enterocolitica* e *Mycobacterium tuberculosis*. O diagnóstico requer um alto índice de suspeição.

Distúrbios Endócrinos

Doenças endócrinas, como hipertireoidismo, doença de Addison e diabetes melito, devem ser suspeitadas como patologias subjacentes na dismotilidade intestinal ou enteropatia autoimune, quando outros sinais ou sintomas dessas doenças estão presentes. Tumores endócrinos, como carcinoides, VIPomas e gastrinomas (isto é, síndrome de Zollinger-Ellison), são raros. Níveis de peptídeos séricos (p. ex., gastrina, calcitonina, intestinal vasoativo) devem ser obtidos para pacientes com imagens de um tumor endócrino ou para pacientes cuja diarreia aquosa não é diagnosticada apesar de uma avaliação apropriada.

CONCLUSÃO

Como visto nesse capítulo, a diarreia crônica é manifestação de uma ampla gama de doenças. Experiência, paciência e astúcia do investigador podem ser requeridas para se chegar à etiologia. O processo de elucidação do diagnóstico pode ser demorado e dispendioso, o que vai demandar um excelente relacionamento de confiança entre médico e paciente.

Os testes diagnósticos são variados e apresentam diferentes níveis de complexidade, mas felizmente estão cada vez mais disponíveis em nosso meio. A abordagem diagnóstica deve ser realizada de forma criteriosa e racional para se evitar custos e esforços desnecessários, mas tomando-se o cuidado de não incorrer nos erros de um diagnóstico equivocado por investigação insuficiente.

REFERÊNCIAS BIBLIOGRÁFICAS

1. Arasaradnam R, Brown S, Forbes A, Fox MR, Hungin P, Kelman L, et al. Guidelines for the investigation of chronic diarrhea in adults. British Society of Gastroenterology. Gut 2018;67(8):1380-99.
2. Sociedade Portuguesa de Gastroenterologia. Diarreia: avaliação e tratamento, Normas de orientação clínica. 2015.
3. Martins M de A, Carrilho FJ, Alves VA, Castilho EA de, Cerri GG. Clínica médica: doenças do aparelho digestivo, nutrição e doenças nutricionais. 2. ed. São Paulo: Editora Manole; 2015. v. 4.
4. Dani R, Passos M. Gastroenterologia essencial. 4. ed. Rio de Janeiro: Editora Guanabara Koogan; 2011.
5. Gómez-Escudero O, Remes-Troche J. Abordaje de la diarrea crónica en el adulto: Revisión de la literatura. Revista de Gastroenterología de México 2021;86(4):387-402.
6. Zambon Z. Diarreia. Sociedade Brasileira de Medicina de Família e Comunidade. Artigo disponível pelo site: https://www.sbmfc.org.br/diarreia/. Acesso em: 07/05/22.
7. UFRGS - Universidade Federal do Rio Grande do Sul. Programa de Pós-Graduação em Epidemiologia. Telessaúde RS (Telessaúde RS-UFRGS). Como investigar pacientes com diarreia crônica? Porto Alegre; 28 Jan 2022. Disponível em: https://www.ufrgs.br/telessauders/perguntas/como-investigar-pacientes-com-diarreia-cronica/.
8. Gusso G, Lopes J, Dias L. Tratado de medicina de família e comunidade: princípios, formação e prática. 2. ed. Porto Alegre: Editora Artmed; 2019.
9. Santos I. Protocolo Diarreia Crônica. Universidade Federal de Campina Grande - Hospital Universitário Alcides Carneiro. 1ª versão, 2021.
10. Oliveira JBA. Exames laboratoriais para o clínico. Rio de Janeiro: Editora Medsi; Rio de Janeiro; 2003.
11. Andrade VL, Carvalho NS, Carvalho PJPC, Rodriguez TN. Manual prático do teste respiratório do hidrogênio expirado. Rio de Janeiro: Editora Rubio; 2019.
12. Duncan BB, Schmidt MI, Giugliani ERJ, Duncan MS, Giugliani C. Medicina ambulatorial: condutas de atenção primária baseadas em evidência. 4. ed. Porto Alegre: Editora Artmed; 2014.
13. Burgers K, Lindeberg B, Bevis Z. Chronic diarrhea in adults: evaluation and differential diagnosis. Am Fam Physician. 2020;101(8):472-80.
14. Vilela DGJ, Santos AM, Silva TCS, Pedreira RC, Moraes VRMU de. Compreensão da diarreia em pacientes colecistectomizados: artigo de revisão bibliográfica. Rev Med (São Paulo). [Internet]. 3 de maio de 2022 [citado 3 de novembro de 2022];101(3):e-194771. Disponível em: https://www.revistas.usp.br/revistadc/article/view/194771.

15. Park T, Marshall C. Microscopic colitis: a review of etiology, treatment, and refractory disease. World J Gastroenterol 2015; 21(29):8804-10.
16. Sdepanian VL, Morais MB de, Fagundes-Neto U. Doença celíaca: a evolução dos conhecimentos desde sua centenária descrição original até os dias atuais. Arquivos de Gastroenterologia 1999;36:244-57.
17. Siqueira AR, Fonseca CSBM, Paula IMB, Novais MM. Doença celíaca: um diagnóstico diferencial a ser lembrado. Arquivos de Asma, Alergia e Imunologia 2014;2(6):241-7.

DESORDENS RELACIONADAS AO GLÚTEN

CAPÍTULO 12

Letícia Caetano Adorno
Vinícius Machado de Lima
Wandregíselo Ponce de Leon Júnior

INTRODUÇÃO

Os grãos contendo glúten foram introduzidos na dieta humana há mais de 10.000 anos, sendo, atualmente, um dos componentes mais utilizados na indústria alimentícia devido às suas propriedades. Tem importante papel no setor industrial, especialmente na panificação, uma vez que fornece viscosidade, coesividade e elasticidade para massas e pães. O glúten e proteínas relacionadas estão presentes no trigo, centeio e cevada. Sofrem digestão incompleta, gerando grandes peptídeos de até 33 aminoácidos na luz intestinal, que podem desencadear resposta imune inadequada e exacerbada em indivíduos predispostos.[1,2]

Nos últimos anos, houve um aumento substancial da prevalência das desordens relacionadas ao glúten, em parte devido às melhores ferramentas de diagnóstico e triagem, mas, sobretudo, pela ocidentalização dos hábitos alimentares.[3,4] Vale ainda ressaltar que estas estatísticas representam somente a porção visível do *"iceberg* celíaco" na população mundial, já que muitos casos são subdiagnosticados.[4] Isso torna evidente a necessidade de capacitação dos profissionais de saúde para lidar com esse importante problema.

As desordens relacionadas ao glúten vêm crescendo como um fenômeno epidemiologicamente relevante, com uma prevalência global estimada em torno de 5%.[3] Dentre as desordens, destacam-se a doença celíaca (DC) e a sensibilidade não celíaca ao glúten (SNCG). Entretanto, outras condições patológicas, como a alergia ao glúten (AG), dermatite herpetiforme (DH) e ataxia do glúten, também apresentam essa fração proteica envolvida na sua fisiopatogênese.[4] Manifestações semelhantes podem ser observadas em todas elas, mas existem peculiaridades clínicas e fisiopatológicas próprias de cada uma.[3]

A compreensão adequada dos mecanismos envolvidos nos distúrbios relacionados ao glúten pode definir mais claramente os fatores de risco e determinantes de suscetibilidade dos indivíduos, além de aprimorar as estratégias diagnósticas. Adicionalmente, um melhor conhecimento das moléculas envolvidas nesse processo pode contribuir para a descoberta de novos alvos terapêuticos.[1] Esta revisão contém uma atualização baseada em evidências sobre fisiopatologia, características clínicas, diagnóstico, tratamento e complicações da DC e SNCG, que são os dois principais distúrbios relacionados ao glúten.

DOENÇA CELÍACA
Considerações Gerais

Desde a Antiguidade, a DC é reconhecida como uma entidade clínica, com o termo "celíaco" sendo introduzido no meio científico por Arateus da Capadócia durante o segundo século. Atualmente a DC é definida como uma enteropatia crônica, imunomediada, precipitada pela ingestão de glúten contido no trigo, cevada e centeio, em indivíduos que expressam os haplótipos HLA DQ2 e/ou DQ8 dominante.[4]

O conhecimento acerca da prevalência da DC tem alcançado bastante relevância nos últimos anos, pelos estudos epidemiológicos realizados nas populações. Isso vem mudando de forma expressiva o conhecimento sobre esta doença, sobretudo pelos avanços sorológicos em pessoas de alto risco para o diagnóstico da DC.[5]

Além do acometimento das crianças pela DC, 70% dos novos diagnósticos são realizados em pessoas com idade média de 20 anos, ou seja, podem ocorrer em qualquer faixa etária. Já é bem estabelecido o fato de a DC ser mais frequente entre as mulheres, alcançando uma proporção de 60% em diversos estudos.[5-7]

No decorrer deste capítulo buscaremos esclarecer, de modo objetivo, pontos cruciais referentes ao diagnóstico, tratamento e avanços atuais da DC, que está em ascensão no Brasil e no mundo.

Patogênese

A patogênese da DC tornou-se mais evidente após um maior conhecimento da interação do glúten (parte proteica e insolúvel em água, de alguns grãos e cereais) com a mucosa do intestino delgado em pessoas que são geneticamente suscetíveis.[8]

A variedade de apresentações clínicas na DC mostra que a sua patogênese resulta de uma complexa interação entre fatores ambientais, genéticos e imunológicos variáveis, conforme mostra a Figura 12-1. Ainda não está bem estabelecido como estes fatores controlam a expressão da doença.[9]

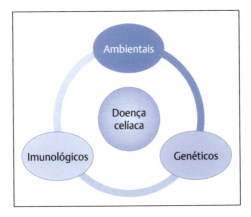

Fig. 12-1. Interação dos fatores etiológicos da doença celíaca.

Fatores Ambientais

Vários questionamentos em relação ao desenvolvimento da DC vêm sendo feitos ao longo dos anos, por ainda existirem dúvidas acerca dos gatilhos no surgimento da doença. A presença do glúten na dieta desencadeia uma ação imunomediada no intestino delgado pelos linfócitos T, tornando-o o principal fator ambiental envolvido na patogênese da DC.[10,11]

O glúten é composto pela glutenina e prolamina, sendo, essa última, responsável pelo efeito maléfico nos pacientes com DC. As prolaminas recebem a denominação de gliadina no trigo, hordeína na cevada, secalina no centeio e avenina na aveia.[12] Destas, a gliadina é a ativa no desenvolvimento da DC, podendo ser dividida em frações alfa, beta, gama e ômega. A alfa-gliadina é composta por 33 aminoácidos não digeríveis que passam pela barreira epitelial do intestino através do aumento da permeabilidade intestinal.[12,13]

Apesar de uma dieta rica em glúten ser essencial para o desenvolvimento da doença, ela sozinha não explica o fato de que a maioria das pessoas geneticamente suscetíveis, consumindo diariamente o glúten, não desenvolvem a DC ou o fato de a doença aparecer em diferentes faixas etárias. A microbiota intestinal vem sendo bastante estudada nos últimos anos, sendo demonstrado a ação destes microrganismos no aumento da permeabilidade da mucosa, da inflamação intestinal ou piora do meio pró-inflamatório padrão de resposta TH1, proporcionando maior produção de toxinas.[14]

O Quadro 12-1 destaca outros fatores ambientais caracterizados como de risco para o desenvolvimento da DC.[15-18]

Quadro 12-1. Influência dos Fatores Ambientais no Desenvolvimento da DC

Idade de introdução do glúten	Introdução do glúten na dieta antes de 1 ano de idade predispondo ao surgimento da DC. Existem dados conflitantes na literatura[15,16]
Infecções	Risco muito alto para o desenvolvimento de infecções nos primeiros meses de vida, causadas por Rotavírus e Reovírus Alguns estudos mostram relações com o *H. pylori*
Risco sazonal	Aumentado risco dos nascimentos no verão
Socioeconômica	Hipótese em relação à higiene
Uso de IBP	O uso prévio de IBP tem forte associação à DC[17]
Microbiota intestinal	Uma exposição ampla a microrganismos comensais e não patogênicos no início da vida protege contra DC e influencia o ecossistema intestinal

Adaptado de Tye-Din, Galipeau, Agardh, 2018.[18]
IBP, inibidor da bomba de prótons.

Genética

Os mais importantes fatores de caracterização da suscetibilidade genética na DC são representados pelos alelos HLA classe II que codificam os heterodímeros DQ2 (DQA1*0501, DQB1*0201) e/ou DQ8 (DQA1*0301 e DQB1*0302). Este complexo passa a ser reconhecido por receptores localizados na superfície das células T CD4+ da mucosa intestinal.[19]

O HLA-DQ8 está presente em cerca de 5% a 10% das pessoas, e o HLA-DQ2 em 9% a 95% da população. A ausência destes alelos tem uma grande importância pelo alto valor preditivo negativo. Portanto, a ausência ou presença destes alelos é demasiadamente relevante em determinar qual membro da família deve ser rastreado e acompanhado sorologicamente, além de evitar a orientação de dieta sem glúten em pacientes com diagnóstico incerto.[20,21]

Se, por um lado, os HLA DQ2 e DQ8 são necessários para o desenvolvimento da DC, por outro, ser portador destes genes não significa apresentar a afecção. Ao observarmos a população europeia, por exemplo, constatamos que 25% a 30% são portadores do alelo HLA-DQ2, e que apenas 4% destes desenvolvem a DC ao longo da vida. Na população mundial os números assemelham-se, pois 40% possuem os alelos predisponentes, e apenas 1% dos portadores destes genes desenvolvem a doença.[4]

Imunidade

Os fragmentos de peptídeo do trigo, cevada e centeio resistentes à digestão podem contribuir para o aumento da permeabilidade intestinal de forma imediata ou transitória através da ligação das partículas de gliadina não digeríveis ao receptor de quimiocina CXCR3 e, subsequente liberação de uma proteína parácrina chamada de zonulina.[11]

Outros fatores ambientais como as alergias alimentares, infecções bacterianas ou virais, também podem ser responsáveis pelo aumento da permeabilidade intestinal. Consequentemente, os peptídeos provenientes da gliadina não digerida conseguem acessar a lâmina própria, onde são captados pela transglutaminase tecidual (tTG), a qual catalisa o glúten por um processo de desamidação e subsequente formação do complexo gliadina-tTG. Este complexo antigênico é reconhecido pela célula apresentadora de antígeno (APC) em associação às moléculas dos alelos HLA (DQ2 ou DQ8), formando um novo complexo (gliadina-tTG-HLA). Desta maneira, todo um processo inflamatório é iniciado, mediado pelas células T CD4 e células B. Consequentemente, são desencadeadas respostas do tipo TH1 (células T auxiliares da imunidade celular do tipo 1) e TH2 (células T auxiliares da imunidade celular tipo 2) com liberação de citocinas pró-inflamatórias.[10]

Quadro Clínico

A DC pode ser diagnosticada em qualquer época da vida. No passado, era conhecida por ser frequente nas crianças e rara nos idosos, entretanto, com o aumento da longevidade e da influência dos fatores ambientais, o número de casos nos adultos vem crescendo, muitas vezes com grande intervalo entre o início dos sintomas e o correto diagnóstico.

Para uma compreensão mais didática do quadro clínico, um grupo de estudiosos durante o simpósio internacional de DC, em 2011, padronizou termos clínicos que ficaram conhecidos como a definição de Oslo, na tentativa de se obter melhor padronização dos termos. Como visto no Quadro 12-2.[6,10,11,22]

Quadro 12-2. Classificação da Doença Celíaca

DC Clássica	DC Não Clássica
■ Maior prevalência em população pediátrica ■ Caracterizada pelos quadros de diarreia, perda de apetite, retardo no crescimento, distensão abdominal em crianças menores de 3 anos ■ Adultos e crianças maiores de 3 anos podem apresentar constipação ou diarreia, dor abdominal, perda de peso, excesso de gases e refluxo gastroesofágico ■ Devido à diarreia e consequente desidratação, podem desenvolver distúrbios hidreletrolíticos e hipoalbuminemia	■ Bastante comum em qualquer faixa etária ■ Caracterizada pelo aparecimento de manifestações extraintestinais, como a osteopenia e osteoporose, afetando 70% dos pacientes no momento do diagnóstico; anemia ferropriva, anemia macrocítica, deficiência de vitamina D3 e de cálcio, estomatite aftosa, hipertransaminasemia, cefaleias, parestesias, ansiedade, depressão, neuroinflamação, infertilidade, abortos de repetição, amenorreia, enxaqueca recorrente, parto prematuro ■ Os sintomas podem persistir por um longo período em determinados grupos de celíacos
Forma Subclínica da DC	**DC Refratária**
■ Paciente geralmente assintomático ou com sintomas discretos ■ Pode estar associada a outras afecções com envolvimento autoimune e/ou relacionada a antígenos do sistema HLA, como a dermatite herpetiforme, diabetes tipo I, *alopecia areata*, Sd. de Sjogren, Sd. de Down, Sd. De Turner, Sd. de Willie, autismo, ataxia cerebelar, epilepsia, neuropatia periférica, hepatite autoimune, colangite esclerosante primária e colangite biliar ■ Melhora dos sintomas com DLG ■ O diagnóstico é importante para melhorar as alterações das doenças de base, resolver sintomas e prevenir complicações	■ Caracterizada pela presença de sintomas de malabsorção, perda de peso e diarreia, associada à atrofia persistente das vilosidades do duodeno após 1 ano de dieta livre de glúten (DLG) e sorologia negativa ■ Manifesta-se como DC refratária tipo 1: quando apresenta linfócitos intraepiteliais fenotipicamente normais. DC refratária Tipo 2: presença de linfócitos intraepiteliais anormais ou monoclonais sem marcadores de superfície CD3, CD8 e receptores de células-T ou ambos, sendo considerada uma forma de linfoma intraepitelial de baixo grau ■ Atentar para descartar outras causas de atrofia da mucosa e para a total ausência do glúten na dieta
DC em Potencial	
■ Caracterizada por apresentar sorologia positiva; genética positiva ■ Histologia normal ou com infiltração de linfócitos intraepiteliais ■ Pode ter sintomas clássicos, não clássicos ou subclínicos	

Fonte: Al-Toma *et al.*, 2019;[6] Caio, Volta, Sapone, 2019;[11] Tye-Din *et al.* 2018;[10] Ludvigsson, Leffler, Bai *et al.*, 2013.[22]

Existem outras formas de apresentação da doença DC não contempladas pela definição de Oslo, mas que têm tido muita relevância por serem identificadas na prática clínica, são elas:

1. Doença celíaca soronegativa
   ■ As principais características desta forma de apresentação são: pacientes com ou sem sintomas gastrointestinais, com sorologias negativas, genética compatível com DC e biópsia do intestino delgado com atrofia. Após um ano de dieta livre de glúten (DLG), tanto os sintomas quanto a atrofia desaparecem.[23]
2. Doença celíaca não responsiva à dieta livre de glúten
   ■ Persistência de sintomas gastrointestinais por mais de um ano, apesar da DLG restrita.[23]

Diagnóstico

O diagnóstico da DC pode ser feito de forma simples. Porém, por ser uma doença de características individuais e multifacetadas, pode-se tornar um diagnóstico complexo e demorado. O consenso europeu de estudo da DC, publicado em 2019,[11] aceita que o diagnóstico em adultos seja realizado pela combinação da biópsia duodenal e do teste sorológico representado pela IgA-Antitransglutaminase (IgA-tTG), IgA-Antiendomísio (IgA-EMA) e/ou antipeptídeo de gliadina deaminada (IgA-DGP), após a confirmação laboratorial da dosagem sérica normal de IgA.

A ESPGHAN (*European Society for Pediatric Gastroenterology, Hepatology and Nutrition*) estabeleceu que o diagnóstico em crianças é feito da seguinte maneira:[24]

- 1° Valor do anticorpo IgA-tTG 10 vezes maior que o valor de referência.
- 2° Anticorpo IgA-EMA positivo.
- 3° Teste genético (HLA DQ2 ou DQ8) positivo.
- 4° Sinais e sintomas sugestivos de DC.

A ESPGHAN excluiu a necessidade da biópsia duodenal na criança, motivo ainda de divergências quanto à aceitação deste critério no meio científico.[25]

Uma forma prática de se obter o diagnóstico da DC no adulto é observar a presença de quatro dos cinco critérios mencionados a seguir:[11]

- Níveis de IgA sérica normais e, ao menos, dois testes sorológicos positivos (IgA-tTG, IgA-EMA ou IgA-DGP).
- Teste genético positivo (HLA DQ2 e/ou DQ8).
- Sintomas clássicos da doença celíaca.
- Biópsia do intestino delgado apresentando atrofia (Marsh III).
- Melhora dos sintomas com a DLG.

Caso o paciente tenha deficiência de IgA, que pode estar presente em cerca de 3% da população, deve-se solicitar a dosagem do antitransglutaminase IgG e do antipeptídeo de gliadina deaminada IgG.[11]

Exame Endoscópico

Para uma melhor visualização das alterações da mucosa intestinal, o uso da cromoscopia com o índigo carmim, com o azul de metileno ou somente com a colocação de água é realizado para facilitar a visualização das seguintes alterações: espessamento de pregas duodenais, vilosidades mínimas (mais bem observadas debaixo d'água), fissuras e nodularidades leves, aspecto de mosaico, nodularidade da mucosa com ausência de pregas, mucosa completamente lisa ou com algumas criptas nas pregas restantes.[26]

Exame Histopatológico

A classificação histológica contempla alterações da mucosa intestinal e a presença de linfócitos intraepiteliais, sendo conhecida como classificação de Marsh-Oberhuber - tipo I: infiltração de linfócitos, tipo II: hiperplasia de criptas, tipo III: atrofia (IIIa: atrofia leve, IIIb: atrofia parcial, IIIc: atrofia total) e tipo IV: mucosa atrófica sem infiltrado de linfócitos intraepiteliais e criptas de altura normal.[27]

Uma das maiores dificuldades para o diagnóstico da DC é diferenciá-la de outras doenças glúten-relacionadas e de afecções que apresentam aspectos histológicos com encurtamento ou achatamento das vilosidades, como a desnutrição proteico-calórica, alergia alimentar e a enterite aguda ou crônica causadas por doenças virais, bacterianas, giardíase, doença de Whipple, imunodeficiências, gastroenterite eosinofílica, linfomas, diarreia persistente, doença enxerto *versus* hospedeiro e duodenite péptica.[28]

Diagnósticos Especiais

1º Sorologia Positiva e Biópsia do Intestino Delgado Normal ou com Infiltração de Linfócitos Intraepiteliais

Esta condição ainda é pouco estudada, representa 10% dos pacientes com DC. As crianças geralmente são assintomáticas, mas cerca de 20% podem apresentar sintomas intestinais. Adultos são mais sintomáticos, e a maior parte dos sintomas é extraintestinal.

Pode haver flutuação dos marcadores sorológicos ao longo do tempo, chegando a normalizar em determinados períodos. Nestes casos faz-se o acompanhamento a cada 6 meses durante 3 anos, com testes sorológico e histopatológico (biópsia do delgado). Naqueles que são sintomáticos geralmente indica-se o tratamento com a retirada do glúten da dieta.[11]

2º Sorologia Negativa

Caracterizada por apresentar sorologia negativa e atrofia da mucosa intestinal. Para fechar o diagnóstico, o paciente deve ficar um ano com uma DLG, feita de forma cuidadosa e orientada por uma equipe multiprofissional, então, após este período, se houver uma total normalização da mucosa intestinal, podemos concluir o diagnóstico. Sempre certificar a respeito de ingestas inadvertidas de glúten e afastar outras causas de atrofia da mucosa intestinal. Estes pacientes têm maior probabilidade de desenvolver outras doenças autoimunes e maior risco de ter complicações, como a DC refratária, quando comparamos aos que têm a DC clássica.

Devemos sempre lembrar de pedir o teste sorológico para todos os pacientes que apresentam manifestações clínicas gastrointestinais ou extraintestinais sugestivas de DC, diarreia ou constipação intestinal, excesso de gases inexplicado, perda de peso, cefaleia, sinais de refluxo gastroesofágico, puberdade tardia, amenorreia, anemia por deficiência de ferro ou megaloblástica de causa desconhecida, infertilidade, abortos espontâneos, osteoporose, alteração do esmalte dentário (hipoplasia) e em portadores de doenças autoimunes com associação conhecida. Todos os parentes de 1º grau dos pacientes com DC devem fazer os testes genético e sorológico com a finalidade de afastar a DC.[4]

Complicações

As complicações na DC geralmente são recorrentes em pacientes com um grande espaço de tempo decorrido entre o aparecimento da doença e seu diagnóstico ou naqueles que se recusam a seguir o tratamento de forma correta. Entre as complicações, destacamos: o hipoesplenismo, o linfoma não Hodgkin de células T, o adenocarcinoma do intestino delgado e a DC refratária.[4,11,18]

Tratamento

O único tratamento disponível até o momento é a DLG de forma estrita. Para isso, devem-se evitar todos os alimentos e medicamentos contaminados com glúten. A velocidade da resposta e melhora dos sintomas ao iniciar uma dieta sem glúten é bastante variada entre as pessoas. Muitos o ingerem de forma não intencional através de traços de glúten presentes em muitos alimentos, conhecida como contaminação cruzada.[4,18,24]

Vários estudos são conduzidos atualmente na tentativa de descobrir algum medicamento que proporcione a cura da DC, entretanto, ainda não há droga eficaz. Uma das medicações promissoras, em fase II de um estudo randomizado, é o TAK-062, que vem sendo testado por uma pesquisa multicêntrica entre os EUA, a Inglaterra e a União Europeia. O TAK-062 age degradando o glúten ainda na cavidade gástrica.[29]

Acompanhamento

Todo o paciente com DC, inicialmente diagnosticado, deve ser avaliado pelo médico e nutricionista a cada 3-6 meses, realizando exames laboratoriais e sorológicos (IgA-tTG ou IgA-DGP), até a normalização clínica e laboratorial. Após, o acompanhamento pode ser realizado anualmente. O apoio psicológico dos pacientes também é de suma importância, inclusive para total aceitação da dieta.[4]

Conclusão

A DC é uma realidade em nosso meio e deve ser pesquisada não só em pacientes que possuem sintomas gastrointestinais, mas também nos que apresentam manifestações extraintestinais. Sendo assim, são necessários ampla divulgação e conhecimento entre os profissionais de saúde, a fim de que o diagnóstico seja feito de forma adequada, evitando subdiagnósticos e complicações.

SENSIBILIDADE NÃO CELÍACA AO GLÚTEN

Definição

A dieta sem glúten tem ganhado crescente atenção nos últimos 30 anos. Mídia social, campanhas de *marketing* e celebridades reforçam na sociedade esse interesse, e, especialmente, a preocupação quanto ao seu potencial efeito negativo sobre a saúde. Nesse contexto, uma parcela da população não celíaca começou a relacionar seus sintomas à ingestão de glúten, excluindo-o, muitas vezes por conta própria, da sua dieta.[30,31] Com isso, passou-se a reconhecer e estudar uma nova doença denominada sensibilidade não celíaca ao glúten (SNCG).[32]

Desde 2010, a definição de SNCG vem sendo discutida em quatro conferências de consenso.[30,33] Nesse cenário ainda de muitas incertezas, a exclusão de DC e de alergia ao glúten permanece como etapa-chave para caracterização da SNCG, especialmente importante pela carência de biomarcadores para seu diagnóstico. Assim sendo, define-se essa condição clínica como a síndrome caracterizada por sintomas gastrointestinais e extraintestinais associados à ingestão de alimentos contendo glúten em indivíduos não afetados por DC ou AG.[34]

Na SNCG não há padrão de dano intestinal ou perfil genético semelhante ao que ocorre na DC e nem produção de IgE específica para glúten, como na AG (Quadro 12-3).[34] Há também controvérsias quanto ao componente causador das manifestações clínicas.

Recentes estudos têm atribuído potencial ação fisiopatogênica a outros componentes do trigo. Oligossacarídeos, como frutano, proteínas como o inibidor de alfa-amilase-tripsina (IAT) e a aglutinina do germe do trigo (AGT), têm sido implicados na gênese da doença, tanto que muitos autores defendem a mudança do termo para sensibilidade não celíaca ao trigo. Esta última nomenclatura, por sua vez, também traria falhas ao excluir grãos, como centeio e cevada, potenciais gatilhos da doença.[32]

Quadro 12-3. Comparação entre as Desordens Relacionadas ao Glúten

	SNCG	DC	AG
Prevalência	0,49%-14,9%	1%	1%
Gatilho dietético	Glúten, IAT, FODMAP	Glúten	Glúten
HLA DQ2/DQ8	50%	95%	Não
Biomarcador	AGA IgG em 50%	EMA-IgA, tTG-IgA, DGP-IgA	IgE específica para glúten
Histologia	MARSH 0 ou 1	MARSH 1 a 4	MARSH 0
Diagnóstico	Teste dietético	Sorologia, histologia, HLA	IgE específica, skin prick test
Início dos sintomas após exposição	Horas a dias	Dias a semanas	Minutos a horas

Fonte: Cárdenas-Torres FI et al., 2021.[34]
SNCG, sensibilidade não celíaca ao glúten; DC, doença celíaca; AG, alergia ao glúten; IAT, inibidor de alfa-amilase-tripsina; FODMAP, *Fermentable Oligosaccharides, Disaccharides, Monosaccharides and Polyols*; HLA, *human leukocyte antigen*; AGA, anticorpo anti-gliadina; EMA, anticorpo anti-endomísio; tTg, transglutaminase tecidual.

Epidemiologia

A SNCG tem prevalência heterogênea e ainda desconhecida em algumas partes do mundo, apresentando taxas variando de 0,49% a 14,9% (Quadro 12-3).[34] O reconhecimento só recente dessa entidade e a inexistência de biomarcadores sensíveis e reprodutíveis para seu diagnóstico contribuíram fortemente para a imprecisão desses dados.[35]

A maior parte dos estudos baseia-se em autodiagnósticos, sem a exclusão formal de DC ou AG. Isso traz um viés, com a inclusão de indivíduos não só com outros distúrbios relacionados ao glúten, mas também com síndrome do intestino irritável, cujos sintomas frequentemente se sobrepõem àqueles da SNCG. Além disso, o autorrelato de sensibilidade ao glúten sofre influência de fatores culturais, dietéticos e diferenças regionais na percepção dos sintomas. Essas questões, certamente, têm impacto sobre a determinação da prevalência. Por outro lado, uma investigação populacional ideal, baseada em uma análise dietética duplo-cega controlada, é impraticável em larga escala. Com isso, até que encontremos marcadores biológicos confiáveis para SNCG, teremos que trabalhar com estudos de prevalência baseados em autodiagnóstico, interpretados com cautela e crítica.[35]

Nesse contexto, destaca-se um estudo americano realizado antes do reconhecimento formal da SNCG, incluindo quase 8.000 participantes não celíacos. Aproximadamente 0,6% dos indivíduos participantes da pesquisa assumiram, por conta própria, dieta sem glúten como forma de controle de sintomas, sendo, a maioria, prováveis casos de SNCG.[36] Já no estudo da Universidade de Maryland, dos 5.896 pacientes analisados entre 2004 e 2010, 347 (6%) preencheram critérios para essa doença.[36] Na América Latina, através de questionário, com a mesma metodologia aplicada à maioria dos estudos europeus e norte-americanos, identificou-se uma prevalência em população geral entre 0,5% a 6,3%.[34] Especificamente no Brasil, Arámburo-Gálvez *et al.*, avaliando 1.654 indivíduos, em 2019, identificaram SNCG em 1,71% dos casos.[38]

Com idade média entre 28 e 40 anos, pacientes têm sido diagnosticados em todas as faixas etárias, inclusive na pediátrica, havendo predomínio do sexo feminino, com relação homem-mulher variando entre 1:2,5 e 1:4.[36,37,39]

Diagnóstico

Sem biomarcadores que permitam, com boa acurácia, a identificação adequada da SNCG, seu diagnóstico permanece ainda desafiador. Testes, como antitransglutaminase e antiendomísio, já bem estabelecidos na DC, são negativos nesta doença. Cerca de metade dos casos de SNCG tem resultado positivo para antigliadina-IgG (AGA-IgG) de primeira geração. Essa frequência, apesar de menor que a de celíacos, cuja positividade encontra-se entre 80% e 90%, é bem maior que aquela de pacientes com síndrome do intestino irritável (SII) (20%) ou da população geral/doadores de sangue (2%-8%).[37] Desse modo, após excluída DC, o teste AGA-IgG pode ser usado como ferramenta complementar na identificação da SNCG. Adicionalmente, a análise das subclasses desse marcador sorológico pode ser útil. Um aumento de antigliadina-IgG2 tem sido descrito na SNCG em comparação a controles saudáveis, e de antigliadina-IgG4 em relação tanto a indivíduos sadios, quanto a pacientes celíacos.[31]

Não há padrão genético definido para SNCG, com HLA-DQ2 e DQ8 presentes em cerca de 50% desses pacientes. Esse achado é somente pouco mais elevado que aquele da população geral, cuja positividade encontra-se em torno de 30%.[37] Quanto à histologia intestinal, não se identificam características marcantes, como na DC (Quadro 12-3), com praticamente todos os pacientes apresentando mucosa normal (MARSH 0) ou um achado bastante inespecífico de aumento dos linfócitos intraepiteliais (MARSH 1).[1]

Recentemente, verificou-se, de forma promissora, que a zonulina, uma proteína reguladora da permeabilidade intestinal, encontra-se em níveis elevados nos celíacos e portadores de SNCG, quando comparados aos controles assintomáticos e casos de SII. Os autores desse estudo sugerem o uso dessa proteína como marcador diagnóstico, de forma que, em combinação com características epidemiológicas e clínicas, permitiria a diferenciação entre SNCG e SII, especialmente na sua forma diarreica.[1] Esses dados ainda carecem de estudos complementares com número maior de participantes para uma conclusão mais definitiva.

Com as limitações laboratoriais e histológicas para a identificação da SNCG, tornou-se necessário o estabelecimento de outro tipo de estratégia diagnóstica. Desde a Conferência de Londres, em 2011, quando se estabeleceu uma padronização de nomenclatura para os distúrbios relacionados ao glúten, três outros grandes consensos trataram do tema, a saber, Munique (2012), Salerno (2014) e Lana (2016).

A partir do Consenso de Salerno definiu-se que pacientes com persistentes queixas gastrointestinais e/ou extraintestinais associadas ao glúten, num contexto de negatividade dos marcadores séricos de DC e AG, devam ser considerados suspeitos para SNCG. Para confirmação do diagnóstico segundo os critérios de Salerno (Fig. 12-2),[31] é necessária a avaliação da resposta clínica à exclusão do glúten e, posteriormente, a mensuração do efeito da sua reintrodução através de uma análise cega, placebo-controlada. Como pré-requisito para que esses critérios diagnósticos sejam aplicados, o paciente deve necessariamente estar em uma dieta habitual com glúten há pelo menos seis semanas.

Uma metanálise, incluindo 10 estudos com abordagem duplo-cega, placebo-controlada, à semelhança daquela preconizada pelos critérios de Salerno, identificou que, entre pacientes com o autodiagnóstico de SNCG, apenas 16% (38/231) apresentaram reação específica ao glúten, sendo verdadeiramente portadores dessa doença. Também vale ressaltar a forte influência do efeito *nocebo* evidenciada nos estudos. Cerca de 40% dos pacientes

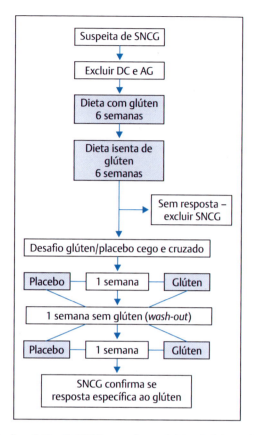

Fig. 12-2. Fluxograma de diagnóstico de SNCG segundo os critérios de Salerno. SNCG, sensibilidade não celíaca ao glúten; DC, doença celíaca; AG, alergia ao glúten..

reproduziram os sintomas quando expostos ao placebo numa análise duplo-cega, mostrando que esse efeito tem provavelmente marcante impacto quando o diagnóstico é realizado de forma não controlada.[31,34,40]

Claramente essa abordagem baseada nos critérios de Salerno é difícil de ser aplicada na prática clínica. Em parte, porque, tanto o veículo do glúten, quanto o placebo ainda não estão bem definidos, devendo idealmente ter o mesmo sabor e serem livres de componentes fermentáveis que possam confundir o resultado. Outro obstáculo ao emprego corriqueiro do protocolo é o fato de que grande parcela dos pacientes já chega com autodiagnóstico de SNCG e em dieta. Muitos desses, devido à melhora clínica, não estão dispostos a voltar a ingerir glúten.[35] Assim sendo, até o desenvolvimento de ferramentas diagnósticas mais adequadas, como biomarcadores sensíveis e específicos, a investigação dos casos suspeitos de SNCG ainda será um desafio.

Fisiopatogênese

Os mecanismos patogênicos da SNCG estão longe de ser completamente entendidos, mas nítidos progressos têm sido feitos nesse sentido. Estudos recentes apontam para uma possível combinação do envolvimento do sistema imune inato e adaptativo, disfunção da barreira mucosa intestinal e modificações da microbiota.

A participação do sistema imune tem sido fortemente sugerida nos estudos. Aproximadamente 50% dos pacientes possuem níveis elevados de AGA, e cerca de 40% apresentam aumento da contagem de linfócitos intraepiteliais, apesar da arquitetura vilositária preservada. Na SNCG, a distribuição dos linfócitos-T na mucosa apresenta um padrão peculiar, com formação de grupamentos (*clusters*) de 4 a 5 células no epitélio superficial e uma disposição linear na parte mais profunda da lâmina própria.[41] Além disso, há redução da expressão de células-T reguladoras, aumento dos níveis teciduais de IFN-gama e da contagem de linfócitos CD3+, CD45+ e eosinófilos.[35] Biópsias de mucosa de pacientes com SNCG, quando comparadas àquelas de celíacos, caracterizam-se por maior expressão de receptores *Toll-like-2* (TLR-2). Esses receptores transmembrana, via seu domínio extracelular, reconhecem múltiplos antígenos bacterianos, podendo atuar na interação entre microbiota e sistema imune inato intestinal.[35]

A maioria dos estudos tem concentrado a investigação na mucosa do intestino delgado, mas é importante ressaltar que muitos dos sintomas sugerem envolvimento colorretal. Avaliando mucosa retal e duodenal de pacientes com SNCG, o grupo de Palermo e Brescia encontrou, nos casos em que predominavam os sintomas colônicos, significativa infiltração eosinofílica retal, notadamente mais pronunciada que aquela da mucosa do intestino delgado. Quando as queixas dispépticas eram predominantes, o achado foi o inverso.[42] Juntos, esses dados sugerem ativação do sistema imune inato e adaptativo e resposta inflamatória na mucosa intestinal, cujo sítio de inflamação pode ser determinante para o padrão de apresentação clínica.

Alterações da motilidade e permeabilidade do intestino também podem estar envolvidas no processo fisiopatogênico da SNCG. Analisando pacientes com SNCG, positivos para HLA DQ2/8, colocados em dieta isenta de glúten, observou-se redução sérica da zonulina. Nesses mesmos indivíduos demonstrou-se correlação entre os níveis de zonulina e manifestações gastrointestinais.[35] Por outro lado, evidências mostram que a gliadina é capaz de estimular hipercontratilidade da musculatura lisa e disfunção da inervação colinérgica em modelos animais. Nesse contexto, a disbiose agiria como modulador de todo esse processo, interagindo com sistema imune e interferindo na barreira mucosa intestinal.[35]

Além do glúten, há outros componentes do trigo, como os IAT, AGT e frutanos, dentre os potenciais gatilhos dietéticos. O IAT é uma proteína de baixo peso molecular encontrada no endosperma do trigo e atua conferindo resistência da planta às pragas. Tem sido aventada sua participação na gênese da SNCG por ser altamente resistente às enzimas proteolíticas e pela sua alta capacidade de ativação da resposta imune inata via receptores *Toll-like-4* (TLR-4). Apesar desse potencial imunogênico frente a uma barreira mucosa comprometida, seu claro papel na SNCG ainda está por ser estabelecido.[31]

A AGT seria outro possível agente dietético relacionado à gênese da SNCG. Trata-se de uma lecitina protetora contra patógenos, que possui efeitos tóxicos e inflamatórios, comprometendo a integridade epitelial e induzindo síntese de citocinas. Sua importância na patogênese da SNCG também ainda precisa ser mais bem elucidada. Por fim, temos o frutano, polímero de frutose natural do trigo, pertencente à classe de componentes conhecidos como *FODMAP* (*Fermentable Oligosaccharides, Disaccharides, Monosaccharides and Polyols*). Devido ao seu efeito osmótico e rápida fermentação pela microbiota intestinal, induz aumento do fluido e gás intestinal, podendo acarretar sintomas, como dor, distensão e diarreia.

Em um estudo duplo-cego cruzado com 37 pacientes com SNCG e SII observou-se que todos os participantes apresentaram melhora significativa dos sintomas com a restrição dietética de *FODMAP*, enquanto apenas 8% obtiveram alívio exclusivamente com glúten. Uma série de outros estudos mostra que, frente a uma dieta reduzida em alimentos da classe *FODMAP*, há frequente alívio das manifestações intestinais e extraintestinais em indivíduos com SNCG autodiagnosticada. Muito provavelmente, por seu mecanismo osmótico, fermentativo e/ou modificador da microbiota, o frutano contribui para a fisiopatogênese da SNCG. Contudo, isoladamente esse componente do trigo é insuficiente para justificar toda a sintomatologia e a vasta gama de alterações fisiopatológicas.[35] É possível que o glúten e outros elementos proteicos do trigo atuem na sensibilidade visceral e ativação imune e, secundariamente, produtos *FODMAP* produzam os sintomas digestivos.

Apresentação Clínica

A expressão clínica da SNCG é heterogênea e inespecífica e há amplo espectro de manifestações, tanto intestinais, quanto extraintestinais. Os sintomas surgem em um curto espaço de tempo após a ingestão de glúten, melhoram em horas a poucos dias com a dieta livre deste componente e voltam a piorar quando é reintroduzido.[35]

Os principais sintomas relacionados ao trato gastrointestinal, conforme um grande estudo italiano multicêntrico prospectivo, foram: distensão (87%), dor abdominal (83%), diarreia (54%), dor epigástrica (52%), náuseas (44%), constipação (23%).[36] A análise da expressão clínica da SNCG mostra frequente sobreposição com doenças funcionais do trato digestivo. Dados da literatura demonstram que, em pacientes com SNCG autodiagnosticada, a prevalência de SII tem variado de 20% a 44%, enquanto nos grupos-controle encontra-se entre 3,5% e 25%. Isso reforça a associação epidemiológica entre as duas doenças.[35]

Partindo da investigação de pacientes com SII, há evidência de elevada proporção de casos de SNCG não reconhecidos, especialmente entre aqueles com SII na forma diarreica. Cerca de 80% dos pacientes com SII relatam haver relação dos seus sintomas com algum componente dietético, e um quarto associa seu quadro clínico à ingestão de trigo, assumindo frequentemente uma dieta isenta de glúten. Já com relação à dispepsia funcional, os dados de associação são ainda controversos e merecem investigação adicional.[35]

Manifestações extraintestinais, apesar de menos frequentes que as digestivas, também ocorrem na SNCG. Há relato de fadiga, cefaleia, ansiedade, dificuldade de concentração e memória, artralgia e depressão. Os mecanismos relacionados à gênese dessa sintomatologia, bem como sua real prevalência, ainda carecem de melhor definição.[31,37]

Tratamento

A dieta sem glúten é o tratamento de escolha para os casos bem definidos de SNCG, contudo há ainda questões a serem esclarecidas, como grau e duração da restrição dietética. Há relato na literatura de que, após 8 anos de acompanhamento, 74% dos pacientes ainda desenvolviam sintomas quando ingeriam trigo, necessitando, portanto, de manutenção da dieta. Entretanto, a decisão terapêutica deve considerar também os aspectos negativos da retirada do glúten. Com a dieta, há clara tendência de maior custo financeiro, bem como potenciais prejuízos nutricionais.

Pacientes com SNCG sob restrição de glúten aumentam a ingestão de gordura saturada, lipídeos, açúcar, com consequente redução de micronutrientes, como ferro, zinco e folato. Os níveis de tolerância e a necessidade complementar de redução de alimentos fermentáveis (*FODMAP*) devem também ser periodicamente avaliados. Há recomendação de que, entre 1 e 2 anos, o tratamento seja revisto de forma crítica, com reexposição ao trigo, suplementação vitamínica e correções dietéticas necessárias.[34]

Perspectivas

Apesar de muitos avanços, os conhecimentos relativos à caracterização, diagnóstico e tratamento da SNCG ainda estão sendo construídos. A carência de biomarcadores com adequada acurácia é um obstáculo a ser superado. Já a análise duplo-cega placebo-controlada, padrão-ouro para o diagnóstico, é de difícil aplicabilidade clínica e ainda não tem definido o veículo ideal para o glúten, nem o melhor placebo.

Com a patogênese aparentemente multifatorial, ainda está por definir se a SNCG seria uma entidade distinta, única, ou se compreenderia uma variedade de diferentes condições relacionadas ao glúten e a outros componentes do trigo. A avaliação criteriosa por profissional especializado, separando a SNCG de outras doenças do glúten e das doenças funcionais, é fundamental para que se estabeleça diagnóstico, prognóstico e abordagem dietética adequada e individualizada dos distúrbios relacionados ao glúten.

REFERÊNCIAS BIBLIOGRÁFICAS

1. Cabanillas B. Gluten-related disorders: celiac disease, wheat allergy, and nonceliac gluten sensitivity. Crit Rev Food Sci Nutr. 2020;60(15):2606-21.
2. Lebwohl B, Sanders DS, Green PHR. Coeliac disease. Lancet. 2018;391(10115):70-81.
3. Elli L, Branchi F, Tomba C, Villalta D, Norsa L, Ferretti F, et al. Diagnosis of gluten related disorders: Celiac disease, wheat allergy and non-celiac gluten sensitivity. World J Gastroenterol. 2015;21(23):7110-19.
4. Cohen IS, Day AS, Shaoul R. Gluten in celiac disease-more or less? Rambam Maimonides Med J. 2019;10(1):e0007. Published 2019 Jan 28.
5. Ludvigsson JF, Murray JA. Epidemiology of celiac disease. Gastroenterol Clin North Am. 2019;48(1):1-18.
6. Al-Toma A, Volta U, Auricchio R, Castillejo G, Sanders DS, Cellier C, et al. European Society for the Study of Coeliac Disease (ESsCD) guideline for coeliac disease and other gluten-related disorders. United European Gastroenterol J. 2019;7(5):583-613.
7. Catassi C, Kryszak D, Bhatti B, Sturgeon C, Helzlsouer K, Clipp SL, et al. Natural history of celiac disease autoimmunity in a USA cohort followed since 1974. Ann Med. 2010;42(7):530-8.VA
8. Korponay-Szabó I, Troncone R, Discepolo V. Adaptative diagnosis of coeliac disease. Best Practice & Research Clinical Gastroenterology. 2015;29:381-9.
9. Kupfer SS, Jabri B. Celiac Disease Pathophysiology. Gastrointest Endosc Clin N Am. 2012 Oct; 22(4):1-28.
10. Tye-Din JA, Galipeau HJ, Agardh D. Celiac disease: a review of current concepts in pathogenesis, prevention, and novel therapies. Front Pediatr. 2018;6:350.
11. Caio G, Volta U, Sapone A, Leffler DA, De Giorgio R, Catassi C, et al. Celiac disease: a comprehensive current review. BMC Med. 2019;17(1):142.
12. Pinto-Sánchez MI, Causada-Calo N, Bercik P, Ford AC, Murray JA, Armstrong D, et al. Safety of adding oats to a gluten-free diet for patients with celiac disease: systematic review and meta-analysis of clinical and observational studies. Gastroenterology. 2017;153:395-409.
13. Ciacci C, Ciclitira P, Hadjivassiliou M, Kaukinen K, Ludvigsson JF, McGough N, et al. The gluten-free diet and its current application in coeliac disease and dermatitis herpetiformis. U Eur Gastroenterol J. 2015;3:121-35.
14. Rossi M, Schwartz KB. Celiac disease and intestinal bacteria: not only gluten? J Leukocyte Biol. 2010;87(5):749-51.
15. Andrén Aronsson C, Lee HS, Koletzko S, Uusitalo U, Yang J, Virtanen SM, et al. Effects of gluten intake on risk of celiac disease: a case-control study on a swedish birth cohort. Clin Gastroenterol Hepatol. 2016;14:403-9.
16. Vriezinga SL, Auricchio R, Bravi E, Castillejo G, Chmielewska A, Crespo Escobar P, et al. Randomized feeding intervention in infants at high risk for celiac disease. N Engl J Med. 2014;371:1304-15.

17. Lebwohl B, Spechler SJ, Wang TC, Green PH, Ludvigsson JF. Use of proton pump inhibitors and subsequent risk of celiac disease. Dig Liver Dis. 2014;46:36-40.
18. Tye-Din JA, Galipeau HJ, Agardh D. Celiac disease: a review of current concepts in pathogenesis, prevention, and novel therapies. Front Pediatr. 2018 Nov 21;6:350.
19. Gama e Silva TS, Furlanetto TW. Diagnóstico de doença celíaca em adultos. Rev Assoc Med Bras. 2010;56(1):122-6.
20. Abadie V, Sollid LM, Barreiro LB, Jabri B. Integration of genetic and immunological insights into a model of celiac disease pathogenesis. Annu Rev Immunol. 2011;29(1):493-525.
21. Megiorni F, Mora B, Bonamico M, Barbato M, Nenna R, Maiella G, et al. HLA-DQ and risk gradient for celiac disease. Hum Immunol. 2009;70:55-9.
22. Ludvigsson JF, Leffler DA, Bai JC, Biagi F, Fasano A, Green PH, et al. The Oslo definitions for coeliac disease and related terms. Gut. 2013;62(1):43-52.
23. Leonard MM, Lebwohl B, Rubio-Tapia A, Biagi F. AGA clinical practice update on the evaluation and management of seronegative enteropathies: expert review. Gastroenterology. 2021;160:437-44.
24. Werkstetter KJ, Korponay-Szabó IR, Popp A, Villanacci V, Salemme M, Heilig G, et al. Accuracy in diagnosis of celiac disease without biopsies in clinical practice. Gastroenterology. 2017;153:924-35.
25. Egner W, Shrimpton A, Sargur R, Patel D, Swallow K. ESPGHAN guidance on coeliac disease 2012: multiples of ULN for decision making do not harmonise assay performance across centres. J Pediatr Gastroenterol Nutr. 2012;55:733-5.
26. Lebwohl B, Kapel RC, Neugut AI, Green PH, Genta RM. Adherence to biopsy guidelines increases celiac disease diagnosis. Gastrointest Endosc. 2011;74:103-9.
27. Memeo L, Jhang J, Hibshoosh H, Green PH, Rotterdam H, Bhagat G. Duodenal intraepithelial lymphocytosis with normal villous architecture: common occurrence in H. pylori gastritis. Mod Pathol. 2005;18:1134-44.
28. Hujoel IA, Murray JA. Refractory celiac disease. Curr Gastroenterol Rep. 2020;22(4):18.
29. Takeda A. Study of TAK-062 in treatment of active celiac disease in participants attempting a gluten-free diet. Disponível em: <https://clinicaltrials.gov/ct2/show/NCT05353985>, acessado em 14 de junho de 2022.
30. Sabença C, Ribeiro M, Sousa T, Poeta P, Bagulho AS, Igrejas G. Wheat/gluten-related disorders and gluten-free diet misconceptions: a review. Foods. 2021;10:1765.
31. Mumolo MG, Rettura F, Melissari S, Costa F, Ricchiuti A, Ceccarelli L, et al. Is gluten the only culprit for non-celiac gluten/wheat sensitivity? Nutrients. 2020;12(12).
32. Fasano A, Sapone A, Zevallos V, Schuppan D. Nonceliac gluten sensitivity. Gastroenterology. 2015;148:1195-204.
33. Catassi C, Alaedini A, Bojarski C, Bonaz B, Bouma G, Carroccio A, et al. The overlapping area of Non-Celiac Gluten Sensitivity (NCGS) and wheat-sensitive Irritable Bowel Syndrome (IBS): an Update. Nutrients. 2017 Nov 21;9(11):1268.
34. Cárdenas-Torres FI, Cabrera-Chávez F, Figueroa-Salcido OG, Ontiveros N. Non-celiac gluten sensitivity: an update. Medicina (Kaunas). 2021 May 24;57(6):526.
35. Barbaro MR, Cremon C, Wrona D, Fuschi D, Marasco G, Stanghellini V, et al. Non-celiac gluten sensitivity in the context of functional gastrointestinal disorders. Nutrients. 2020 Dec 4;12(12):3735.
36. Volta U, Bardella MT, Calabrò A, Troncone R, Corazza GR; Study Group for Non-Celiac Gluten Sensitivity. An Italian prospective multicenter survey on patients suspected of having non-celiac gluten sensitivity. BMC Med. 2014 May 23;12:85.
37. Mansueto P, Seidita A, D'Alcamo A, Carroccio A. Non-celiac gluten sensitivity: literature review. J Am Coll Nutr. 2014;33(1):39-54.
38. Arámburo-Gálvez JG, Beltrán-Cárdenas CE, Geralda André T, Carvalho Gomes I, Macêdo-Callou MA, Braga-Rocha ÉM, et al. Prevalence of adverse reactions to gluten and people going on a gluten-free diet: a survey study conducted in Brazil. Medicina. 2020; 56:163.

39. Taraghikhah N, Ashtari S, Asri N, Shahbazkhani B, Al-Dulaimi D, Rostami-Nejad M, et al. An updated overview of spectrum of gluten-related disorders: clinical and diagnostic aspects. BMC Gastroenterol. 2020 Aug 6;20(1):258.
40. Catassi C, Elli L, Bonaz B, Bouma G, Carroccio A, Castillejo G, et al. Diagnosis of non-celiac gluten sensitivity (NCGS): the salerno experts' criteria. Nutrients. 2015 Jun 18;7(6):4966-77.
41. Sergi C, Villanacci V, Carroccio A. Non-celiac wheat sensitivity: rationality and irrationality of a gluten-free diet in individuals affected with non-celiac disease: a review. BMC Gastroenterol. 2021 Jan 6;21(1):5.
42. Carroccio A, Giannone G, Mansueto P, Soresi M, La Blasca F, Fayer F, et al. Duodenal and rectal mucosa inflammation in patients with non-celiac wheat sensitivity. Clin Gastroenterol Hepatol. 2019;17(4):682-90 e 683.

COMO PREPARAR O PACIENTE PARA A TERAPIA IMUNOBIOLÓGICA

CAPÍTULO 13

Maria Leopoldina Lopes Pereira
Renata Filardi Simiqueli Durante
Marjorie Thomaz Moreira

INTRODUÇÃO

Grandes avanços foram observados na terapia das doenças inflamatórias intestinais (DII), notadamente durante as últimas duas décadas, com a utilização dos agentes biológicos. Eles têm sido cada vez mais utilizados em períodos precoces da doença, especialmente em pacientes com doenças de fenótipo agressivo (estenosante e fistulizante) e em doentes onde há falha de resposta, com a utilização de tratamentos convencionais.[1] Nestes pacientes, o uso de terapia biológica em monoterapia ou terapia combinada com imunomoduladores (Tiopurinas e Metotrexato) pode modificar o curso da doença, diminuindo as taxas de intervenção cirúrgica e hospitalização, bem como possibilitando a remissão clínica sem uso de esteroides.[1]

Entretanto, o uso das terapias imunobiológicas tem sido associado com um aumento do risco de reativação de várias infecções latentes, sendo algumas delas preveníveis por meio de imunizações, quimioprofilaxia ou aconselhamento.[2] Em particular, abordaremos o rastreio da tuberculose latente (ILTB), hepatites virais e do vírus da imunodeficiência humana (HIV).

Essa revisão objetiva promover uma abordagem atualizada das importantes etapas envolvidas na preparação dos pacientes com DII para terapia biológica, assegurando boas práticas no manejo destes pacientes a fim de se obter melhores resultados e menor morbidade/mortalidade inerentes ao tratamento.

RASTREIO DE INFECÇÕES LATENTES
Tuberculose

É estimado que cerca de um terço da população mundial seja infectada pelo *Micobacterium tuberculosis*. Destes, 10% acabam desenvolvendo infecção ativa, enquanto os restantes 90% desenvolvem infecção latente – caracterizada por resposta imune contra o *Micobacterium*, com ausência de sinais e sintomas de doença.

Entretanto, em qualquer situação clínica que leve a um desequilíbrio de resposta do sistema imune individual (vírus da imunodeficiência humana, desnutrição, malignidades e tratamentos imunossupressores – entre eles os imunobiológicos da classe anti-TNF), uma infecção latente pode progredir para infecção ativa.[3] Pacientes em uso de terapia biológica anti-TNF apresentam risco 2 a 8 vezes maior de desenvolvimento de tuberculose ativa, se comparados à população normal.[3] Além disso, combinação de agentes imunossupressores, como biológicos e imunomoduladores (Azatioprina e Metotrexato, por exemplo), apresentam efeito de risco sinérgico – estimado 13 vezes maior de infecção por TB, em pacientes em uso de comboterapia.[3]

O rastreamento e o tratamento da infecção ativa ou latente pela TB (ILTB) devem ser realizados em todos os pacientes com indicação de terapia biológica, o que reduz em mais de 85% o risco de reativação da TB.[3] Apesar desses cuidados rigorosos, a TB ativa ainda ocorre em 1-2% desses pacientes, principalmente nos 3 a 4 meses após início de terapia com anti-TNF-α (sugerindo atividade decorrente de uma reativação de ILTB).[3] Embora a triagem negativa não exclua a infecção por TB, principalmente em áreas de alta prevalência, como o Brasil, todos os pacientes precisam ser monitorados.

Não há teste padrão-ouro para o seu diagnóstico. A triagem é realizada com pesquisa de dados epidemiológicos de risco (contato com pacientes com TB, viagens para áreas endêmicas ou história de tratamento prévio); presença de sintomas de alta suspeição (tosse, febre, hemoptise, perda de peso) ou vacinação prévia para BCG; exame físico; radiografia de tórax (exclusão de TB ativa); teste tuberculínico (TT) e/ou, mais específico – o teste de liberação de interferon-gama para *Mycobacterium tuberculosis* (IGRA). A radiografia de tórax é importante para excluir TB ativa e fornecer evidências adicionais de ILTB (calcificação > 5 mm, espessamento pleural, opacidades lineares, ou doença fibronodular de lobo superior), pois 9% dos pacientes com triagem positiva foram diagnosticados exclusivamente devido à radiografia de tórax anormal.[3] Calcificações menores que 5 mm e/ou alterações fibróticas, em pacientes com tratamento prévio e adequado para TB, não carecem de profilaxia para ILTB.[3]

O TT, no Brasil, é realizado de acordo com o método de Mantoux e uma enduração ≥ 5 mm ou uma conversão após um teste negativo inicial é considerada positiva. Em pacientes que tomam medicamentos imunossupressores por mais de 3 meses, em doses efetivas, ou corticosteroides em dose superior a 20 mg de prednisona (ou equivalente) há mais de 15 dias ou, ainda, naqueles com desnutrição proteico-calórica significativa, esse teste pode mostrar resultados falso-negativos. Neste contexto, alguns *guidelines* sugerem a repetição do TT (*booster*), 1-2 semanas após um primeiro teste negativo. Por outro lado, pacientes previamente vacinados (BCG) podem apresentar resultados de TT distorcidos – falso-positivos, uma vez que alguns deles podem se tornar "reativos" ao derivado de proteína purificada inoculado. Tal fato parece tornar-se insignificante em pacientes com mais de 30 anos, independente de quando tenha sido realizada sua vacinação ou reforço.[3] O IGRA, comercialmente disponível em muitos países, possui sensibilidade e especificidade mais alta que o TT (particularmente em indivíduos imunocomprometidos) e não apresenta reação cruzada com a vacina BCG. Utiliza antígenos purificados do MT para estimular linfócitos do sangue periférico a produzir interferon-gama (IFN-gama). Uma de suas metodologias, chamada Quantiferon-Gold, mede a quantidade de IFN-gama sobrenadante de uma suspensão de células sanguíneas, enquanto o método T-SPOT determina o número de células produtoras de IFN, pelo método de ELISA.[3]

Em pacientes com DII que recebem terapia anti-TNF, a infecção por TB pode ser disseminada, severa e, ocasionalmente, fatal. Dessa forma, é necessário aumentar a sensibilidade para detectar ILTB. A sensibilidade desses testes depende de vários fatores, como incidência de TB no país, vacinação prévia e uso de drogas imunossupressoras. As diretrizes americanas e canadenses recomendam a substituição do TT pelo IGRA para melhorar a acurácia diagnóstica, no entanto o teste IGRA ainda não está disponível em todos os países

CAPÍTULO 13 ■ COMO PREPARAR O PACIENTE PARA A TERAPIA IMUNOBIOLÓGICA

e o TT ainda é o mais frequentemente empregado por ser mais barato e mais acessível.[4] Outros recomendam a realização primeiramente do TT, seguido de IGRA em pacientes com alta probabilidade pré-teste de terem ILTB (histórico de contato com caso de TB ativa, vacinação prévia com BCG ou TT borderline ou suspeita de falso-negativo). Em pacientes em uso de drogas imunossupressoras, o TT e o IGRA podem levar a resultados falso-negativos e alguns autores recomendam o uso de ambos os métodos para aumentar a sensibilidade, embora a superioridade desta estratégia seja incerta.[3,5] Qualquer teste positivo é um método válido para diagnosticar ILTB. Se não tivermos condições de realizar o teste IGRA, podemos usar a história clínica e o exame físico, associados à radiografia de tórax e ao TT. Paciente com TT ≥ 5 mm, contato recente com TB ou radiografia de tórax compatível com TB anterior, sem tratamento para TB prévia, deve ser considerado como ILTB.

As opções de tratamento para ILTB incluem isoniazida diária por 6 ou 9 meses, com taxas de proteção contra a infecção por TB entre 60-80% e 90% respectivamente; ou rifapentina associada à isoniazida, semanalmente, por 3 meses. Outras opções incluem, rifampicina associada à isoniazida por 3-4 meses ou rifampicina isolada, pelo mesmo período.[2,6] Não está definido quanto tempo é necessário para o tratamento com ILTB antes de iniciar a terapia anti-TNF-α. O tempo mínimo considerado é de 3 a 4 semanas.[2] O benefício do tratamento anti-TNF-α precoce tem que ser ponderado pelo risco de reativação da TB. O início simultâneo da terapia para ILTB e DII, com anti-TNF, pode ser considerado em casos de DII grave. O *screening* para TB não pode prevenir completamente a ocorrência de TB. Durante a terapia anti-TNF-α e pelo menos 6 meses após a interrupção do tratamento, todos os pacientes devem ser monitorados quanto a sinais e sintomas da doença.[7]

Repetir anualmente a triagem para TB durante a terapia anti-TNF-α tem sido considerada uma estratégia controversa.[2] Entretanto, levando em consideração os sérios riscos relacionados com a infecção ativa por TB em pacientes imunossuprimidos, alguns autores advogam uma rotina anual de rastreamento, durante uso de terapias imunobiológicas (anti-TNF). Neste contexto, os pacientes devem ser testados com TT ou IGRA, se o teste foi negativo anteriormente. Nos pacientes que tiveram esses testes positivos no início, esse resultado permanece positivo após o tratamento para ILTB e não é útil para avaliar o risco de nova infecção.[7]

A Figura 13-1 apresenta o algoritmo diagnóstico de infecção por tuberculose latente, em pacientes com DII.

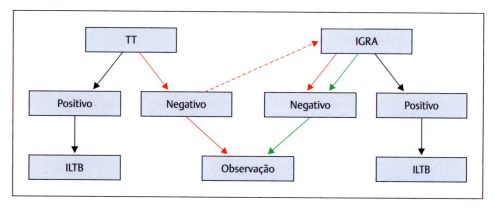

Fig. 13-1. Algoritmo para detecção de ILTB em pacientes com DII. Seta verde, se história presente de vacinação BCG em pacientes jovens. Seta vermelha, início de rastreamento com TT e complementação com teste IGRA, se forte suspeição apesar de resultado negativo (imunossuprimidos, por exemplo).

Hepatite C

Atualmente, estima-se que cerca de 71 milhões de pessoas estejam infectadas pelo vírus da hepatite C (HCV) em todo o mundo. Cerca de 400 mil vão a óbito, todo ano, devido a complicações desta doença, principalmente por cirrose e carcinoma hepatocelular.[8] Estima-se que cerca de 657 mil pessoas estejam cronicamente infectadas pelo HCV no Brasil.[9]

Sua transmissão ocorre principalmente por via parenteral, por meio do contato com sangue contaminado. De forma geral, a transmissão sexual desse vírus é pouco eficiente e ocorre, sobretudo, em indivíduos com múltiplos parceiros e práticas sexuais de risco, sem uso de preservativo. Há também a possibilidade de transmissão vertical, em menor proporção dos casos.[9]

Com o objetivo de ampliar o acesso ao diagnóstico e tratamento, algumas populações mais sensíveis à repercussão viral necessitam de testagem. Dentre os grupos de risco, os indivíduos imunossuprimidos devem ser testados.[10] A avaliação do anti-HCV deve ser realizada e, se positiva, o resultado deve ser confirmado pela detecção de HCV-RNA.[11]

Em 2014, Huang *et al.* relataram que a taxa de infecção pelo HCV em pacientes com DII não era estatisticamente diferente da população geral.[12] Porém, a triagem para hepatite C está recomendada, devido ao risco potencial de piora da função hepática, como resultado da terapia imunossupressora, infecção concomitante com outros vírus (HBV e/ou HIV) ou pela potencialização dos efeitos de medicamentos hepatotóxicos.[10,13] Os imunossupressores não pioram a infecção por HCV, a menos que ocorra infecção concomitante associada ao HBV e/ou HIV.[13]

Por isso, nessa população, os imunossupressores não são contraindicados, mas devem ser usados com cautela. A decisão depende da gravidade da DII e do estágio da doença hepática. O risco de que a terapia antiviral ou as interações medicamentosas com a terapia da DII possam exacerbar a DII deve ser ponderado com cautela ao considerar a necessidade de tratamento do HCV.[10]

Atualmente, a única recomendação específica nesse cenário é evitar a superimunossupressão (particularmente *bolus* de corticosteroides). Por outro lado, a progressão para cirrose hepática em pacientes imunossuprimidos com DII parece ser semelhante à observada em pacientes infectados não imunossuprimidos. Assim, a administração de imunossupressores, que é comum na DII, não parece ter um efeito prejudicial significativo sobre o curso do HCV e não aumenta a progressão para doença hepática terminal, exceto para casos de coinfecção com HBV e/ou HIV em que pode ocorrer insuficiência hepática grave.[10]

Medidas gerais para reduzir ou prevenir a infecção pelo HCV são apropriadas, uma vez que a vacinação ou quimioprofilaxia para esta infecção potencial não está disponível.[10]

Hepatite B

A hepatite B é uma doença de elevada transmissibilidade e com impacto na saúde pública. Estima-se que 240 milhões de pessoas estejam infectadas cronicamente e que seja responsável por aproximadamente 780 mil óbitos ao ano, no mundo.[14]

No Brasil, apesar da introdução da vacina em 1989 e dos esforços progressivos em imunização e prevenção pelo Sistema Único de Saúde (SUS),[14] a transmissão da hepatite B ainda é uma realidade, com aproximadamente 17 mil novos casos detectados e notificados anualmente.

A reativação da replicação do vírus B (HBV) foi relatada em 20% a 50% dos portadores de hepatite B submetidos a terapias imunossupressoras ou uso de quimioterápicos. Considerando que os pacientes com DII podem necessitar de terapia imunossupressora em qualquer ponto do curso natural da doença, é necessário rastrear todos os pacientes para HBV no momento do diagnóstico, antes de iniciar este tratamento, pois pode ocorrer reativação do HBV e descompensação hepática.[7] São consideradas terapias imunossupressoras: imunomoduladores, glicocorticoides e/ou pacientes com indicação de terapia imunobiológica (anti-TNF ou de outras classes).[2]

Todos os pacientes com DII devem ser testados para o HBV, por meio da dosagem de HBsAg, anti-HBc IgG e anti-HBs, para avaliar a infecção ou o estado de vacinação. Em pacientes com evidência de infecção por HBV (HBsAg e/ou anti HBc IgG positivos), o HBeAg, anti-HBe e HBV DNA também devem ser avaliados. Como a infecção por HBV pode ser prevenida por vacinação, aqueles com marcadores negativos de HBV (anti-HBS < 10 UI/mL) devem receber imunização antes da imunossupressão.[7,11,13]

Pacientes HBsAg-positivo e com HBV-DNA acima de 2.000 UI/mL devem ser tratados de acordo com as diretrizes atuais da Associação Americana para o Estudo de Doenças Hepáticas. Pacientes com HBsAg positivo e com HBV-DNA abaixo de 2.000 UI/mL ou HBsAg-negativo e com anti-HBc IgG positivo, também correm risco de reativação do HBV durante terapias imunossupressoras.[2]

Foi recomendado pela Associação Europeia de Estudos de Doenças Hepáticas a prescrição precoce de análogos nucleotídeos/nucleotídeos para todos os pacientes HBsAg positivos que precisam de terapia imunossupressora. Essa estratégia deve ser adotada pelo menos 1-3 semanas antes do início de corticosteroides, tiopurinas e/ou agentes imunobiológicos e continuada por 6 meses a 1 ano após o término destas terapias, independentemente do número de imunossupressores utilizados, pois a reativação do HBV pode ocorrer mesmo após a retirada das drogas.[7,11]

O entecavir e o tenefovir são os antivirais preferidos para pacientes com DII devido ao seu rápido início de ação, maior potência antiviral e baixa incidência de resistência. Na DII, é necessário um controle rápido da infecção pelo HBV,[10] particularmente quando a administração de imunossupressores não pode ser adiada. Além disso, a necessidade de imunossupressão a longo prazo requer tratamentos antivirais com alta barreira genética e baixíssima incidência de resistência.

Idealmente a terapia imunossupressora deve ser adiada, se possível, até que uma carga viral (HBV DNA) negativa seja obtida, o que pode levar de 2 a 3 meses.[7] Pacientes que sofrem de DII moderada/grave frequentemente não podem esperar tanto tempo.

Embora menos comum, a reativação do HBV também pode ocorrer durante a terapia imunossupressora, em pacientes com infecção oculta pelo HBV, definida por uma infecção quiescente em pacientes HBsAg/anti-HBc positivos ou anti-HBc positivo/anti-HBs positivo, mas com DNA persistente no núcleo de hepatócitos. Os pacientes com HBV oculto devem ser monitorados para alanina aminotransferase e HBV DNA (a cada 2-3 meses) durante todo o tratamento com imunossupressores.[7,10]

A Associação Americana de Gastroenterologia (AGA) não recomenda o uso de profilaxia antiviral de rotina em pacientes cujo risco de reativação do HBV é baixo (ou seja, menos de 1%): pacientes em uso de agentes imunossupressores tradicionais (p. ex., azatioprina, 6-mercaptopurina, metotrexato), em esteroides intra-articulares, glicocorticoides orais por um curto período de tempo (menos de uma semana), ou com menos de 10 mg de prednisolona ou equivalente, se o paciente for HBsAg negativo e anti-HBc positivo. Além disso, e contra as recomendações anteriores, a AGA não recomenda o monitoramento do HBV DNA para a decisão de terapia preventiva, como alternativa à profilaxia antiviral.[2]

O Quadro 13-1 resume uma abordagem sugerida para o manejo de pacientes com DII que estão infectados com o vírus da hepatite B ou C e precisam de imunossupressores ou terapia biológica.

Quadro 13-1. Estratégias para o Manejo de Pacientes com Doença Inflamatória Intestinal (DII) que Estão Infectados com o Vírus da Hepatite B ou C e Precisam de Imunossupressores ou Terapia Biológica

	Vírus da Hepatite B (HBV)
Antes do tratamento de todos os pacientes com DII	Triagem para hepatite B: HBsAg, anti-HBc e anti-HBs
	Pacientes HBsAg+: avaliar HBeAg, Anti-HBe e HBV-DNA
	Pacientes HBV negativos: devem ser vacinados e verificados os níveis de anti-HBs 1-2 meses após a última dose da vacina
	O título de anti-HBs deve ser reavaliado a cada dois anos após o início da terapia
Infecção ativa por HBV: (HBsAg +, HBeAg + ou Anti-HBe +, ALT -, HBV DNA+)	Terapia antiviral com análogos de nucleosídeo/nucleotídeo de terceira geração com alta barreira à resistência ao HBV: ETV, FTD ou TAF
	O tempo de terapia será guiado pela resposta da doença hepática
Portador inativo de HBV: (HBsAg +, Anti-HBe+, ALT normal, HBV-DNA < 2.000 UI/mL)	Profilaxia antiviral empregando análogos de nucleosídeo/nucleotídeo com alta barreira à resistência ao HBV (ETV, FTD ou TAF)
	A terapia antiviral deve ser iniciada 1 a 3 semanas antes da terapia imunossupressora e continuar por 6 a 12 meses após sua interrupção
Infecção oculta por HBV: (HBsAg-, Anti-HBc +, Anti-HBs ±)	Monitoramento de HBsAg e HBV-DNA a cada 3-4 meses
	Em caso de soroconversão, a terapia antiviral deve ser iniciada
	Vírus da Hepatite C (HCV)
Antes do tratamento de todos os pacientes com DII	Triagem para anti-HCV: se anti-HCV +, avaliar HCV-RNA
	O uso de imunomoduladores e biológicos será decidido de acordo com a gravidade da doença hepática; a terapia anti-TNF-γ é contraindicada na cirrose hepática descompensada (Child B e C)
Durante o tratamento	Testes laboratoriais de fígado (ALT, AST, albumina, bilirrubina e contagem de plaquetas) devem ser monitorados a cada 3 meses

ETV: entecavir; FTD: fumarato de tenofovir desoproxila; TAF: tenofovir alafenamida.
*Adaptado de Chebli JM, Gaburri PD, Chebli LA, et al.[7]

Vírus da Imunodeficiência Humana (HIV)

O teste de HIV é recomendado para pacientes com DII, devendo sempre preceder o início da terapia imunossupressora, com base em relatos de aumento do risco e gravidade de infecções relacionadas com infecções pelo HIV em pacientes recebendo esta terapia. No entanto, os imunossupressores não são necessariamente contraindicados em pacientes infectados pelo HIV.[15]

Estudos sobre o efeito de corticoides e imunomoduladores em pacientes portadores de HIV são escassos, mas o que se vê em alguns poucos estudos observacionais e caso-controle é que parece que o uso dessas medicações não tem efeito maléfico aos pacientes, especialmente se em uso de HAART com imunidade estabilizada por um CD4 > 200 cél/mm^3 e carga viral indetectável.[10]

Sabe-se que o TNF-α tem sido implicado na patogênese da infecção pelo HIV, contribuindo para a replicação viral e que suas altas concentrações foram associadas a estágios avançados da infecção pelo HIV e a ocorrência de complicações infecciosas.[16,17]

Alguns estudos sobre os efeitos da terapia anti-TNF-α no curso da infecção pelo HIV mostraram que pode haver um efeito favorável desta terapia nos pacientes com HIV,[16,17] indicando que é possível usar imunomoduladores, mas sendo necessário monitoramento regular desses pacientes.

Os pacientes portadores de DII submetidos a terapia imunomoduladora ou biológica são mais bem testados para infecção pelo HIV através do antígeno p24 do HIV e teste de anticorpos, com PCR apenas se houver suspeita de infecção aguda.[10]

Devemos considerar que a suscetibilidade à infecção de pacientes com DII que tem HIV depende muito do sucesso da HAART, e que interações entre imunomoduladores e HAART ainda são amplamente desconhecidos.[7]

A infecção primária pelo HIV pode ocorrer durante o tratamento imunomodulador, mas é raro.[15] Nesse caso o paciente deve ser encaminhado ao especialista para tratamento adequado. É razoável levar em conta o risco de contrair o HIV, portanto, para pacientes de risco, nova testagem é indicada.

O diagnóstico de doença inflamatória intestinal em pacientes infectados pelo HIV deve ser revisado e o tratamento administrado em conjunto com especialistas apropriados. Em tese, o uso de terapia com imunomodulador para os pacientes de DII com HIV é considerado seguro, desde que CD4 > 200 e se terapia retroviral for associada.[7] O acompanhamento conjunto com o infectologista é mandatório.

Além da triagem para tuberculose, hepatites B e C e HIV, devemos lembrar também de outras possíveis infecções latentes a serem triadas antes da terapia imunossupressora, entre elas, recomendadas por diretrizes internacionais,[2,18] infecções bacterianas ou parasitárias, como *Strongyloides stercoralis*, *Leishmania spp*, *Trypanosoma cruzi*, *Mycobacterium leprae*, entre outras,[19] considerando viagens recentes a lugares endêmicos para essas patologias.

Considerar infecções pregressas pelo herpes-vírus ou zóster, HPV, CMV, Epstein-Barr, JC vírus, *Clostridium difficile*, avaliando *status* vacinal prévio ou necessidade de vacinação atual, necessidade de tratamento específico com ou sem suspensão temporária da terapia imunomoduladora.[10] Faz-se necessário também avaliação da situação vacinal antes do uso do imunossupressor, mas esse assunto será abordado em outro capítulo devido à relevância do tema.

CONCLUSÃO

Pacientes portadores de DII devem ser cuidadosamente orientados sobre os benefícios e riscos das terapias imunossupressoras. Extensão/perfil fenotípico de apresentação da DII, assim como fatores de risco epidemiológicos, histórico de saúde pregresso e de comorbidades destes pacientes, devem ser detalhadamente analisados – com objetivo de personalizar sobre qual o melhor tratamento deverá ser instituído. Além disso, triagem adequada reduz riscos de reativação de algumas doenças infecciosas (como tuberculose, hepatites virais e micoses endêmicas), enquanto vacinação e quimioprofilaxia podem proteger contra outros.

Avaliação adequada antes de imunossupressão pode evitar interrupções terapêuticas posteriores, no contexto da DII. Atualizações rotineiras são fundamentais, uma vez que mudanças de diretrizes terapêuticas sobre o tema têm sido frequentes. Uma equipe médica engajada (com trabalho multidisciplinar) no tratamento de pacientes informados e participativos é de suma importância para garantir maior sucesso e menor complicação desses tratamentos.

REFERÊNCIAS BIBLIOGRÁFICAS

1. Eichele DD, Young R. Medical management of inflammatory bowel disease. Surg Clin North Am 2019;99(6):1223-35.
2. Abreu C, Sarmento A, Magro F. Screening, prophylaxis and counselling before the start of biological therapies: A practical approach focused on IBD patients. Dig Liver Dis 2017;49(12):1289-97.
3. Park DI, Hisamatsu T, Chen M, Ng SC, Ooi CJ, Wei SC, et al. Asian Organization for Crohn's and Colitis and Asia Pacific Association of Gastroenterology consensus on tuberculosis infection in patients with inflammatory bowel disease receiving anti-tumor necrosis factor treatment. Part 1: risk assessment. Intest Res 2018;16(1):4-16.
4. Brett K, Dulong C, Severn M. Identification of tuberculosis: A review of the guidelines [Internet]. Ottawa (ON): Canadian Agency for Drugs and Technologies in Health; 2020 Feb 6. Available from:https://www.ncbi.nlm.nih.gov/books/NBK562928/
5. Singanayagam A, Manalan K, Sridhar S, Molyneaux PL, Connell DW, George PM, et al. Evaluation of screening methods for identification of patients with chronic rheumatological disease requiring tuberculosis chemoprophylaxis prior to commencement of TNF-α antagonist therapy. Thorax 2013;68(10):955-61.
6. Getahun H, Matteelli A, Abubakar I, Aziz MA, Baddeley A, Barreira D, et al. Management of latent Mycobacterium tuberculosis infection: WHO guidelines for low tuberculosis burden countries. Eur Respir J 2015;46:1563-76.
7. Chebli JM, Gaburri PD, Chebli LA, da Rocha Ribeiro TC, Pinto AL, Ambrogini Júnior O, et al. A guide to prepare patients with inflammatory bowel diseases for anti-TNF-α therapy. Med Sci Monit 2014 Mar 26;20:487-98.
8. Center for Disease Analysis. 2017. Strategies to Manage the Future HCV Disease Burden in Brazil.
9. Ministério da Saúde. Comissão Nacional de Incorporação de Tecnologias no SUS. Secretaria de Ciência, Tecnologia e Insumos Estratégicos. Protocolo Clínico e Diretrizes Terapêuticas para Hepatite C e Coinfecções. N. 360, 2018.
10. Rahier JF, Magro F, Abreu C, Armuzzi A, Ben-Horin S, Chowers Y, et al.; European Crohn's and Colitis Organisation (ECCO). Second European evidence-based consensus on the prevention, diagnosis and management of opportunistic infections in inflammatory bowel disease. J Crohns Colitis 2014 Jun;8(6):443-68.

11. Magro F, Gionchetti P, Eliakim R, Ardizzone S, Armuzzi A, Barreiro-de Acosta M, et al. European Crohn's and Colitis Organisation [ECCO]. Third European Evidence-based Consensus on Diagnosis and Management of Ulcerative Colitis. Part 1: Definitions, diagnosis, extra-intestinal manifestations, pregnancy, cancer surveillance, surgery, and ileo-anal pouch disorders. J Crohns Colitis 2017 Jun 1;11(6):649-70.
12. Huang ML, Xu XT, Shen J, Qiao YQ, Dai ZH, Ran ZH. Prevalência e fatores relacionados à infecção por hepatite B e C em pacientes com doença inflamatória intestinal na China: um estudo retrospectivo. J Crohns Colitis 2014;8:282-7.
13. Inflammatory Bowel Disease Group, Chinese Society of Gastroenterology, Chinese Medical Association. Evidence-based consensus on opportunistic infections in inflammatory bowel disease (republication). Intest Res 2018 Apr;16(2):178-93..
14. Ministério da Saúde. Comissão Nacional de Incorporação de Tecnologias no SUS. Secretaria de Ciência, Tecnologia e Insumos Estratégicos. Protocolo Clínico e Diretrizes Terapêuticas para Hepatite B e Coinfecções. NXX, 2016.
15. Gaylis, N. Infliximab in the treatment of an HIV positive patient with Reiter's syndrome. J Rheumatol 2003;30: 407-11.
16. Gallitano SM, McDermott L, Brar K, Lowenstein E. Use of tumor necrosis factor (TNF) inhibitors in patients with HIV/AIDS. J Am Acad Dermatol 2016;74:974-80.
17. Wangsiricharoen S, Ligon C, Gedmintas L, Dehrab A, Tungsiripat M, Bingham C, et al. The rates of serious infections in HIV-infected patients who received tumor necrosis factor (TNF)-α inhibitor therapy for concomitant autoimmune diseases. Arthritis Care Res 2016;69: 449-52.
18. ArduraMI, Siegel JD, Lu Y, Bousvaros A, Crandall W. NASPGHAN clinical report: surveillance, diagnosis, and prevention of infectious diseases in pediatric patients with inflammatory bowel disease receiving tumor necrosis fator-α inhibitors. JPGN 2016;63:130-55.
19. Bartalesi F, Scirè C, Requena-Méndez A, Abad MA, Buonfrate D, Caporali R, et al. Recommendations for infectious disease screening in migrants to Western Europe with inflammatory arthropathies before starting biologic agents. Results from a multidisciplinary task force of four European societies (SIR, SER, SIMET, SEMTSI) facing the largest impact of the flow of migrants today. Clin Exp Rheumatol 2017;35:752-65.

DIAGNÓSTICO E TRATAMENTO DA DISBIOSE

CAPÍTULO 14

Adélia Carmen Silva de Jesus
Matheus Cavalcante Franco
Lara Prata Silva Albuquerque

A microbiota intestinal de uma criança é adquirida da mãe durante o nascimento e, nos estágios iniciais da vida, tende a ser semelhante à da mãe. A dieta e o ambiente influenciam profundamente a composição da microbiota intestinal durante crescimento e desenvolvimento.

A microbiota intestinal comensal tem múltiplos efeitos benéficos no hospedeiro, incluindo a prevenção da colonização por bactérias patogênicas, e manutenção da integridade do epitélio intestinal e do tecido linfoide intestinal. Certos micróbios intestinais sintetizam micronutrientes como vitamina K e ácido fólico, enquanto outros participam do metabolismo de drogas. Finalmente, os micróbios colônicos são capazes de fermentar carboidratos não digeridos em ácidos graxos de cadeia curta, que são usados por colonócitos como fonte de energia.[1]

No intestino delgado proximal de indivíduos saudáveis predominam bactérias aeróbicas Gram-positivas com raros anaeróbios facultativos. O intestino delgado distal atua como uma zona de transição com a microbiota no intestino delgado consistindo principalmente de anaeróbios facultativos e populações esparsas de bactérias aeróbias. No cólon, consiste em uma densa população de anaeróbios estritos.

O supercrescimento bacteriano do intestino delgado (SIBO) é definido como a presença de um número excessivo de bactérias no intestino delgado, causando sintomas gastrointestinais. SIBO pode ocorrer não apenas na presença de bactérias do intestino delgado em excesso, mas também quando há uma alteração na distribuição da microbiota intestinal de tal forma que os micróbios no intestino delgado proximal refletem os micróbios usuais no intestino mais distal.

Estas bactérias são geralmente coliformes, que são tipicamente encontradas no cólon e incluem espécies aeróbicas e anaeróbicas predominantemente Gram-negativas que fermentam carboidratos produzindo gás. Uma contagem de colônias bacterianas de ≥ 103 unidades formadoras de colônias por mililitro (UFC/mL) em um aspirado duodenal/jejunal tem como diagnóstico SIBO. Concentrações acima de 105 UFC são vistas quase exclusivamente em pacientes com gastrectomia.[2]

As bactérias mais frequentemente encontradas nos casos de SIBO são: *Estreptococos* (71%), *Escherichia coli* (69%), *Estafilococos* (25%) e *Klebsiella* (20%).

Cerca de 30% dos pacientes com SIBO são colonizados com espécies de *Archaea*, organismos anaeróbicos semelhantes a bactérias que produzem metano (CH4) e são resistentes à maioria dos antibióticos padrão. SIBO causado por *Archaea* produtoras de metano exibem um espectro diferente de fatores de risco clínico em comparação com SIBO causado por bactérias produtoras de H2 e, em particular, têm um risco significativamente menor de ter deficiência de vitamina B12.[3,4]

Os sinais e/ou sintomas de SIBO podem surgir da malabsorção de nutrientes, alteração na permeabilidade intestinal, inflamação e/ou ativação imune que surge da fermentação bacteriana patológica no intestino delgado. Tais sintomas podem incluir, mas não podem estar limitados, a náusea, o inchaço, a flatulência, a distensão abdominal, cólicas abdominais, a dor abdominal, a diarreia e/ou a constipação. Em casos extremos, os sinais podem incluir esteatorreia, perda de peso, anemia, deficiências de vitaminas lipossolúveis e/ou inflamação da mucosa do intestino delgado. Estes geralmente estão associados a causas extraordinárias de SIBO, como a iatrogênica (alça cega pós-cirúrgica) ou esclerodermia. Alguns pacientes também podem manifestar fadiga e falta de concentração.[5]

Embora SIBO geralmente cause sintomas leves e inespecíficos, também pode resultar em manifestações mais graves. É importante reconhecer que as manifestações mais graves resultam mais comumente da doença subjacente em vez do próprio SIBO (Quadros 14-1 e 14-2).[1,2]

O aspirado e a cultura do intestino delgado são frequentemente considerados o padrão-ouro para o diagnóstico de SIBO. Uma alternativa não invasiva é o teste respiratório de hidrogênio expirado (Quadro 14-3).[1]

Quadro 14-1. Condições Associadas ao SIBO

Categoria	Condições específicas
Causas mecânicas	▪ Tumor ▪ Volvo ▪ Intussuscepção ▪ Causas pós-cirúrgicas
Doença sistêmica	▪ Diabetes ▪ Esclerodermia ▪ Amiloidose
Motilidade	▪ Síndrome do intestino irritável ▪ Pseudo-obstrução ▪ Doenças mitocôndrias
Medicações	▪ Opioides ▪ Agentes secretores potentes (IBPs)
Condições de malabsorção	▪ Insuficiência pancreática ▪ Cirrose
Relacionado com imunidade	▪ Vírus da imunodeficiência humana ▪ Imunodeficiência combinada variável ▪ Deficiência de IgA
Outras	▪ Senilidade ▪ Diverticulose intestinal

Adaptado de Pimentel *et al.*, 2020[2]

Quadro 14-2. Mecanismos que Contribuem para Deficiências Nutricionais no Supercrescimento Bacteriano do Intestino Delgado

Nutriente	Mecanismos
Gordura	▪ Desconjugação de ácidos biliares resultando em diminuição dos ácidos biliares disponíveis para formação de micelas ▪ Produção de toxinas como o ácido litocólico que podem inibir diretamente absorção
Carboidrato	▪ Produção de toxinas como o ácido litocólico que podem inibir diretamente absorção ▪ Degradação de açúcares por bactérias. Atividade prejudicada da dissacaridase e hidrolase da borda em escova
Vitamina B12	▪ Consumo de vitamina B12 por bactérias ▪ Inibição da absorção de vitamina B12 no íleo terminal
Vitaminas A, D e E	▪ Desconjugação de ácidos biliares resultando em diminuição dos ácidos biliares disponíveis para absorção de gordura
Proteína	▪ Produção de toxinas como o ácido litocólico que podem inibir diretamente absorção

Adaptado de Adike A, DiBaise JK.[1]

Quadro 14-3. Limitações Potenciais dos Testes de Diagnóstico para Supercrescimento Bacteriano do Intestino Delgado

Aspirados ou cultura do intestino delgado	Teste respiratório
▪ Invasivo e caro ▪ A colonização bacteriana pode ser irregular ou localizada em aspectos mais distais do intestino delgado ▪ Manuseio inadequado de amostras ▪ A contaminação pode ocorrer a partir de flora orofaríngea ▪ Controvérsia sobre o diagnóstico	▪ Requer preparação adequada ▪ Testes falso-positivos podem ser vistos com doença pulmonar crônica e em fumantes ▪ A glicose pode não detectar bactérias de crescimento excessivo nas porções mais distais do intestino delgado ▪ A lactulose reduz o tempo de trânsito orocecal ▪ Grande variação na interpretação e critério de diagnóstico

Adaptado de Adike A, DiBaise JK.[1]

TRATAMENTO

Os objetivos do tratamento para SIBO incluem a descontaminação do intestino delgado e/ou a prevenção de recorrência. Os antibióticos representam, portanto, uma escolha óbvia para a descontaminação inicial do intestino delgado. Uma segunda faceta da terapia envolve o tratamento da causa subjacente e patogênese do supercrescimento bacteriano recorrente (Quadros 14-4 e 14-5).[4,5]

O conceito de usar probióticos para tratar uma condição com excesso de bactérias pode parecer contraintuitivo. Atualmente, existem dados inconclusivos para apoiar um papel para os probióticos no tratamento de SIBO.[6]

O tratamento empírico do SIBO não é recomendado devido aos seguintes fatores: inespecificidade dos sintomas, inabilidade de prever qual antibiótico será efetivo, potencial de uso inapropriado, resistência bacteriana, efeitos colaterais (*Clostridium difficile*).

Quadro 14-4. Princípios de Tratamento

Transtorno	Intervenção
Alça exclusa/cega, suboclusão, refluxo ceco-delgado, fístula biliar, refluxo gastroesofágico	Correção/atenuação cirúrgica ou endoscópica
Uso crônico de IBPs, antidiarreico, opioides	Redução da dose, troca de fármacos, ajustes dietéticos
DII, AIDS, esclerodermia, LES, DM, Parkinson, insuficiências orgânicas	Controle dietético e farmacológico rigoroso; evitar AINH e antidiabéticos agonistas de GLP-1 (inibição do peristaltismo)
Dismotilidade e refluxos em geral	Procinéticos
Tratamento de longo prazo	Antibióticos não absorvíveis, dieta elementar, dieta FODMAP

Adaptado Faintuch J, Faintuch JJ 2017[4]

Quadro 14-5. Esquema de Antibioticoterapia para Tratamento do SIBO

Antibiótico	Dose e Tempo de Uso (7 a 10 dias)
Amoxicilina clavulanato	550/125 mg, 3 vezes ao dia
Ciprofloxacino	250 mg, 2 vezes ao dia
Doxiciclina	100 mg, 2 vezes ao dia
Metronizadol	250 mg, 3 vezes ao dia
Neomicina	500 mg, 2 vezes ao dia
Norfloxacino	800 mg, 1 vez ao dia
Rifaximina	800 a 1.200 mg, 1 vez ao dia
Tetraciclina	250 mg, 4 vezes ao dia
Sulfametoxazol-trimetroprima	800/160 mg, 2 vezes ao dia

Estudos sugerem que a rifaximina e o metronidazol têm melhor eficácia.
Adaptado de Quigley EMM, Murray JÁ, Pimentel M., 2020.[5]

SUPERCRESCIMENTO FÚNGICO DO INTESTINO DELGADO (SIFO)

É uma disbiose secundária ao crescimento excessivo de fungos no intestino delgado associado a sintomas gastrointestinais. Não há dados sobre prevalência, acometimento por sexo e faixa etária predominante.[7]

Etiologicamente o agente fúngico mais prevalente foi a *Candida* spp. com 97,4% dos casos, sendo 83,8% por *C. albicans*, 16,2% *C. glabrata* e o *Penicillium* spp. 2,6%. Destaca-se que a *Candida* spp. é encontrada em microbiota normal intestinal em cerca de 70% dos pacientes de forma assintomática.[8]

Pacientes com colectomia demonstram prevalência significativamente maior de SIBO/SIFO e maior gravidade de sintomas gastrointestinais.[9]

Existe associação da disbiose fúngica com SII. Em estudos com ratos, encontramos fungos promovendo hipersensibilidade visceral, que pode ser reduzida pela administração de fungicidas. Os fungos intestinais podem, portanto, ser manipulados para tratamento de hipersensibilidade visceral relacionada com a SII.[10]

Clinicamente pode estar associada a sintomas como distensão, dor abdominal, inchaço, eructações, dispepsia, flatulências e diarreia, sintomas estes que frequentemente estão relacionados com várias condições patológicas.

Em pacientes com sintomas gastrointestinais inexplicáveis, após terem sido excluídos intolerâncias alimentares e SIBO, deve-se suspeitar de SIFO.[11] Pacientes de risco: uso recorrente de antibióticos, diabéticos, gastrectomizados, colectomizados, uso crônico de IBPs, ingestão crônica de alimentos que podem estar contaminados por fungos (p. ex., amendoim, castanhas).[8,12]

O diagnóstico é feito com base na história clínica, em cultura de intestino delgado ou em prova terapêutica. O SIFO é diagnosticado se a contagem for maior que 103 CFU/mL[2]. Porém, a cultura não é realizada de rotina na prática clínica.

O tratamento é realizado com antifúngicos: fluconazol 150 mg/dia ou itraconazol 100 mg/dia por 2-3 semanas. A nistatina não está indicada para SIFO. A anfotericina B pode ser indicada em casos refratários.

REFERÊNCIAS BIBLIOGRÁFICAS

1. Adike A, DiBaise JK. Small intestinal bacterial overgrowth: Nutritional implications, diagnosis, and management. Gastroenterol Clin North Am 2018 Mar;47(1):193-208.
2. Pimentel M, Saad RJ, Long MD, Rao SSC. ACG Clinical Guideline: Small intestinal bacterial overgrowth. Am J Gastroenterol 2020.
3. Madigan KE, Weinberg RB. Prevalence and association of vitamin B12 deficiency and small intestinal bacterial overgrowth in patients taking proton pump inhibitors. Gastroenterology 2021 May;160(6):S-372–S-373.
4. Faintuch J, Faintuch JJ. Microbioma, disbiose, probióticos e bacterioterapia. Manole; 2017.
5. Quigley EMM, Murray JÁ, Pimentel M. AGA clinical practice update on small intestinal bacterial overgrowth: Expert review. Gastroenterology 2020;159(4):1526-32.
6. Ginnebaugh B, Chey WD, Saad R. Small intestinal bacterial overgrowth: How to diagnose and treat (and then treat again). Gastroenterol Clin North Am 2020 Sep;49(3):571-87.
7. de Jesus ACS, Andrade VLA. Manual de terapêutica em gastrenrologia e hepatologia. Rubio; 2022.
8. Jacobs C, Valestin J, Attaluri A, Zamba G, Rao S. Investigation of small intestinal fungal overgrowth and/or small bacterial overgrowth on chornic, unexplained gastrointestinal symptons. Gastroenterology 2011;140(5).
9. Rao SSC, Tan G, Abdulla H, Yu S, Larion S, Leelasinjaroen P. Does colectomy predispose to small intestinal bacterial (SIBO) and fungal overgrowth (SIFO)? Clin Transl Gastroenterol. 2018 Apr 25;9(4):146.
10. Botschuijver S, Roeselers G, Levin E, Jonkers DM, Welting O, Heinsbroek SEM, et al. Intestinal fungal dysbiosis is associated with visceral hypersensitivity in patients with irritable bowel syndrome and rats. Gastroenterology 2017;153:1026-39.
11. Erdogan A, Rao SSC. Small intestinal fungal overgrowth. Curr Gastroenterol Rep 2015;17(4):16.
12. Jacobs C, Adame EC, Attaluri A, Valestin J, Rao SSC. Dysmotility and prior GI surgery are risk fatores for SIFO. Aliment Pharmacol Ther 37(11):1103-11.

※ **Parte 4** **Fígado e Vias Biliares**

DISFUNÇÃO RENAL NA CIRROSE HEPÁTICA

CAPÍTULO 15

Liliana Sampaio Costa Mendes
Bruno Barbosa Bandeira
Clara Costa Mendes

INTRODUÇÃO

Portadores de cirrose hepática estão suscetíveis a apresentar injúria renal por etiologias distintas. O manejo é diferente para cada uma das condições. As principais causas de lesão renal aguda (LRA) na cirrose são: pré-renal, síndrome hepatorrenal (SHR) e necrose tubular aguda (NTA).[1]

O diagnóstico e o estadiamento da LRA em pacientes com cirrose são realizados de acordo com os critérios de injúria renal aguda do Clube Internacional de Ascite denominado pela sigla ICA-AKI. Exame clínico e laboratoriais são fundamentais para estadiamento de LRA e para diagnóstico de SHR (AKI ≥ 2). A SHR deve ser cuidadosamente diferenciada da causa pré-renal em razão da ausência de marcadores específicos na prática clínica.[2] A NTA tem diagnóstico bem determinado.

A SHR ocorre no contexto de disfunção hemodinâmica grave da cirrose com vasodilatação esplâncnica e sistêmica e hiperativação do sistema renina-angiotensina-aldosterona.[3] Apesar de não fazer parte dos critérios diagnósticos, os seguintes parâmetros são frequentes em pacientes com SHR e devem ser considerados para se fazer o correto diagnóstico: ascite de difícil controle (sem resposta a diuréticos) ou refratária, hiponatremia, tendência a hipotensão arterial, FENa < 0,5% (a maioria apresenta FENa < 0,1-0,3%) e LRA estádio 2 ou 3.[2]

A mortalidade da disfunção renal em cirróticos aos 90 dias chega a 60%, sendo particularmente elevada em pacientes com infecção associada e nos portadores de SHR.[4]

ESTADIAMENTO DA LRA

O aumento de creatinina sérica ≥ 0,3 mg/dL em 48 horas **ou** aumento percentual de creatinina sérica > 50% em relação à creatinina basal conhecida ou presumivelmente ocorrido nos últimos 7 dias chama a atenção para a LRA no cirrótico e, para presunção de SHR, é necessário que este tenha ascite e ao menos um estadiamento ≥ ICA-AKI 2.[2,5]

Creatinina basal é definida como aquela mais recentemente colhida nos últimos 3 meses com o paciente compensado. Se não houver dosagem de creatinina prévia disponível, pode-se considerar como basal a creatinina da admissão hospitalar. Se ela já for alterada e o paciente não tiver sinais de doença renal crônica, deve-se estimar a creatinina basal pela equação do modelo Modification of Diet in Renal Disease (MDRD).

O estadiamento da LRA divide-se em três níveis:[5]

- *Estádio 1:* aumento de creatinina sérica ≥ 0,3 mg/dL **ou** aumento de creatinina sérica > 1,5 até 2,0 vezes o basal.
- *Estádio 2:* aumento de creatinina sérica > 2,0 até 3,0 vezes o basal.
- *Estádio 3:* aumento de creatinina sérica > 3,0 vezes o basal **ou** creatinina sérica ≥ 4,0 mg/dL com elevação aguda ≥ 0,3 mg/dL **ou** início de diálise.

DIAGNÓSTICO DIFERENCIAL DA LRA NO CONTEXTO DA CIRROSE HEPÁTICA

Além do exame clínico, deve-se solicitar pelo menos os seguintes exames: creatinina e sódio séricos, amostra isolada de urina tipo I, creatinina urinária, sódio urinário e proteinúria de 24 horas. Pode-se utilizar o índice de proteinúria: creatinina urinária (ambos de amostra isolada) em substituição da proteinúria de 24 horas. Um índice de 0,5 corresponde a uma proteinúria de 500 mg/24 h. Também é necessária a avaliação ultrassonográfica de rins e vias urinárias.[6]

No Quadro 15-1 está especificado o diagnóstico diferencial de LRA e a proposta de tratamento.[7]

Quadro 15-1. Diagnóstico Diferencial da LRA na Cirrose e Abordagem Proposta

	Pré-renal	SHR	NTA
Estadiamento da LRA	Estágio 1 ou 2	Estágio 2 ou 3	Estágio 2 ou 3
Desencadeantes	Diuréticos, vômitos, diarreia, HDA, iECA, BRA, AINEs, contraste iodado	Paracentese volumosa, infecções, hepatite alcoólica	Choque, aminoglicosídeos, vancomicina, AINEs, contraste iodado
Ascite	Indiferente	De difícil controle ou refratária	Indiferente
Pressão arterial	Indiferente	Tendência a hipotensão	Choque
Sódio sérico	Indiferente	< 130-135 mEq/L	Indiferente
Sódio urinário	< 20 mEq/L	< 20 mEq/L	> 40 mEq/L
FENa	< 0,5%	< 0,1-0,5%	> 0,5-2%
Proteinúria*	< 500 mg/24 horas	< 500 mg/24 horas	> 500 mg/24 horas
Cilindros granulosos	Ausentes	Ausentes	Presentes
Resposta à albumina	Presente	Ausente	Ausente
Tratamento	Volume	Vasoconstrictores + albumina Resposta em 20-50%	Suporte

iECA: inibidores da enzima conversora de angiotensina; BRA: bloqueadores do receptor de angiotensina-II; AINEs: anti-inflamatórios não esteroides; HDA: hemorragia digestiva alta.

CRITÉRIOS DIAGNÓSTICOS DE SHR

O Quadro 15-2 demonstra os critérios diagnósticos da SHR atualizados em 2019 em documento de consenso. Houve a inclusão da insuficiência hepática aguda ou a hepatopatia aguda seja a crônica ou *Acute on Chronic Liver Failure* (ACLF) no critério diagnóstico.[2] Também foram incluídos, se presentes, biomarcadores de injúria renal.[8]

Quadro 15-2. Novos Critérios de SHR

- Cirrose com ascite, ou insuficiência hepática aguda, ou ACLF
- Ausência de resposta à suspensão de diuréticos e expansão com albumina na dose 1 g/kg/dia por 2 dias
- Ausência de choque
- Ausência de uso de drogas nefrotóxicas
- Ausência de hematúria acima de 50 hemácias por campo e/ou proteinúria maior que 500 mg/24 h e de alterações à ultrassonografia renal
- Biomarcadores urinários de injúria renal (se disponível) e/ou US renal alterado. Sugere vasoconstricção renal a FENa < 0,2% (níveis < 0,1% são altamente preditivos)

TRATAMENTO DA SHR

O tratamento da SHR deve ser preconizado nas LRA estádio ICA-AKI 2 e 3 e na suspeita de SHR (ICA-AKI1).[9,10] Na primeira etapa de expansão volêmica, os ICA-AKI a partir de estádio 2 respondem melhor se abordados com coloides em vez de cristaloides. As metas de resposta são a queda de 25% da creatinina em relação à inicial e a creatinina menor que 0,3 acima da creatinina basal. Em respondedores, a dose da terlipressina é mantida e o tratamento continuado até que a creatinina retorne para até 0,3 mg/dL acima da creatinina basal ou até o tempo máximo de 14 dias.[11]

Albumina Humana a 20% (Cada Frasco tem 10 g de Albumina em 50 mL)

Em pacientes com suspeita de SHR, deve-se suspender os diuréticos e realizar expansão com albumina humana endovenosa (EV) na dose de 1 g/kg/dia por 2 dias consecutivos (dose máxima: 100 g/dia).[10-13] O tempo de infusão indicado é de 15 a 30 minutos, podendo esse tempo ser mais lento em pacientes suscetíveis à congestão pulmonar.

Caso não haja resposta à expansão com albumina e o paciente preencher os demais critérios diagnósticos de SHR, deve-se associar o uso de terlipressina. Nessas 48 horas de expansão é possível resgatar os demais resultados de exames que descartem NTA ou injúria renal crônica e pode ser evoluído o tratamento para a etapa da terlipressina.

Terlipressina e Albumina

Durante o tratamento com terlipressina, deve-se manter concomitante à albumina venosa na dose de 1 g/kg no primeiro dia da terlipressina e 20 a 40 g/dia nos demais dias (dose sugerida: 30 g/dia ou conforme a tolerância).[11,14]

- **Etapa 1:** 48 horas. A dose inicial da terlipressina em pacientes com SHR deve ser de 0,5 mg a 1 mg EV 6/6 h ou em 24 horas, em bomba de infusão.

Após 2 dias de tratamento, deve-se avaliar a resposta (queda de 25% da creatinina em relação à inicial). Em respondedores, a dose da terlipressina é mantida e o tratamento continuado até que a creatinina retorne para 0,3 mg/dL acima da creatinina basal ou até o tempo máximo de 14 dias.[2]

- **Etapa 2:** respondedores parciais e não respondedores. Nos respondedores parciais (queda de pelo menos um estádio da classificação ICA-AKI, porém com creatinina > 0,3 mg/dL acima do basal) em que a creatinina pare de cair, deve-se aumentar a dose até a resposta completa, com continuidade da mesma dose até 14 dias ou suspensão do tratamento.

Em pacientes não respondedores, a dose de terlipressina deve ser aumentada a cada 2 dias até que haja resposta ou até a dose máxima de 12 mg/dia. A sequência recomendada é:[2,11,14]

0,5 a 1 mg EV 6/6 h → 1 mg EV 4/4 h → 2 mg EV 6/6 h → 2 mg EV 4/4 h

Alternativamente, pode-se utilizar a terlipressina em infusão contínua,[14] especialmente em pacientes em que se há maior receio de eventos adversos. Nesse caso, deve-se iniciar com 2 mg/dia e a dose deve ser aumentada em 1 mg/dia a cada 2 dias se não houver resposta. Sugere-se diluir a dose em soro glicosado 5% 50 mL e administrar em bomba de infusão contínua.

A terlipressina é contraindicada em pacientes com doença cardiovascular conhecida (doença arterial coronariana, cerebrovascular ou periférica, arritmias) e deve ser usada com cautela em pacientes com fatores de risco para doenças cardiovasculares (idosos, diabéticos, hipertensos, dislipidêmicos). A dose de terlipressina pode ser desescalonada em 1 mg ao dia em caso de estabilidade de lesão renal. Na ocorrência de eventos adversos, deve-se suspender a terlipressina. Caso se trate de evento grave, a mesma não deverá ser reintroduzida. Em casos de eventos leves, pode-se considerar reintroduzir a terlipressina após a resolução do evento em dose menor e/ou em infusão contínua.

Noradrenalina e Albumina

O uso de noradrenalina em infusão contínua na dose 0,5-3,0 mg/hora associada à albumina também se relaciona com a reversão da SHR.[15-17] A noradrenalina é considerada uma alternativa válida no tratamento da SHR por apresentar eficácia similar, porém exige cateter venoso central e monitorização em unidade de terapia intensiva.[17]

TRATAMENTO DA LRA PRÉ-RENAL

O termo LRA pré-renal na era da classificação ICA-AKI carece de padronização de conceito, sendo aceito como hipoperfusão que reverte após a correção do fluxo.[18] Deve-se proceder a suspensão dos diuréticos, inibidores da enzima conversora de angiotensina, bloqueadores do receptor de angiotensina-II, anti-inflamatórios não esteroides, além do controle do fator precipitante (vômitos, diarreia, hemorragia digestiva, infecção bacteriana) e da expansão volêmica. A expansão deve ser feita de preferência com cristaloides, sobretudo nos sem ascite e ICA-AKI < 2.

TRATAMENTO DA NTA

Não há tratamento específico. Deve-se retirar o agente causador possível (aminoglicosídeos, vancomicina, AINEs, contraste iodado, choque). Devem ser monitorizadas e tratadas as complicações da LRA, como hipervolemia, hipercalemia, acidose e uremia até a recuperação da função renal.[19]

TERAPIA DE SUBSTITUIÇÃO RENAL

As indicações de terapia de substituição renal em pacientes cirróticos com LRA são semelhantes àquelas de populações gerais, a saber: sobrecarga de volume, uremia e distúrbios hidroeletrolíticos graves. Pacientes com cirrose e LRA com necessidade de terapia de substituição renal por período superior a 6-8 semanas devem ser avaliados para realização de transplante duplo fígado-rim.[20]

CONCLUSÃO

Portadores de cirrose hepática podem ter LRA por lesão pré-renal, SHR ou NTA. A presença de ascite, a exclusão de lesão renal crônica e alterações em exames urinários, bem como o estadiamento da LRA, direcionam a um dos três tipos, que são conduzidos de forma distinta.

REFERÊNCIAS BIBLIOGRÁFICAS

1. Angeli P, Gines P, Wong F, Bernardi M, Boyer TD, Gerbes A, et al. Diagnosis and management of acute kidney injury in patients with cirrhosis: Revised consensus recommendations of the International Club of Ascites. J Hepatol 2015 62:968-74.
2. Angeli P, Garcia-Tsao G, Nadim MK, Parikh CR. News in pathophysiology, definition and classification of hepatorenal syndrome: A step beyond the International Club of Ascites (ICA) consensus document. J Hepatol 2019 Oct;71(4):811-22.
3. Francoz C, Durand F, Kahn JA, Genyk YS, Nadim MK. Hepatorenal syndrome. Clin J Am Soc Nephrol 2019 May 7;14(5):774-81.
4. Cullaro G, Verna EC, Lai JC. Association between renal function pattern and mortality in patients with cirrhosis. Clin Gastroenterol Hepatol 2019 Oct;17(11):2364-70.
5. Wong F, Nadim MK, Kellum JA, Salerno F, Bellomo R, Gerbes A, et al. Working Party proposal for a revised classification system of renal dysfunction in patients with cirrhosis. Gut 2011 May;60(5):702-9.
6. Davenport A, Sheikh MF, Lamb E, Agarwal B, Jalan R. Acute kidney injury in acute-on-chronic liver failure: where does hepatorenal syndrome fit? Kidney Int 2017 Nov;92(5):1058-70.
7. Gupta K, Bhurwal A, Law C, Ventre S, Minacapelli CD, Kabaria S, et al. Acute kidney injury and hepatorenal syndrome in cirrhosis. World J Gastroenterol 2021 Jul 14;27(26):3984-4003.
8. Belcher JM, Edelstein CL, Parikh CR. Clinical applications of biomarkers for acute kidney injury. American Journal of Kidney Diseases 2011;57(6):930-40.
9. Biggins SW, Angeli P, Garcia-Tsao G, Ginès P, Ling SC, Nadim MK, et al. Diagnosis, evaluation, and management of ascites, spontaneous bacterial peritonitis and hepatorenal syndrome: 2021 practice guidance by the American Association for the Study of Liver Diseases. Hepatology 2021 Aug;74(2):1014-48.
10. Hasan I, Rashid T, Chirila RM, Ghali P, Wadei HM. Hepatorenal syndrome: pathophysiology and evidence-based management update. Rom J Intern Med 2021 Aug 26;59(3):227-61.
11. Mauro E, Garcia-Olveira L, Gadano A. End-stage liver disease: Management of hepatorenal syndrome. Liver Int 2021 Jun;41(Suppl 1):119-27.
12. Subedi A, Suresh Kumar VC, Sharma Subedi A, Sapkota B. A review of hepatorenal syndrome. Cureus 2021 Jul 1;13(7):e16084.
13. Mohamed MMG, Rauf A, Adam A, Kheiri B, Lacasse A, El-Halawany H. Terlipressin effect on hepatorenal syndrome: Updated meta-analysis of randomized controlled trials. JGH Open 2021 Jul 1;5(8):896-901.
14. Belcher JM, Edelstein CL, Parikh CR. Terlipressin for hepatorenal syndrome: Continuous infusion as an alternative to IV bolus administration. Gastroenterology 2009;137:1179-89.

15. Sharma P, Kumar A, Shrama BC, Sarin SK. An Open label, pilot, randomized controlled trial of noradrenaline versus terlipressin in the treatment of type 1 hepatorenal syndrome and predictors of response. The American Journal of Gastroenterology 2008;103:1689-97.
16. Singh V, Ghosh S, Singh B, Kumar P, Sharma N, Bhalla A, et al. Noradrenaline vs. terlipressin in the treatment of hepatorenal syndrome: A randomized study. J Hepatol 2012; 56:1293-8.
17. Paine CH, Pichler RH, Evans L, Biggins SW. Toward norepinephrine as a first-line treatment for all hospitalized patients with hepatorenal syndrome. Liver Transpl 2021 Aug;27(8):1087-8.
18. Bonavia A, Vece G, Karamchandani K. Prerenal acute kidney injury - still a relevant term in modern clinical practice? Nephrol Dial Transplant 2021 Aug 27;36(9):1570-7.
19. Maremonti F, Meyer C, Linkermann A. Mechanisms and models of kidney tubular necrosis and nephron loss. J Am Soc Nephrol 2022 Mar;33(3):472-86.
20. Nilles KM, Levitsky J. Current and evolving indications for simultaneous liver kidney transplantation. Semin Liver Dis. 2021 Aug;41(3):308-20.

DESAFIOS NO MANEJO DA ASCITE

Silas Gustavo Barboza Romeres
Carolina Augusta Matos de Oliveira
Marcos de Vasconcelos Carneiro

INTRODUÇÃO

A cirrose é a causa mais comum de ascite no Ocidente, sendo responsável por cerca de 75% dos casos, e a primeira manifestação da doença em cerca de 20% dos casos.[1,2] A avaliação inicial de um paciente com ascite deve confirmar sua relação com doença hepática avançada e excluir outras causas, como insuficiência cardíaca, neoplasias malignas, tuberculose, pancreatite.[3,4]

FISIOPATOLOGIA

A fisiopatologia da formação da ascite no paciente cirrótico é mostrada na Figura 16-1.

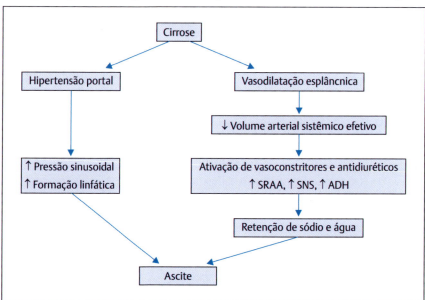

Fig. 16-1. Fisiopatologia da formação da ascite no paciente cirrótico. SRAA, sistema renina-angiotensina-aldosterona; SNS, sistema nervoso simpático; ADH, hormônio antidiurético.

CLASSIFICAÇÃO DA ASCITE

O Quadro 16-1 mostra a classificação de ascite de acordo com sua quantidade na cavidade abdominal e o Quadro 16-2 quanto a resposta ao tratamento, conforme definido pelo Clube Internacional de Ascite.[2,5]

Quadro 16-1. Ascite segundo a Quantidade de Líquido[5]

Grau 1- Ascite leve	Apenas detectada à ecografia
Grau 2- Ascite moderada	Distensão abdominal moderada e simétrica
Grau 3- Ascite volumosa	Marcada distensão abdominal

Quadro 16-2. Ascite segundo a Resposta ao Tratamento[2]

Ascite responsiva	Aquela que pode ser completamente mobilizada ou limitada a grau 1 com terapia com diurético
Ascite recorrente	Aquela que recorre em pelo menos três ocasiões em 12 meses apesar da dieta hipossódica e terapia diurética adequada
Ascite refratária (AR)	Ascite que não pode ser mobilizada ou que tem recorrência precoce (como após paracentese de grande volume) e que não pode ser prevenida com tratamento medicamentoso
Ascite diurético-resistente	AR à dieta com restrição de sódio e diuréticos em doses adequadas
Ascite diurético-intratável	AR ao tratamento devido ao desenvolvimento de complicações induzidas pelos diuréticos que impedem o uso de uma dosagem diurética eficaz

DIAGNÓSTICO DA ASCITE

O diagnóstico da causa da ascite deve incluir história clínica, exame físico, exame de imagem abdominal (ultrassonografia ou tomografia computadorizada), exames laboratoriais incluindo função renal e hepática, proteína total e frações, eletrólitos, análise do líquido ascítico (LA) obtido por paracentese diagnóstica.[2-5]

A paracentese diagnóstica é fundamental na ascite recém-diagnosticada, graus 2 ou 3, para definição etiológica. A análise inicial do LA deve incluir albumina, proteína total, citometria total e diferencial, e cultura.[5] É útil realizar o cálculo do gradiente de albumina soro-ascite (GASA), obtido subtraindo o valor da albumina do LA da albumina sérica em amostras obtidas simultaneamente.

Conforme mostrado no Quadro 16-3, um GASA igual ou superior a 1,1 g/dL é altamente sugestivo de hipertensão portal, com acurácia de 97%, enquanto um GASA menor que 1,1 g/dL indica outras possíveis causas. Além disso, a avaliação da proteína do LA pode ajudar a definir a causa da ascite.

Em contexto clínico adequado, análise adicional do LA pode auxiliar no diagnóstico: citologia oncótica na pesquisa de carcinomatose peritoneal; cultura nos casos de peritonite bacteriana, incluindo tuberculose; peptídeo natriurético cerebral (BNP) na insuficiência cardíaca; amilase na ascite pancreática; DHL e glicose na peritonite secundária; adenosina deaminase (ADA) e pesquisa de bacilo álcool-ácido resistente (BAAR) na suspeita de tuberculose peritoneal.[5-8]

Quadro 16-3. Ascite Segundo Gradiente de Albumina Soro-Ascite (GASA) e Proteína no Líquido Ascítico[2]

GASA	Proteínas do líquido ascítico	
	< 2,5 g/dL	≥ 2,5 g/dL
GASA ³ 1,1 g/dL	Hipertensão portal por cirrose hepática Hipotiroidismo	Hipertensão portal por obstrução venosa hepática (insuficiência cardíaca, Budd-Chiari)
GASA < 1,1 g/dL	Síndrome nefrótica Enteropatia perdedora de proteínas	Tuberculose Carcinomatose peritoneal Pancreatite aguda

TRATAMENTO DA ASCITE NO CIRRÓTICO

O tratamento da ascite visa a alcançar um balanço negativo de sódio (Na) obtido com a redução da ingestão de Na e o aumento da sua excreção renal por meio do tratamento diurético. Pacientes com ascite não complicada podem ser tratados em regime ambulatorial.[2-4]

No momento, não há recomendação para tratamento de paciente com ascite grau 1, uma vez que não há dados disponíveis sobre a evolução e se o tratamento previne sua progressão.[2] Por outro lado, pacientes com grau 2 e 3 devem receber tratamento com dieta hipossódica, diuréticos e paracentese de grande volume.[2-4]

Dieta Hipossódica

A restrição de Na é recomendada. A American Association for the Study of Liver Diseases sugere restrição de 90 mmol ou 2 g/dia,[3] mas outras sociedades propõem restrição menos severa, com ingestão recomendada de Na entre 80-120 mmol/d ou 4,6-6,9 g/d pela The European Association for the Study of the Liver e de 87-113 mmol/d ou 5-6,6 g/d pela The British Society of Gastroenterology/British Association for the Study of the Liver.[2,4] Isso equivale a não acrescentar mais sal na comida à mesa e evitar carnes pré-cozidas. A limitação severa contribui para a má adesão dos pacientes e o aumento em efeitos indesejáveis, como hiponatremia, desnutrição, sarcopenia, disfunção renal, encefalopatia e óbito.[9,10]

Diuréticos

Os diuréticos normalmente são utilizados uma vez que, na maioria dos casos, não se consegue controle adequado da ascite apenas com dieta hipossódica.[2-4] O objetivo da terapia diurética é garantir que a excreção urinária de Na exceda 78 mmol/dia (88 mmol de ingestão por dia – 10 mmol não excretado pela urina).[2-4]

A avaliação da excreção urinária de Na pode ser útil para ajuste dos diuréticos. Na ausência de disfunção renal, a excreção urinária de Na de 24 horas inferior a ingestão (por exemplo, 80 mmol/dia) indica dose de diuréticos insuficiente. Quando a coleta de urina de 24 horas não for viável, pode-se avaliar a relação sódio (Na)/potássio (K) na amostra isolada de urina: se Na/K for ≤1, deve-se considerar aumentar os diuréticos; se Na/K > 1, o paciente deveria estar perdendo peso ou está realizando transgressão alimentar.[3,4,10]

Efeitos adversos são comuns com uso de diuréticos. Em casos de Na sérico ≤ 125 meq/L, encefalopatia hepática e disfunção renal, recomenda-se suspender temporariamente os diuréticos.[2,4,11] As câimbras podem ser tratadas com a correção de distúrbios hidroeletrolíticos, uso de baclofeno (10-30 mg/d) ou albumina (20-40 g/semana).[3,4]

A espironolactona pode causar ginecomastia dolorosa, que geralmente não necessita descontinuar a medicação;[11] pode ser trocada pela amilorida, mas com diminuição da potência diurética.[11] Além disso, hipercalemia pode ocorrer, tratada com a redução ou suspensão da medicação, uso de furosemida EV, resina de troca como poliestirenossulfonato-Sorcal®, solução insulinoglicosada, nebulização com B-agonistas, além de avaliação eletrocardiográfica em casos severos.

A furosemida pode causar hipocalemia, necessitando a redução ou suspensão da medicação, reposição de K via oral ou EV.[2,4,11]

A Figura 16-2 resume a abordagem do uso de diuréticos no manejo da ascite em pacientes com cirrose.

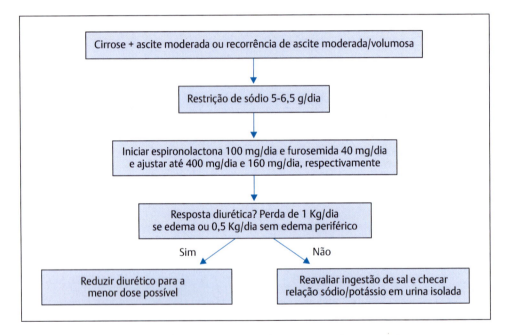

Fig. 16-2. Abordagem do uso de diuréticos no manejo da ascite em pacientes com cirrose.

Paracentese de Grande Volume

A paracentese de grande volume (PGV) é a retirada de mais de 5 L de LA, sendo usada no tratamento inicial de ascite volumosa (grau 3) juntamente com dieta hipossódica e diuréticos, ou quando estes não são efetivos ou não podem ser utilizados (ascite refratária).[2,3,7,8] A PGV é considerada um procedimento seguro mesmo com RNI > 1,5 e plaquetas < 50.000. Recomenda-se cautela em pacientes com coagulopatia grave ou com evidência de coagulação intravascular disseminada (CIVD).[2-4,12]

Após uma PGV, a administração EV de albumina (ALB) deve ser realizada a fim de evitar a disfunção circulatória pós-paracentese (DCPP), caracterizada por uma redução do volume sanguíneo intravascular efetivo, levando a um rápido reacúmulo da ascite e, desenvolvimento de disfunção renal e/ou hiponatremia dilucional.[12,13]

A dose de ALB a ser administrada é de 6-8 g por litro removido.[2-4] Por exemplo, na retirada de 5 L de LA, deve-se infundir 30 a 40 g de ALB. Em paracentese < 5 L, só é recomendada a reposição de ALB caso haja evidência de ACLF.

Em pacientes com instabilidade hemodinâmica (pressão arterial sistólica < 90 mm Hg), hiponatremia (Na sérico < 130 mmol/L) e/ou presença de lesão renal aguda, a infusão de ALB deve ser fortemente considerada para paracentese de menor volume.[3,4,14]

ASCITE REFRATÁRIA (AR)

A AR ocorre em aproximadamente 5%-10% de todos os pacientes com cirrose e ascite e está associada a uma sobrevida de 50% em 6 meses.[2-4] O Quadro 16-2 descreve a definição e subdivisões e a Figura 16-3 mostra o algoritmo de tratamento sugerido para a AR. Esses pacientes devem mantidos em PGV, sem diuréticos (falta de resposta predispondo a complicações), considerados para uso de TIPS (*transjugular intra-hepatic portasystemic shunt*) se não tiverem disfunção hepática e encaminhados para o transplante hepático (TH) se tiverem insuficiência hepática.[3,4]

Infusão Contínua de Albumina (ALB)

Recentemente, tem sido estudada a administração EV de ALB a longo prazo em pacientes com cirrose descompensada. O estudo ANSWER, com pacientes com ascite responsiva a diuréticos, observou redução de 38% na mortalidade no grupo de pacientes que receberam tratamento médico padrão associado a 40 g de ALB duas vezes por semana nas 2 semanas iniciais e depois 40 g uma vez por semana, em relação ao grupo com tratamento padrão em 18 meses de acompanhamento.[4]

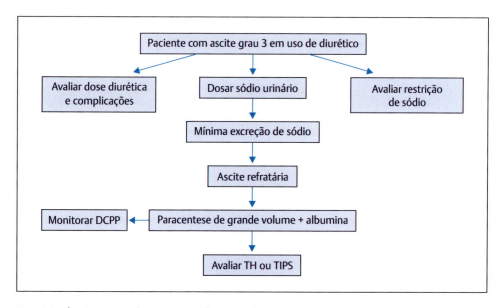

Fig. 16-3. Algoritmo sugerido para manejo da ascite refratária. DCPP, disfunção circulatória pós-paracentese; TH, transplante hepático; TIPS, *shunt* portossistêmico intra-hepático transjugular.

Já o estudo MACTCH, em pacientes com ascite listados para TH, não mostrou melhora nas taxas de complicações ou mortalidade nos pacientes tratados com 40 g de ALB a cada 15 dias e um agonista do receptor α1, midodrina (15-30 mg/dia, dependendo da resposta), em relação ao tratamento médico padrão durante 12 meses de seguimento.[4]

Os resultados discrepantes entre os dois ensaios apontam para a necessidade de mais estudos, não permitindo recomendar o uso de administração ambulatorial de ALB em pacientes com ascite por cirrose.[3,4]

Shunt Portossistêmico Intra-Hepático Transjugular (TIPS)

A realização do TIPS mostrou ser melhor do que a PGV repetida no controle da ascite, dada a sua capacidade de reduzir a pressão portal. Com o retorno gradual do volume esplâncnico à circulação sistêmica, ocorre melhora do volume sanguíneo efetivo, e supressão gradual dos sistemas vasoconstritores neuro-hormonais ativados ao longo de 4-6 meses. Ocorre diurese significativa com eliminação da ascite, mas deve haver cautela quanto ao uso de diuréticos, pois a redução rápida do volume intravascular pode retardar o restabelecimento do volume sanguíneo arterial efetivo e neutralizar os efeitos da inserção do TIPS.[2-4]

A seleção cuidadosa de pacientes é a chave para o sucesso da terapia, uma vez que os estudos mostram uma pior evolução após a inserção do TIPS em pacientes com idade avançada, bilirrubina sérica > 5 mg/dL, contagem de plaquetas < 75 mil, MELD ≥ 18, encefalopatia hepática atual, infecção ativa ou síndrome hepatorrenal. Os *stents* com diâmetro < 10 mm têm sido associados a menor incidência de encefalopatia hepática pós-TIPS sem comprometer a eficácia no controle da ascite.[2-4]

PERITONITE BACTERIANA ESPONTÂNEA

A peritonite bacteriana espontânea (PBE) é o desenvolvimento de infecção bacteriana da ascite na ausência de qualquer fonte de infecção intra-abdominal cirurgicamente tratável. O diagnóstico estabelecido pela contagem absoluta de polimorfonucleares (PMN) no líquido > 250/mm³ e a patogênese envolve translocação bacteriana do intestino para a corrente sanguínea e outros sítios extraintestinais, juntamente com a diminuição das defesas do hospedeiro.[2-4]

Os sintomas/sinais específicos da PBE são dor abdominal, sensibilidade à palpação e íleo paralítico. No entanto, até um terço dos pacientes podem ser totalmente assintomáticos ou apresentar apenas encefalopatia e/ou lesão renal aguda. O atraso no tratamento pode levar ao aumento da mortalidade.

Uma paracentese diagnóstica deve ser realizada assim que um paciente com cirrose e ascite for internado de emergência por qualquer motivo, mesmo na ausência de sintomas sugestivos de infecção ou sempre que desenvolver sinais sugestivos durante a internação.[3-5]

É importante realizar a coleta de culturas, antes mesmo da administração da primeira dose de antibióticos, para orientar a antibioticoterapia de acordo com o microrganismo isolado, embora as culturas do LA muitas vezes não forneçam resultados positivos, mesmo quando em pacientes que desenvolvem manifestações clínicas de PBE.

A PBE é tipicamente monobacteriana, sendo mais comuns as bactérias gram-negativas entéricas (60%) e principalmente *Escherichia coli*, seguida por *Klebsiella pneumoniae*, *Staphylococcus aureus*, *Enterococcus faecalis* e *Enterococcus faecium*. A peritonite fúngica é uma complicação rara e menos estudada, e os dados observacionais sugerem um pior prognóstico com mortalidade > 50%.[3,4]

Quadro 16-4. Antibióticos Recomendados em Pacientes Hospitalizados com Cirrose e PBE[4]

Infecção adquirida na comunidade	• Cefalosporina de terceira geração (ceftriaxona, cefotaxima)
Infecção hospitalar ou hospitalização nos últimos 90 dias	• Piperacilina/tazobactam **E** • Daptomicina (se VRE no passado ou swab positivo) **OU** • Meropenem (se gram-negativos MDR)

Antibióticos venosos devem ser iniciados empiricamente em todos os pacientes com contagem de PMN de ascite > 250/mm³.[2-4] Tradicionalmente, cefalosporinas de terceira geração (ceftriaxona, cefotaxima) são recomendadas como esquema inicial.[3,4] Em pacientes com infecção hospitalar, em terapia intensiva ou hospitalização recente, deve-se iniciar esquema com cobertura mais ampla devido à possibilidade de microrganismos multirresistente conforme representado no Quadro 16-4. A duração recomendada da antibioticoterapia é de 5-7 dias e adaptada ao perfil microbiológico hospitalar e ao tipo de microrganismo.

Recomenda-se uma nova punção do LA após 48 h do início da antibioticoterapia para avaliar a resposta. Uma redução na contagem de PMN < 25% caracteriza uma resposta negativa e deve levar à ampliação do espectro antibiótico e à investigação de peritonite secundária. A repetição da análise do LA pode ser desnecessária se o organismo isolado for suscetível ao antibiótico usado e o paciente estiver melhorando clinicamente.[3,4]

Pacientes com cirrose e ascite podem desenvolver peritonite secundária à perfuração ou inflamação de um órgão intra-abdominal (diverticulite, colecistite, apendicite), conhecida como peritonite bacteriana secundária, representando 4,5% de todas as peritonites em pacientes cirróticos. Deve ser suspeitada naqueles pacientes com sinais abdominais localizados, contagem de PMNs muito alta no LA, presença de múltiplos organismos em cultura ou naqueles com resposta inadequada ao tratamento. Se confirmada, deve-se tratar a condição específica, incluindo cirurgia quando necessária.[2-4]

Pacientes com ascite PMN < 250/mm³ e cultura bacteriológica positiva (bacterascite) na ausência de qualquer sinal de infecção não devem receber antibióticos, pois na maioria dos casos se resolve ou é contaminante. É recomendado realizar uma nova paracentese diagnóstica após 48 h já que a condição pode representar o primeiro passo no desenvolvimento da PBE.[2-4]

Albumina na PBE

A PBE predispõe ao desenvolvimento de lesão renal aguda (síndrome hepatorrenal), com aumento da mortalidade. Assim, pacientes com PBE devem ser tratados com ALB IV além de antibióticos na dose de 1,5 g/kg/peso no dia 1 e 1 g/kg/peso no dia 3 de tratamento, usando o peso seco estimado para reduzir esse risco.[2-4,14-16]

Profilaxia para PBE

A maioria dos episódios de PBE resulta da translocação de bactérias gram-negativas entéricas, e o agente de uso antimicrobiano profilático está indicado em pacientes com alto risco de PBE, conforme as recomendações mostradas no Quadro 16-5.

Quadro 16-5. Recomendações para Realização de Profilaxia para PBE[2-4]

Recomendação	Situação	Esquema	Duração
Profilaxia primária	Proteína do líquido ascítico < 1,5 mg/L + Child-Pugh ≥ 9 **e** bilirrubina sérica ≥ 3 mg/dL, com função renal alterada (Cr > 1,2 mg/dL, Ur > 25 mg/dL) ou hiponatremia (< 130 mEq/L)	Norfloxacina 400 mg/dia	Enquanto mantiver quadro clínico e evidência de ascite
	Cirróticos com hemorragia digestiva alta	Ceftriaxona 1 g/dia	5-7 dias
Profilaxia secundária	Após primeiro episódio de PBE	Norfloxacino 400 mg/dia	Enquanto mantiver evidência de ascite

Hidrotórax Hepático

O hidrotórax hepático (HH) é o acúmulo de líquido transudativo no espaço pleural na ausência de doença cardíaca, pulmonar ou pleural, afetando aproximadamente 5-12% dos pacientes com doença hepática avançada, e é tipicamente unilateral à direita (73%).[2-4]

Um gradiente de albumina do soro para o líquido pleural ≥ 1,1 g/dL é sugestivo de HH. Um resultado < 1,1 g/dL e derrame à esquerda na ausência de ascite deve levantar suspeita de diagnósticos alternativos, como derrame pleural como secundário à infecção, pancreatite, malignidade ou causas cardiopulmonares.[4]

O líquido pleural em HH pode ter maior teor de proteína do que a ascite concomitante, achado atribuído ao gradiente de pressão hidrostática. Pacientes com HH têm um prognóstico ruim com risco de mortalidade em 90 dias que excede o previsto pelo escore MELD e devem ser considerados para TH.[3,4]

As complicações de HH incluem empiema bacteriano espontâneo (EBE), insuficiência respiratória progressiva, aprisionamento pulmonar, além de complicações da toracocentese, como pneumotórax e sangramento. A conduta diagnóstica e terapêutica de EBE é semelhante a PBE abordada em seção anterior.[3,4]

O manejo inicial é semelhante ao da ascite, com restrição de sódio e diuréticos. No entanto, o derrame pleural pode persistir apesar do tratamento bem-sucedido da ascite, definido como hidrotórax refratário.[2-4]

A toracocentese terapêutica é necessária para proporcionar alívio sintomático da dispneia, mas o efeito é transitório. Não há dados para guiar o limite superior do volume do líquido pleural para remoção. Procedimentos repetidos aumentam os riscos de complicações, incluindo pneumotórax, sangramento e infecção pleural. A colocação de dreno torácico em HH está associada à alta morbidade e deve ser evitada.[3,4]

O TIPS pode ser considerado em pacientes selecionados como tratamento de segunda linha ou como ponte para o TH em HH refratário. Em pacientes com contraindicação ao TIPS ou TH, um cateter pleural de demora permanente pode ser considerado em conjunto com o paciente e a equipe multidisciplinar levando em consideração o risco de infecção.[4]

BETABLOQUEADORES NÃO SELETIVOS (BBNS) E ASCITE

As evidências atuais suportam o uso de BBNS quando indicado em pacientes com AR, mas os pacientes devem ser monitorados de perto, e a redução ou descontinuação da dose pode ser apropriada naqueles que desenvolvem hipotensão ou disfunção renal aguda/progressiva.[2-4]

CUIDADOS PALIATIVOS

Pacientes com AR que não estão em avaliação para transplante hepático devem ser encaminhados para cuidados paliativos. Além da PGV repetida, intervenções paliativas alternativas para AR também devem ser consideradas.[4]

A literatura apoia o uso paliativo de drenos abdominais tunelizados de longa duração em indivíduos com ascite refratária devido à malignidade. Esses drenos são inseridos no hospital e permitem a drenagem de pequenas quantidades de ascite 2 a 3 vezes por semana em casa. As vantagens potenciais sobre a PGV incluem drenagem guiada por sintomas e hospitalizações repetidas, mas ensaios futuros devem avaliar o dispositivo como uma intervenção paliativa para AR na cirrose.[4]

TRANSPLANTE HEPÁTICO

Pacientes com AR e disfunção hepática significativa concomitante, que impeça a colocação de TIPS, devem ser considerados para TH.[2-4]

O escore de gravidade MELD não reflete a gravidade desses casos específicos, resultando em baixa pontuação na lista de espera para TH com consequente baixa concorrência desses pacientes em relação a outros listados de prognóstico semelhante. A fim de sanar a situação, a Coordenação Geral do Sistema Nacional de Transplantes CGSNT, apoiada por especialistas, propõe a concessão de pontuação específica para casos comprovados de AR, com pontuação calculada do MELDNa destes pacientes em 29 pontos, salvo em casos de MELDNa calculados eventualmente maiores.[17]

Após TH, as anormalidades hemodinâmicas da cirrose descompensada levarão semanas a meses para serem corrigidas. Os pacientes podem continuar a ter ascite por algum tempo no período pós-transplante e precisarão permanecer em uma dieta com restrição de Na até a eliminação da ascite.[2,4]

REFERÊNCIAS BIBLIOGRÁFICAS

1. Gines P, Quintero E, Arroyo V, Terés J, Bruguera M, Rimola A, et al. Compensated cirrhosis: natural history and prognostic factors. Hepatology 1987;7:122-8.
2. EASL Clinical Practice Guidelines for the management of patients with decompensated cirrhosis. J Hepatol 2018 Aug;69(2):406-60.
3. AASLD Diagnosis, Evaluation, and Management of Ascites, Spontaneous Bacterial Peritonitis and Hepatorenal Syndrome: 2021 Practice Guidance by the American Association for the Study of Liver Diseases. Hepatology 2021;74:2.
4. Aithal GP, Palaniyappan N, China L, Härmälä S, Macken L, Ryan JM, et al. Guidelines on the management of ascites in cirrhosis. Gut 2021;70(1):9-29. 4.
5. Moore KP, Wong F, Gines P, Bernardi M, Ochs A, Salerno F, et al. The management of ascites in cirrhosis: report on the consensus conference of the International Ascites Club. Hepatology 2003;38:258-66.
6. Liu F, Kong X, Dou Q, Ye J, Xu D, Shang H, Xu K, et al. Evaluation of tumor markers for the differential diagnosis of benign and malignant ascites. Ann Hepatol 2014;13:357-63.
7. Shen Y-C, Wang T, Chen L, Yang T, Wan C, Hu QJ, et al. Diagnostic accuracy of adenosine deaminase for tuberculous peritonitis: a meta-analysis. Arch Med Sci 2013;9:601-7.
8. He W-H, Xion Z-J, Zhu Y, Xia L, Zhu Y, Liu P, et al. Percutaneous drainage versus peritoneal lavage for pancreatic ascites in severe acute pancreatitis: a prospective randomized trial. Pancreas 2019;48:343-9.

9. Morando F, Rosi S, Gola E, Nardi M, Piano S, Fasolato S, et al. Adherence to a moderate sodium restriction diet in outpatients with cirrhosis and ascites: a real-life cross-sectional study. Liver Int 2015;35:1508-15.
10. El-Bokl MA, Senousy BE, El-Karmouty KZ, Mohammed IK, Mohammed SM, Shabana SS, et al. Spot urinary sodium for assessing dietary sodium restriction in cirrhotic ascites. World J Gastroenterol 2009;15:3631-5.
11. Dimitriadis G, Papadopoulos V, Mimidis K. Eplerenone reverses spironolactone-induced painful gynaecomastia in cirrhotics. Hepatol Int 2011;5:738-9.
12. Lin CH, Shih FY, Ma MH, Chiang WC, Yang CW, Ko PC. Should bleeding tendency deter abdominal paracentesis? Dig Liver Dis 2005;37:946-51.
13. Tan HK, James PD, Wong F. Albumin may prevent the morbidity of paracentesis-induced circulatory dysfunction in cirrhosis and refractory ascites: a pilot study. Dig Dis Sci 2016;61:3084-92.
14. Guevara M, Cárdenas A, Uriz J, Ginès P. Prognosis in patients with cirrhosis and ascites. In: Ginès P, Arroyo V, Rodés J, Schrier RW, editors. Ascites and renal dysfunction in liver disease: pathogenesis, diagnosis and treatment. Malden: Blackwell; 2005. p. 260-70.
15. Ruiz-del-Arbol L, Monescillo A, Jimenéz W, Garcia-Plaza A, Arroyo V, Rodés J. Paracentesis-induced circulatory dysfunction: mechanism and effect on hepatic hemodynamics in cirrhosis. Gastroenterology 1997;113:579-86
16. Arroyo V, Fernandez J. Pathophysiological basis of albumin use in cirrhosis. Ann Hepatol 2011;10(Suppl. 1):S6-S14.
17. Brasil. Ministério da Saúde. Nota Técnica nº 32/2021CGSNT/DAET/SAES/MS.

VARIZES GÁSTRICAS

Carmem Alves Pereira
Valeria Dantas de Oliveira
Heleno Ferreira Dias

INTRODUÇÃO

As varizes gástricas (VG) são dilatações das veias da submucosa que se desenvolvem em pacientes com hipertensão portal (HP) cirrótica ou não cirrótica. O complexo varicoso consiste em um ramo aferente (influxo portal), uma porção central (variz propriamente dita) e um ramo eferente (saída sistêmica). O sangue drena de forma retrógrada pelas veias gástricas curtas, posteriores e pelas veias gastroepiploicas. Esse processo resulta em aumento do fluxo e da pressão sanguínea, o que causa dilatação das estruturas submucosas, levando à formação das VG.[1]

A prevalência de VG e varizes esofágicas (VE) em pacientes com HP cirrótica sem trombose de veia porta/mesentérica é cerca de 17% a 25% e 50% a 60%, respectivamente.[2] As varizes gástricas são mais comuns na hipertensão portal segmentar causada por trombose da veia porta ou esplênica, do que na HP generalizada devida à cirrose.[3] Apesar da hemorragia por VE ser mais frequente, o sangramento por VG habitualmente é mais severo, de maior mortalidade e com maiores taxas de ressangramento.[2]

CLASSIFICAÇÃO E PROFILAXIA PRIMÁRIA DE VARIZES GÁSTRICAS
De Acordo com o Seu Sítio Anatômico (Fig. 17-1)

- *Varizes gastroesofágicas (GOV-1):* são VE que se estendem abaixo da cárdia através da curvatura menor. Elas são o tipo mais comum de VG, compreendendo cerca de 75%. Quase sempre estão associadas a grandes varizes de esôfago (92%).
- *Varizes gastroesofágicas (GOV-2):* são VE que se estendem abaixo da cárdia através do fundo. Elas compreendem cerca de 21% de todas as VG e estão associados à presença de grandes VE em 50% dos casos.
- *Varizes gástricas isoladas (IGV-1):* são VG que não estão conectadas com VE e localizam-se no fundo. Elas são vistas em apenas 1,6% dos pacientes.
- *Varizes gástricas isoladas (IGV-2):* são VG que não estão conectados com VE e podem estar presentes em qualquer localização do estômago, exceto no fundo. Elas são vistas em 4,2% dos pacientes com VG. Esse tipo de variz geralmente se desenvolve durante ou após a obliteração endoscópica de VE ou VG, em cerca de 85% dos casos.[4]

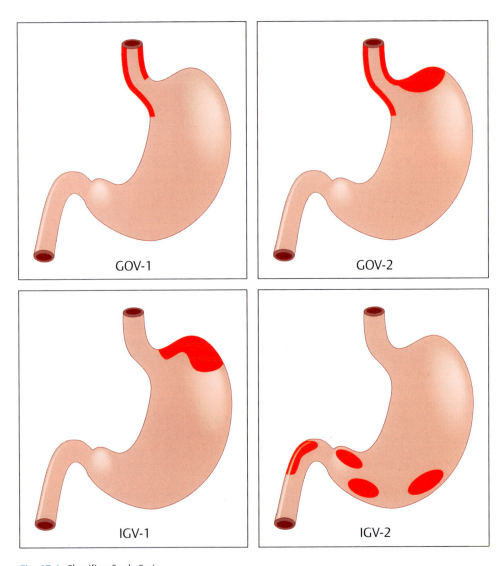

Fig. 17-1. Classificação de Sarin.

De Acordo com o Tamanho

São classificadas em pequenas (< 5 mm), médias (5 a 10 mm) e grandes (> 10 mm).

Profilaxia Primária

Tendo em vista a ausência de dados, a profilaxia primária das VG deve seguir as mesmas diretrizes presentes para VE.[5] Em um estudo prospectivo avaliando a profilaxia primária em pacientes com VG, foram incluídos 89 pacientes cirróticos com VG de alto risco, ou seja, grande (> 10 mm) e localizada no fundo (GOV-2/IGV-1). Eles não tinham histórico de sangramento gastrointestinal e nenhuma VE estava presente na endoscopia diagnóstica. Foram randomizados para receber injeção de cianoacrilato até a obliteração completa (Grupo I), ou propranolol objetivando frequência cardíaca alvo de 55/min ou dose máxima de 360 mg/d (Grupo II), ou nenhum tratamento (Grupo III). O período médio de acompanhamento foi de 26 meses. Este estudo mostrou que a injeção com cola de cianoacrilato (ICA) foi superior ao propranolol e a ausência de terapia na prevenção de sangramento.[6] Alguns especialistas recomendam o uso de betabloqueadores não seletivos (BBNS) como profilaxia primária e evitar ICA porque consideram este estudo muito particular, pois foi realizado em um único centro de especialistas e, portanto, considera-se evidência insuficiente para generalizar seus achados.[7,8]

A combinação de ICA guiada por ultrassom endoscópico (UE) também foi avaliada na profilaxia primária da VG em dois estudos não controlados. Foram analisados 40 pacientes com VG de alto risco (definido pelo tamanho, mancha vermelha e função hepática), evidenciando que apenas 5% das VG tratadas sangraram em um acompanhamento médio de 449 dias.[9] Da mesma forma, um estudo observacional envolvendo 80 pacientes com VG de alto risco (tamanho VG > 10 mm ou mancha vermelha) relatou baixa incidência de sangramento de 2,5% e taxa de eventos adversos de 4,9% durante um seguimento médio de 3 anos.[10] Apesar desses dados encorajadores, nenhum grupo controle foi avaliado em nenhum dos estudos e os resultados devem ser tomados com cautela.

A obliteração direta da VG com obliteração transvenosa retrógrada por balão (*Ballon-occluded retrograde transvenous occlusion* - BRTO) também foi avaliada na profilaxia primária. Um estudo retrospectivo comparou BRTO, cianoacrilato e não tratamento em 210 pacientes com cirrose e VG. Ambos, BRTO e cianoacrilato, foram superiores ao não tratamento na prevenção de sangramento por VG, porém, não houve diferença entre eles (BRTO 7,3% *vs.* cianoacrilato 19,4%, P = 0,089).[11] Nem BRTO nem cianoacrilato foram superiores ao não tratamento quando a sobrevida foi avaliada e, portanto, mais estudos são necessários antes de sua ampla recomendação.

A VG de alto risco que pode precisar de tratamento foi considerada com tamanho ≥ 5 mm, presença de manchas vermelhas, Child-Pugh classe B ou C na recomendação de consenso da Associação Ásia Pacífico para o Estudo do Fígado, ou manchas vermelhas ou disfunção hepática grave nas diretrizes de prática clínica do Estudo do Fígado da Associação Coreana. No entanto, a definição de alto risco precisa de unificação e validação, bem como diferentes opções de tratamento precisam ser comparadas em ensaios bem delineados. Levando em consideração todas as evidências disponíveis até o momento, recomendamos o BBNS como abordagem primária.[12-14]

MANEJO NA HEMORRAGIA AGUDA

As VG apresentam uma incidência de sangramento de 16% a 45% em 3 anos.[3] A melhor estratégia de tratamento das VG permanece controversa por causa da heterogeneidade dos casos e da falta de estudos disponíveis de alta qualidade.[15]

O tratamento inicial da hemorragia digestiva alta (HDA) varicosa é o mesmo independente se a origem for esofágica ou gástrica, e inclui: estabilização hemodinâmica; monitorização, preferencialmente em unidades de terapia intensiva ou semi-intensiva; protocolo de transfusão sanguínea restrito, sendo indicado apenas nos casos de hemoglobina abaixo de 7-8 g/dL, embora fatores individuais devam ser considerados; além de farmacoterapia com drogas vasoativas por 2 a 5 dias e antibiótico profilaxia.[1,5,15-17]

Em um paciente com sangramento por VG em atividade e sem possibilidade de tratamento endoscópico rápido, medidas, como tamponamento com balão intragástrico, tipo Linton-Nachlas, podem ser utilizadas. Este dispositivo só pode ser mantido por um período máximo de 24 horas dentro do qual o tratamento definitivo tem de ser realizado.[1] Também pode ser usado como terapia de resgate após falha de terapia endoscópica.[16]

Terapia Endoscópica

Após estabilização hemodinâmica, o paciente deve ser submetido a uma endoscopia digestiva alta assim que possível, preferencialmente nas primeiras 12 horas de sua admissão.[5,15] As principais opções terapêuticas que temos estão descritas no Quadro 17-1.

Se disponível, todo paciente com HDA por VG deve ser submetido a um exame de imagem abdominal, preferencialmente contrastado (ressonância ou tomografia), para classificar a anatomia vascular subjacente, além de rastrear para trombose da veia esplênica e carcinoma hepatocelular.[2,5,15]

Quadro 17-1. Opções Terapêuticas para Varizes Gástricas

Terapia endoscópica (nas primeiras 12 horas da admissão)	
Escleroterapia (com álcool ou etanolamina) – pouco eficaz	Alta taxa de ressangramento e risco de desenvolvimento de úlceras. Considerar apenas na ausência das outras opções
Ligadura elástica	Alternativa para varizes gastroesofágicas tipo I
Obliteração com cola cianoacrilato	Terapia de escolha para hemorragia por VG
Terapia guiada por ecoendoscopia com e sem molas	Pequenos estudos retrospectivos mostraram menores taxas de ressangramento, menos efeitos colaterais e menos sessões terapêuticas
Terapia endovascular (falha da terapia endoscópica e profilaxia secundária)	
TIPS	■ Reduz HP e suas complicações (ascite, varizes esofágicas) ■ Maior eficácia nas VE do que nas VG ■ Pode agravar ou desencadear EH e/ou falência hepática ■ Pode ser usada na TP
BRTO	■ Preferido na presença de shunt gastrorenal ■ Pode melhorar disfunção hepática e não aumenta risco de EH ■ Aumenta o fluxo da veia porta e pode aumentar a HP, agravando ou favorecendo o surgimento de VE e/ou ascite ■ Não pode ser usado nos casos de TP
Terapias combinadas (TIPS + obliteração/TIPS + BRTO)	Promissor, ainda faltam estudos

BRTO: *ballon-occlued retrograde transvenous occlusion*; EH: encefalopatia hepática; HP: hipertensão portal; TIPS: *transjugular intrahepatic portosystemic shunt*; TP: trombose de porta; VE: varizes esofágicas; VG: varizes gástricas.

Escleroterapia

A injeção com agentes esclerosantes (etanolamina, por exemplo) atingem hemostasia inicial em grande parte dos casos, porém a taxa de ressangramento pode chegar a 90%, sendo metade dos casos secundários a ulcerações no local da injeção. Logo, esta modalidade não está recomendada no tratamento das VG, a menos que não haja outras opções disponíveis.[1,2,15,16]

Ligadura com Banda Eslástica (LBE)

Os estudos mostram que a LBE é inferior ao cianoacrilato para controle de sangramento a longo prazo,[18-20] principalmente na VG cardiofundal (GOV-2 e IGV-1). Porém, na ausência de cola de cianoacrilato, LBE pode ser considerada em pacientes com sangramento de VG da pequena curvatura (GOV1).[1,2,5]

Injeção com Cola de Cianoacrilato (ICA) ou Trombina

Desde que foi introduzido na década de 1980, a ICA demonstrou ser eficaz na hemostasia e na prevenção tanto do ressangramento precoce quanto tardio, e com menores complicações em comparação com a escleroterapia ou a LBE.[2,17,19,20]

As complicações específicas da ICA são infrequentes e geralmente estão associadas a experiência do endoscopista. A mais relacionada e temida é a embolização com cola levando a embolia pulmonar e/ou derrame pleural. Porém, embolização pulmonar significativa levando a sintomas, com necessidade de terapia anticoagulante, ou morte é rara.[2]

Outra modalidade de tratamento pouco utilizada é a injeção de trombina que catalisa a conversão do fibrinogênio em fibrina e estimula a agregação plaquetária. Embora o tratamento com trombina tenha sido considerado tão eficaz quanto a cola no controle do sangramento da VG, e aparentemente ter menos complicações sistêmicas, são necessários mais estudos e com maior número de pacientes.[1,15,16]

Terapia Endoscópica Guiada por Ultrassom Endoscópico (UE)

As intervenções guiadas envolvem a colocação de molas metálicas e/ou do cianoacrilato nas varizes com o auxílio do UE.[2] Estudos comparando a ICA direta *versus* a ICA com a orientação do UE sugerem benefícios desta última, como menores taxas de ressangramento, menos efeitos colaterais e menos sessões terapêuticas; porém, grande parte destes estudos são limitados por serem retrospectivos e terem pequeno número de pacientes.[15]

Entre as modalidades do UE, a terapia guiada com ICA em relação ao uso guiado de molas (sem cola), um estudo de coorte multicêntrico realizado por Romero-Castro mostrou que o uso de molas reduziu o tempo médio da sessão endoscópica e o número de sessões necessárias para a obliteração das varizes, porém não houve diferenças na hemostasia de sangramento por VG em 180 dias.[1] Avaliação adicional das técnicas do UE e maiores estudos comparativos prospectivos são necessários antes que o seu uso rotineiro possa ser recomendado.[2,15]

Terapia Endovascular
Shunt *Portossistêmico Intra-Hepático Transjugular (TIPS)*

O TIPS (*Transjugular Intra-hepatic Portosystemic Shunt*) a princípio é indicado como terapia de resgate para casos de HDA varicosa refratária a terapia endoscópica.[15] Porém, tem-se consolidado nos últimos anos de forma mais abrangente e precoce, em especial nos Estados Unidos da América (EUA) e Europa. Na última atualização do Baveno, o TIPS precoce, ou seja, nas primeiras 72 horas (idealmente nas primeiras 24 h), está indicado na HDA tanto de VE quanto varizes GOV-1 e GOV-2 que possuem os seguintes critérios: Child-Pugh C < 14 pontos ou Child-Pugh B > 7 com sangramento ativo na endoscopia inicial ou GPVH > 20 mm Hg no momento da hemorragia.[5]

As vantagens do TIPS para as hemorragias por VE não trazem muitas dúvidas. Porém, em relação as VG, suas vantagens ainda não estão muito bem estabelecidas, principalmente nas varizes GOV-2 e IGV-1, que, devido à sua anatomia, podem sangrar mesmo em pressões portais mais baixas. Logo, a redução adicional da pressão portal com o TIPS não impede que até 50% destas VG voltem a sangrar, embora as taxas iniciais de hemostasia excedam 90%.[2,16] Em contraste com as varizes cardiofundais, a colocação de TIPS deve ser favorecida para sangramento de VG da pequena curvatura (GOV-1) refratária à ligadura elástica ou para pacientes com sangramento recorrente, semelhante ao manejo de VE.[2]

Embolização Transvenosa Retrógrada de Varizes Gástricas (BRTO)

Em pacientes com VG, BRTO pode ser considerada uma alternativa ao tratamento endoscópico ou ao TIPS, a depender da experiência do serviço e desde que seja viável.[5] Trata-se de uma técnica de radiologia intervencionista que acessa a VG por meio de um *shunt* venoso, comumente uma derivação gastrorrenal, que é ocluída com um balão, enquanto o agente esclerosante (oleato de etanolamina, por exemplo) é injetado na VG sangrante.[2,17] Os principais efeitos colaterais incluem o surgimento ou progressão de VE preexistente, dano vascular ou migração do agente esclerosante quando o balão é deslocado inadvertidamente.[17] Outras complicações incluem febre, dor torácica, sintomas gastrointestinais, hemoglobinúria, ascite e derrame pleural.[1,2]

Embora BRTO e TIPS tenham um mecanismo diferente, eles são comparáveis como terapia intravascular na hemorragia varicosa por VG. Apesar de ambas as técnicas terem surgido no mundo quase ao mesmo tempo, nos anos 1990, elas tiveram um reconhecimento diferente entre o oriente e ocidente. Na Coreia e no Japão, os profissionais de saúde tendem a escolher BRTO para o tratamento de varizes gástricas. Por outro lado, no ocidente, o uso do TIPS popularizou-se mais, embora, nas últimas décadas, com o aumento das evidências, BRTO tem tornado-se mais aceitável pelos cientistas americanos.[1,15,17]

Quando BRTO é comparada com TIPS, parece que BRTO é igualmente eficaz ou mesmo superior a TIPS, com taxas acima de 90% de hemostasia e baixos índices de ressangramento. Contudo, a evidência é baseada apenas em séries retrospectivas de pacientes, e um *shunt* gastrorrenal deve estar presente para usar-se BRTO.[2,17] Ao mesmo tempo que a presença de um *shunt* gastrorrenal aumenta o risco de complicações de TIPS (encefalopatia e isquemia hepática), a presença de VE importantes e ascite desfavorecem a realização de BRTO.[2,16]

Em uma metanálise de 2016, 353 pacientes com sangramento de VG foram submetidos à TIPS (n = 143) ou BRTO (n = 210), e verificou-se que não houve diferenças significativas no que diz respeito ao sucesso técnico, hemostasia e taxas de complicações entre os dois tratamentos. No entanto, ressangramento e encefalopatia hepática foram significativamente menores naqueles submetidos a BRTO.[1]

Cirurgia

Com o advento das terapias endovasculares e as altas taxas de morbimortalidade dos *shunts* cirúrgicos, estes últimos praticamente não são mais realizados na atualidade. São ainda aplicados apenas em centros altamente especializados, em pacientes cuidadosamente selecionados e com função hepática bem preservada. Em casos de hipertensão portal segmentar, a esplenectomia pode ser considerada.[17]

Seguimento e Profilaxia Secundária

Apesar de não existir evidências suficientes para fortalecer a recomendação de profilaxia secundária nas VG, o acompanhamento do manejo endoscópico deve mimetizar o realizado para VE e a terapêutica reavaliada até a obliteração da VG. Com base em alguns estudos randomizados controlados, o uso de ICA mostrou menores taxas de ressangramento e menores índices de mortalidade.[2,16,18]

Para todos os tipos de VG recomenda-se repetir a avaliação endoscópica a cada 2-4 semanas, e, se necessário, repetir ICA (direta ou guiada por ecoendoscopia) até a obliteração estar completa. Para GOV-1, pode ser realizada ligadura elástica. Após confirmação endoscópica de erradicação das VG, repetir a endoscopia dentro de 3 a 6 meses e, em seguida, anualmente. Em casos de recorrência de VG está indicado repetir exame de imagem e avaliar opções alternativas à terapia endoscópica, como a abordagem endovascular.[2]

Em relação aos BBNS, nenhum ensaio clínico randomizado demonstrou eficácia para profilaxia secundária após sangramento de VG.[15,16,17] Postula-se que a falta de eficácia dos BBNS após hemorragia por VG se deve ao fato de que as VG sangram em pressões portais mais baixas. Porém, com base nas evidências disponíveis e por causa dos efeitos benéficos dos BBNS na hipertensão portal, a adição de propranolol ou carvedilol ao cianoacrilato deve ser considerada.[15]

Um único estudo prospectivo, não randomizado, e dois retrospectivos, observacionais, demonstraram taxas de ressangramento mais baixas em pacientes tratados com BRTO em vez de cianoacrilato para profilaxia secundária de hemorragia por varizes gástricas (3%-15% *vs.* 22%-71%). Séries de casos contemporâneos também começaram a explorar a viabilidade e segurança de procedimentos radiológicos intervencionistas combinados (TIPS + BRTO), cujos benefícios supostos seriam, além da redução do ressangramento, a redução de complicações como as taxas de encefalopatia pós-procedimento, função hepática estável ou melhorada, e prevenção ou melhora da ascite.[16] Entretanto, não há publicações multicêntricas de estudos randomizados sobre combinação de TIPS e BRTO para fazer uma recomendação forte. A indicação vai depender da anatomia da via colateral varicosa e das complicações da doença hepática associadas.[1,15]

O algoritmo sugerido para as etapas do manejo das varizes gástricas encontra-se na Figura 17-2.

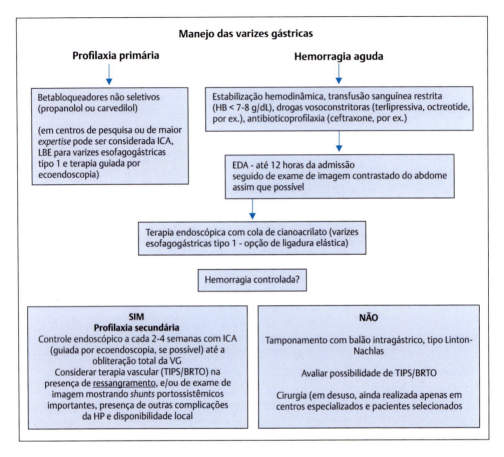

Fig. 17-2. Manejo das varizes gástricas. BRTO: *ballon-occluded retrograde transvenous occlusion*; EDA: endoscopia digestiva alta; HB: hemoglobina; ICA: injeção de cianoacrilato; LBE: ligadura de banda elástica; TIPS: *transjugular intrahepatic portosystemic shunt*.

CONCLUSÃO

Apesar das VG serem menos frequentes e sangrarem menos que as varizes esofágicas, a sua anatomia é muito mais complexa, e, quando sangram, costumam evoluir com um quadro clínico mais grave e requerem um tratamento equivalentemente mais complexo e individualizado. A terapia endoscópica com injeção direta de cola de cianoacrilato é o tratamento de escolha no sangramento agudo. No entanto, opções avançadas para melhorar os resultados clínicos estão em evolução; estas incluem a combinação de injeção de cianoacrilato guiada por UE, assim como o uso de molas metálicas, além de múltiplas técnicas endovasculares incluindo TIPS, BRTO ou suas combinações.

Vários fatores devem ser analisados antes de decidir-se pelo tratamento definitivo, como a gravidade da doença hepática subjacente, a classificação das varizes gástricas, a presença e o tamanho de varizes esofágicas associadas, a anatomia da via colateral, a acessibilidade e a disponibilidade de conhecimentos técnicos.

REFERÊNCIAS BIBLIOGRÁFICAS

1. Philips CA, Ahamed R, Rajesh S, George T, Mohanan M, Augustine P. Beyond the scope and the glue: update on evaluation and management of gastric varices. BMC Gastroenterol 2020 Oct 30;20(1):361.
2. Henry Z, Patel K, Patton H, Saad W. AGA clinical practice update on management of bleeding gastric varices: Expert review. Clin Gastroenterol Hepatol 2021 Jun;19(6):1098-107.e1.
3. Madsen MS, Petersen TH, Sommer H. Segmental portal hypertension. Ann Surg 1986 Jul;204(1):72-7.
4. Sarin SK, Jain AK, Lamba GS, Gupta R, Chowdhary A. Isolated gastric varices: prevalence, clinical relevance and natural history. Dig Surg 2003;20(1):42-7.
5. deFranchis R, Bosch J, Garcia-Tsao G, Reiberger T, Ripoll C; Baveno VII Faculty. Baveno VII - Renewing consensus in portal hypertension. J Hepatol 2022 Apr;76(4):959-74.
6. Mishra SR, Sharma BC, Kumar A, Sarin SK. Primary prophylaxis of gastric variceal bleeding comparing cyanoacrylate injection and beta-blockers: a randomized controlled trial. J Hepatol 2011 Jun;54(6):1161-7.
7. Garcia-Tsao G, Abraldes JG, Berzigotti A, Bosch J. Portal hypertensive bleeding in cirrhosis: Risk stratification, diagnosis, and management: 2016 practice guidance by the American Association for the study of liver diseases. Hepatology 2017 Jan;65(1):310-35.
8. Tripathi D, Stanley AJ, Hayes PC, Patch D, Millson C, Mehrzad H, et al. Clinical Services and Standards Committee of the British Society of Gastroenterology. U.K. guidelines on the management of variceal haemorrhage in cirrhotic patients. Gut 2015 Nov;64(11):1680-704.
9. Bhat YM, Weilert F, Fredrick RT, Kane SD, Shah JN, Hamerski CM, et al. EUS-guided treatment of gastric fundal varices with combined injection of coils and cyanoacrylate glue: a large U.S. experience over 6 years (with video). Gastrointest Endosc 2016 Jun;83(6):1164-72.
10. Kouanda A, Binmoeller K, Hamerski C, Nett A, Bernabe J, Shah J, et al. Safety and efficacy of EUS-guided coil and glue injection for the primary prophylaxis of gastric variceal hemorrhage. Gastrointest Endosc. 2021 Aug;94(2):291-6.
11. Choe JW, Yim HJ, Lee SH, Chung HH, Lee YS, Kim SY, et al. Primary prophylaxis of gastric variceal bleeding: endoscopic obturation, radiologic intervention, or observation? Hepatol Int. 2021 Aug;15(4):934-45.
12. Garcia-Tsao G, Abraldes JG, Berzigotti A, Bosch J. Portal hypertensive bleeding in cirrhosis: Risk stratification, diagnosis, and management: 2016 practice guidance by the American Association for the study of liver diseases. Hepatology 2017 Jan;65(1):310-35.
13. European Association for the Study of the Liver. Electronic address: easloffice@easloffice.eu; European Association for the Study of the Liver. EASL Clinical Practice Guidelines for the management of patients with decompensated cirrhosis. J Hepatol 2018 Aug;69(2):406-60.
14. Villanueva C, Albillos A, Genescà J, Garcia-Pagan JC, Calleja JL, Aracil C, et al. β blockers to prevent decompensation of cirrhosis in patients with clinically significant portal hypertension (PREDESCI): a randomised, double-blind, placebo-controlled, multicentre trial. Lancet 2019 Apr 20;393(10181):1597-608.
15. Luo X, Hernández-Gea V. Update on the management of gastric varices. Liver Int 2022 Jun;42(6):1250-8.
16. Vaz K, Efthymiou M, Vaughan R, Testro AG, Lew HB, Pu LZCT, et al. Unpacking the challenge of gastric varices: A review on indication, timing and modality of therapy. World J Hepatol 2021 Aug 27;13(8):868-78.
17. Vine LJ, Subhani M, Acevedo JG. Update on management of gastric varices. World J Hepatol 2019 Mar 27;11(3):250-60.
18. Chirapongsathorn S, Manatsathit W, Farrell A, Suksamai A. Safety and efficacy of endoscopic cyanoacrylate injection in the management of gastric varices: A systematic review and meta-analysis. JGH Open 2021 Jul 30;5(9):1047-55.
19. Lo GH, Lai KH, Cheng JS, Chen MH, Chiang HT. A prospective, randomized trial of butyl cyanoacrylate injection versus band ligation in the management of bleeding gastric varices. Hepatology 2001 May;33(5):1060-4.
20. Tan PC, Hou MC, Lin HC, Liu TT, Lee FY, Chang FY, et al. A randomized trial of endoscopic treatment of acute gastric variceal hemorrhage: N-butyl-2-cyanoacrylate injection versus band ligation. Hepatology 2006 Apr;43(4):690-7.

DESAFIOS NO DIAGNÓSTICO E TRATAMENTO DA HIPERFERRITINEMIA

Fernanda Barros Viana Coelho
Cláudia Vieira Aniceto
Júlia Barros Viana

INTRODUÇÃO

A ferritina sérica é um dos exames laboratoriais mais frequentemente solicitados,[1] sendo um marcador indireto do *status* de ferro.[2] Ela é um polímero com 24 subunidades, composta por cadeias polipeptídicas leves (ferritina L) e pesadas (ferritina H), sendo capaz de estocar até 4.500 átomos de ferro.[3] A ferritina H, presente principalmente nos rins e no coração, possui atividade ferroxidase, sendo capaz de converter ferro ferroso (Fe^{+2}) em ferro férrico (Fe^{+3}), menos tóxico.[4] Assim, ela é essencial na prevenção de dano celular mediado pelo ferro livre, que pode levar à formação de espécies reativas de oxigênio.[3]

Níveis baixos de ferritina sérica, na ausência de inflamação, são um parâmetro altamente específico e sensível para deficiência de ferro.[2] Por outro lado, níveis elevados são menos específicos, uma vez que a ferritina é uma proteína de fase aguda. Assim, pode estar elevada em uma variedade de condições clínicas, como infecção, neoplasia e inflamações crônica e aguda.[1]

Os valores de referência da ferritina variam em decorrência de diferenças em técnicas analíticas e populações de referência. O estudo HEIRS definiu hiperferritinemia como níveis séricos de ferritina superiores a 200 ng/mL em mulheres e 300 ng/mL em homens.[5]

A homeostase do ferro é essencial para que haja uma quantidade suficiente desse íon para as necessidades vitais sem que ocorra toxicidade relacionada com a sua sobrecarga. A homeostase intracelular do ferro é regulada pelo complexo IRP/IRE (*iron regulador proteins/iron responsive elements*), que controla a expressão de proteínas codificadoras associadas a absorção, estoque, utilização e exportação do ferro.[4] A homeostase sistêmica do ferro ocorre a partir da regulação de absorção, reciclagem e estoque do ferro,[4] sendo mediada predominantemente pela hepcidina e pelo complexo hepcidina-ferroportina.[2]

O organismo de um adulto contém aproximadamente 3 a 5 g de ferro, dos quais 60% estão incorporado na hemoglobina. O restante está estocado em hepatócitos e macrófagos reticuloendoteliais.[3] Diariamente, ocorre a absorção de 1 a 2 mg de ferro, proveniente da dieta, no duodeno e jejuno proximal;[4] há uma perda diária de 1 a 2 mg de ferro por suor, perda sanguínea e descamação de células epiteliais do intestino.[3]

O principal consumidor do ferro é a medula óssea eritroide: diariamente, a síntese de hemoglobina em eritroblastos requer 20 a 25 mg de ferro.[4] Por isso, deve haver reciclagem e regulação meticulosas do ferro intracelular.[3]

O ferro não heme obtido pela dieta é absorvido por enterócitos duodenais. A enzima ferrireductase o reduz para Fe^{+2} antes de transportá-lo pela membrana celular. Uma vez absorvido, é transportado pelo citosol e liberado pela heme oxigenase 1 (HMOX1).[3] O transporte do ferro citosólico pela membrana basolateral do enterócito em direção ao plasma é realizado pela ferroportina,[3] o único exportador de ferro conhecido.[4] Para tal, é necessário que a enzima ferroxidase hepaestina oxide Fe^{+2} em Fe^{+3}.[3]

No plasma, o Fe^{+3} circula ligado à transferrina, uma glicoproteína sintetizada sobretudo no fígado, com dois sítios de ligação para o ferro férrico.[2,3] Em condições normais, cerca de 1/3 da transferrina está saturada de ferro. Quando há sobrecarga de ferro, ocorre acúmulo de ferro não ligado à transferrina (NTBI). O ferro ferroso intracelular, que não é exportado nem utilizado, é sequestrado e estocado pela ferritina, que o oxida em Fe^{+3}. Alguns dias após, parte do ferro sequestrado é perdida pela descamação das células epiteliais intestinais.[3]

A hepcidina, um hormônio peptídico circulante produzido principalmente pelo fígado, é um regulador negativo dos níveis séricos de ferro: promove a degradação da ferroportina e reduz a absorção de ferro pelos enterócitos.[2] Desta forma, a hepcidina regula os níveis séricos de ferro e controla a saturação de transferrina.[3] Sua produção é regulada em resposta a necessidades da medula óssea, hipóxia, saturação de transferrina, estoques de ferro e inflamação.[4]

A reciclagem do ferro se dá principalmente por macrófagos teciduais, sobretudo macrófagos esplênicos,[3] que fagocitam eritrócitos senescentes e danificados. O heme é reciclado pela HMOX1, com liberação de biliverdina, CO e Fe^{+2}.[4] No fígado, a maior parte do ferro é estocada em ferritina e pode ser mobilizada a partir das necessidades corporais. Quando os níveis de ferro superam a capacidade de ligação da transferrina, o fígado torna-se o principal sítio de estoque de NTBI.[3]

Cerca de 10% dos casos de hiperferritinemia devem-se à sobrecarga de ferro.[2] Normalmente, a elevação da ferritina sérica está associada ao aumento da síntese de ferritina ou da liberação de ferritina por células danificadas.[1]

DIAGNÓSTICO DE HIPERFERRITINEMIA E DIAGNÓSTICOS DIFERENCIAIS

A descoberta da hiperferritinemia ocorre muitas vezes como resultado de uma triagem laboratorial ou exames de rotina. Uma vez detectada a hiperferritinemia, o objetivo do procedimento diagnóstico é identificar a causa e identificar se existe ou não a sobrecarga hepática de ferro.

Apesar de a medida laboratorial não conseguir distinguir se a ferritina elevada é devido à real sobrecarga de ferro ou à inflamação, os níveis de ferritina e as características clínico-laboratoriais dos pacientes podem sugerir se há sobrecarga de ferro ou não, e se esta seria por uma causa primária (hereditária) ou secundária (adquirida). Em geral, a ferritina acima de 1.000 µg/L deve alertar o médico, pois esse nível está mais relacionado com a sobrecarga de ferro.[6]

A hiperferritinemia pode acompanhar inúmeras doenças, como mostra o Quadro 18-1.[7] Deve-se ressaltar que em 40-50% dos casos as altas concentrações de ferritina são explicadas por uma combinação de duas ou mais doenças.

Quatro causas são responsáveis por mais de 90% dos casos de hiperferritinemia: alcoolismo, inflamação, citólise (dano celular) e síndrome metabólica. Uma quinta causa deve ser considerada separadamente: a hemocromatose genética.[8]

Quadro 18-1. Causas de Hiperferritinemia

Hiperferritinemia sem sobrecarga de ferro	Causas comuns • Danos celulares • Síndrome metabólica e obesidade, resistência à insulina/diabetes melito • Consumo excessivo de álcool • Condições inflamatórias e infecciosas (choque séptico, COVID-19) • Malignidade (sólida e hematológica) Causas raras • Hiperferritinemia benigna/HHCS • Síndromes imunomediadas (LHH primário e secundário, doença de Still do adulto) • Doença de Gaucher
Hiperferritinemia com ou sem sobrecarga de ferro	Causas comuns • Doença hepática crônica (cirrose, doença hepática alcoólica, DHGNA, hepatite viral, porfiria cutânea tardia)
Hiperferritinemia com sobrecarga de ferro	Causas comuns • Hemocromatose HFE • Síndrome de sobrecarga dismetabólica de ferro • Anemias de carga de ferro (congênitas ou adquiridas) • Sobrecarga iatrogênica de ferro (transfusão de hemácias, administração parenteral de ferro) Causas raras • Hemocromatose hereditária não HFE • Doença de ferroportina • Aceruloplasminemia/hipoceruloplasminemia, atransferrinemia/hipotransferrinemia

A história e o exame do paciente devem orientar a investigação. Exames laboratoriais podem facilitar a identificação dessas causas, como hemograma completo, proteína C reativa, testes de função hepática, saturação da transferrina, perfil lipídico, creatina fosfoquinase (CPK) e glicemia. Testes adicionais podem incluir a avaliação de outros marcadores de inflamação e doenças autoimunes, evidência sorológica de infecção e ultrassonografia do fígado. A ingestão de álcool e os fatores de risco para síndrome metabólica também devem ser sempre revistos.

Um exame de extrema relevância é o IST (índice de saturação de transferrina). Níveis acima de 45% para ambos os gêneros são considerados elevados e sugerem sobrecarga de ferro. São necessárias duas elevações em dosagens consecutivas para suspeitar dessa sobrecarga. Ainda assim, os aumentos na saturação da transferrina nem sempre são equivalentes a uma sobrecarga de ferro e a interpretação deste parâmetro, portanto, requer considerações cuidadosas.[7] Um IST normal torna menos provável a possibilidade de sobrecarga de ferro, estando mais relacionado com situações como alcoolismo, inflamação, citólise e síndrome metabólica.

Quando a hiperferritinemia está associada à alta saturação de transferrina (IST > 45%), a hemocromatose é o primeiro diagnóstico a ser descartado. A hemocromatose tipo I (HFE-1) é uma doença genética com transmissão autossômica recessiva, sendo responsável por 90% dos casos de hemocromatose hereditária (HH) e está ligada a mutações do gene *HFE* nas posições 282 e 637, de forma que a investigação genética deve ser iniciada com a avaliação das mutações C282Y e H63D. A grande maioria dos pacientes com HH tipo 1 (90 a 95%) têm homozigose do C282Y e apenas 10% destes desenvolverão dano orgânico significativo. A heterozigose combinada (C282Y/H63D) é responsável por 3 a 5% dos casos de HH tipo 1, enquanto outros genótipos (C282Y/-, H63D/-, H63D/H63D) só costumam se associar a alteração leve no perfil de ferro quando coexistem outros fatores de risco. A detecção da alteração genética não é suficiente para o diagnóstico de HH tipo 1, sendo necessária a expressão da doença por meio das alterações clínico-laboratoriais da sobrecarga de ferro.[6,7]

Doença Hepática Alcoólica

A prevalência de hiperferritinemia entre pessoas com alcoolismo crônico varia de 40 a 70% e não é proporcional à quantidade de álcool consumida.[8] O etanol aumenta a absorção de ferro, principalmente por *down-regulation* da expressão de hepcidina. Assim, maior quantidade de ferro chegaria ao fígado, exerceria efeitos pró-oxidantes e estimularia a síntese de ferritina e ativação das células estreladas. Essa ativação poderia teoricamente levar à fibrose e inflamação, sendo a ferritina um marcador de progressão para cirrose. Ribot-Hernández *et al.* (2020) estudaram o valor prognóstico do ferro sérico, da transferrina e da ferritina em pacientes etilistas. O resultado foi maior associação da saturação de transferrina à disfunção hepática e da ferritina à inflamação, não estando a ferritina ou o ferro sérico associados à mortalidade.[9]

Inflamação

Toda inflamação, aguda ou crônica e independente de sua causa, pode elevar os níveis séricos de ferritina. A saturação da transferrina na maioria das vezes diminui nesta situação. Durante as síndromes inflamatórias, as citocinas, em particular a IL-6, estimulam a síntese de ferritina e hepcidina. O aumento dos níveis séricos de hepcidina resulta no sequestro de ferro nos enterócitos e macrófagos, o que, por sua vez, aumenta a síntese de ferritina. O aumento da ferritina é frequentemente moderado, de 500 a 700 mg/L, e é maior durante infecções do que em doenças autoimunes. No entanto, níveis de ferritina superiores a 2.000 mg/L, ou mesmo superiores a 10.000 mg/L, podem ocorrer no choque séptico (com citólise) e em doenças infecciosas com ativação de macrófagos, mas também em algumas doenças inflamatórias, como a doença de Still.[8]

A doença de coronavírus 2019 (COVID-19) surgiu como uma pandemia em 2020 e está associada a uma resposta imune hiperativa após doença grave, que se correlaciona com alto grau de morbidade e mortalidade. Todos os pacientes com COVID-19 grave devem ser rastreados para hiperinflamação usando parâmetros laboratoriais como ferritina que provou ser um marcador prognóstico e um indicador de inflamação nesses pacientes. Medições seriadas de ferritina podem ajudar a monitorar esse estado hiperinflamatório e a resposta ao tratamento, além de prever piora e mortalidade em pacientes hospitalizados com COVID-19.[2]

Citólises

Todas as citólises, no fígado ou nos músculos, podem aumentar as concentrações séricas de ferritina, muitas vezes simultaneamente com os níveis de transaminases.[8]

A hepatite aguda ou crônica pode fazer com que os níveis de ferritina subam, às vezes, para níveis superiores a 10.000 mg/L. Durante a hepatite crônica devido ao vírus da hepatite C (HVC), a ferritina sérica está elevada em 30-40% dos pacientes. Fatores associados (heterozigosidade para a mutação C282Y, H63D e ingestão de álcool) aumentam o risco de sobrecarga de ferro.[8]

Síndrome Metabólica

A ferritina sérica está moderadamente elevada na síndrome metabólica para aproximadamente 500 mg/L, mas às vezes pode exceder 1.000 mg/L. Esteatose hepática e resistência à insulina são achados frequentes em pacientes encaminhados com suspeita de hemocromatose com base em hiperferritinemia.[10] Aproximadamente 33% dos pacientes com doença hepática gordurosa não alcoólica (DHGNA) tem hiperferritinemia.[11] Ela está associada ao aumento no escore de atividade NAFLD, independentemente da deposição hepática de ferro, além de estar associada ao aumento da resistência à insulina e ao diabetes melito tipo 2.[12-14]

Valores de ferritina sérica acima de 1,5 vez os valores de referência estão associados à deposição hepática de ferro, ao diagnóstico de NASH e à piora da atividade histológica, sendo um preditor independente de fibrose hepática avançada entre pacientes com DHGNA. A insulina tem sido implicada em induzir a síntese de ferritina em modelos experimentais.[10]

O ferro sérico e a saturação da transferrina são mais frequentemente normais. No entanto, a saturação da transferrina pode estar elevada em até 35% dos casos. Foi também descrita a síndrome dismetabólica DIOS (*Dysmetabolic Iron Overload Syndrome*), que envolve a associação de esteatose hepática, síndrome metabólica e sobrecarga de ferro. A DIOS ocorre em 30% dos pacientes com DHGNA e síndrome metabólica.[14]

Causas mais Raras

Se as cinco causas principais descritas acima forem descartadas, é necessário continuar tanto o questionamento do paciente quanto o exame clínico para buscar causas necessariamente mais raras ou de expressão clínica ainda mais "discreta": avaliar história de lesões cutâneas no dorso da mão (porfiria), história familiar de catarata precoce (mutação L-ferritina) e perda de peso, mesmo moderada (hipertireoidismo, doença maligna); procurar hepatoesplenomegalia (displasia de Gaucher) ou anemia. Finalmente, para pacientes em diálise crônica e para atletas de alto nível, deve-se considerar a ingestão excessiva de ferro.[6]

Para outras causas genéticas raras relacionadas com a hiperferritinemia, exames de sangue simples podem ser suficientes para a investigação diagnóstica. A aceruloplasminemia apresenta-se mais frequentemente com uma baixa saturação de transferrina no cenário de uma anemia microcítica atípica com paradoxal hiperferritinemia. Ceruloplasmina sérica, que é um teste amplamente disponível, deve, portanto, ser solicitado em casos selecionados, com a ausência da ceruloplasmina sérica geralmente sendo diagnóstica. Embora menos disponíveis, as medições que comprovam a redução da atividade da enzima β-glicocerebrosidase geralmente confirmam a diagnóstico da doença de Gaucher.[8]

Pacientes com ferritina estável > 1.000 ng/mL e/ou testes de função hepática anormais devem ser considerados para encaminhamento e investigação adicional, independentemente da saturação da transferrina, uma vez que está associado um risco aumentado de fibrose hepática.[10]

Deve-se notar que infecção aguda, menstruação e doação de sangue recente podem reduzir a saturação de transferrina para níveis normais temporariamente, apesar da existência de sobrecarga de ferro hepática.[6]

A sobrecarga de ferro não relacionada ao HFE pode, em particular, apresentar níveis elevados de ferritina como a única e principal indicação do aumento das reservas de ferro. É sabido que nem a ferritina, nem saturação de transferrina, fornecem evidências definitivas para a presença ou ausência de sobrecarga hepática de ferro. Se a investigação diagnóstica for incerta e a sobrecarga de ferro não puder ser descartada, é essencial avaliar a sobrecarga. A seguir estão os cenários clínicos nos quais a avaliação da sobrecarga de ferro deve ser considerada:[2]

- Saturação de transferrina > 45% sem causa clara;
- Ferritina > 1.000 ng/mL com saturação de transferrina normal e sem explicação óbvia;
- Ferritina > 1.000 ng/mL com fatores de risco para doença hepática (álcool, hepatite viral, obesidade);
- Homozigotos C282Y com ferritina > 1.000 ng/mL e/ou transaminases hepáticas elevadas;
- Hiperferritinemia com história de múltiplas transfusões;
- Hiperferritinemia e múltiplas condições associadas à ferritina elevada identificadas;
- Ferritina aumentando ao longo do tempo apesar de uma causa subjacente suspeita ser considerada controlada.

Com o surgimento de formas de realização dessa quantificação eficientes e não invasivas, a biópsia hepática fica reservada para casos selecionados, para situações nas quais existe dúvida sobre a causa da sobrecarga de ferro, para auxiliar no diagnóstico diferencial.

A ressonância magnética (RM) praticamente excluiu a necessidade da biópsia para avaliação de hemossiderose, além de propiciar controles após o tratamento. Um fator limitante da RM é não existir um ponto de corte específico para as diversas causas de sobrecarga de ferro existentes.[10]

A RM é, portanto, um método diagnóstico adequado para detectar sobrecarga severa de ferro. É, porém, menos sensível na detecção de sobrecarga leve de ferro. Outra desvantagem da RM é que, ao contrário das biópsias hepáticas, ela não consegue detectar padrões de sobrecarga de ferro e distribuição celular que podem fornecer pistas diagnósticas. A sobrecarga de ferro parenquimatoso puro é normalmente observada em hemocromatose HFE e hemocromatose hereditária não HFE, cirrose em estágio final e anemias com sobrecarga de ferro. Por outro lado, a sobrecarga mesenquimal ou mista de ferro está mais associada à DHGNA, doença hepática alcoólica, sobrecarga dismetabólica de ferro, doença de ferroportina, porfiria cutânea tarda e hepatite viral.[8]

TRATAMENTO
Hemocromatose Hereditária (HH)

O objetivo do tratamento na HH é prevenir disfunção orgânica pelo excesso de ferro e/ou melhorar a disfunção orgânica já existente.

Em pacientes com hemocromatose hereditária tipo 1 (mutação no gene *HFE*), com sobrecarga de ferro, disfunção orgânica pela sobrecarga ou ferritina > 1.000 ng/mL, o tratamento deve ser a flebotomia. A sobrecarga de ferro é avaliada no fígado por RM, elastografia ou biópsia hepática. No coração pode ser avaliada por RM, ecocardiograma com redução da fração de ejeção ou biópsia miocárdica.[15]

Se houver a suspeita de alto risco de lesão orgânica por ferritina ≥ 500 ng/mL, mesmo sem sobrecarga de ferro na ressonância magnética ou na biópsia hepática, geralmente a flebotomia está indicada. Caso a ferritina seja < 500 ng/mL, com história familiar negativa, saturação de transferrina < 60% e função hepática normal, o paciente pode ser acompanhado.[16]

Geralmente, os casos de heterozigose C282Y ou outras variantes HFE não cursam com disfunção orgânica e necessidade de flebotomia. Nesses pacientes com aumento de ferritina e sem sobrecarga importante de ferro, avaliar também outras causas do aumento da ferritina, como a ingesta alcoólica.[15]

A flebotomia realizada nos pacientes com HH demonstrou aumento da sobrevida, melhora no escore de fibrose hepática, melhora da pigmentação cutânea, melhora na função cardíaca e melhora no hipogonadismo em homens. No entanto, não houve melhora na artrite ou no diabetes melito.[15,17]

O procedimento é feito com a retirada de 400-500 mL de sangue em 2 ou mais horas, semanalmente ou a cada 2 semanas. Se o paciente tiver baixo peso, idade avançada, doença cardiopulmonar ou mutação na ferroportina, a retirada de meia unidade de sangue é mais bem tolerada. O alvo é a ferritina sérica entre 50 e 100 ng/mL e a dosagem deve ser feita a cada 3 meses. As contraindicações à flebotomia incluem anemia e comprometimento hemodinâmico.[2,15]

Pode ser necessário fazer flebotomias de manutenção, geralmente entre 2 e 4 meses, contanto que a hemoglobina se mantenha por volta de 11 mg/dL. Se o valor da hemoglobina cair mais de 20% em relação ao valor inicial, deve-se avaliar suspensão temporária das flebotomias. Nem todos os pacientes homozigotos C282Y tem um aumento progressivo da ferritina, podendo haver um estado estacionário quando um certo nível de ferro é atingido. Além disso, muitos pacientes parecem perder a tendência de sobrecarga de ferro ao longo do tempo, com uma necessidade decrescente de flebotomia.[2]

Quanto à alimentação, a vitamina C deve ser evitada em pacientes com HH, uma vez que mobiliza o ferro a ponto de saturar a transferrina circulante, resultando em um aumento na atividade pró-oxidante e na atividade de radicais livres. Além disso, deve ser evitada a ingestão de frutos do mar crus, se o excesso de ferro não tiver sido tratado, uma vez que há maior risco de infecção por *Listeria monocytogenes*, *Yersinia enterocolitica* e *Vibrio vulnificus*. Não deve ser feito ajuste dietético quanto à ingestão de ferro, uma vez que a quantidade de ferro absorvido pela dieta é de cerca de 2-4 mg por dia e com a flebotomia é retirado 250 mg de ferro por semana.[18]

O uso de inibidor de bomba de prótons reduz a absorção de ferro na dieta, porém sua indicação não deve ser feita apenas com esse fim.[17]

Os familiares de primeiro grau dos indivíduos com HH devem ser investigados.[2,15,18]

Outras Causas Hematológicas

Há algumas situações nas quais o paciente tem excesso de ferro, porém apresenta quadro de anemia, como na hemocromatose hereditária tipo 4, na aceruloplasminemia, na anemia falciforme, nas síndromes mielodisplásicas, nas talassemias. Nessas ocasiões, os quelantes de ferro são as melhores opções. A eritrocitaférese pode ser usada para remoção rápida do excesso de ferro, sendo pouco usada na prática.[19]

A deferoxamina é um quelante de ferro, o qual desloca o ferro, tanto em forma livre quanto ligado à ferritina e à hemossiderina, formando o complexo ferrioxamina (FO). Quela também o alumínio, formando o complexo aluminoxamina (AIO). Ambos são então excretados pelas fezes e urina. Geralmente é feita na forma subcutânea, em bomba de infusão contínua, por 8-12 horas, 4-7 dias da semana. É iniciada após cerca de 10-15 hemotransfusões, quando a ferritina chega a 1.000 ng/mL. Inicia-se com 500 mg por dia, até chegar à dose diária média de 20-60 mg/kg.[19]

As opções de quelantes orais de ferro são o deferasirox e o deferiprone. O deferasirox deve ser iniciado na dose de 20 mg/kg ao dia, chegando a 30 mg/kg. Já o deferiprone tem sua posologia em 25 mg/kg a cada 8 horas.

Pacientes com porfiria cutânea tarda podem-se beneficiar da flebotomia, até o alvo de ferritina < 25 ng/mL, para reduzir manifestações cutâneas.[2]

Doença Hepática Alcoólica

Geralmente, a concentração de ferritina nos pacientes alcoolistas é inferior a 1.000 mg/L e a saturação da transferrina é normal. No entanto, em cerca de 15% das pessoas com alcoolismo crônico, a ferritina sérica pode exceder 1.000 mg/L e a saturação da transferrina pode estar superior a 60%.

Interromper o consumo de álcool reduz significativamente os níveis de ferritina, em cerca de 50% em 15 dias. O retorno aos níveis normais pode, no entanto, levar mais de 6 semanas.[6,8] Assim, ainda não há justificativa para a realização de flebotomia, sendo a abstinência alcoólica o melhor tratamento estabelecido.[19]

Doença Hepática Gordurosa Não Alcoólica

Estudo clínico prospectivo e randomizado foi feito com 74 pacientes com DHGNA, no qual se comparou dois grupos, sendo um com e outro sem flebotomia. Após 6 meses, não houve diferença na esteatose hepática, ALT sérica ou resistência à insulina.[20]

Em 2016 foi publicada uma revisão sistemática e metanálise que avaliou o desfecho de quatro estudos de intervenção, com o total de 438 pacientes. Foram comparados pacientes com DHGNA submetidos a flebotomia *versus* aqueles não submetidos ao procedimento. O resultado foi a redução do HOMA-IR, redução da alanina aminotransferase e dos triglicérides e aumento do HDL no grupo submetido a flebotomias.[10] Apesar desses estudos terem mostrado alguma melhora, a indicação de flebotomia nos pacientes com doença hepática gordurosa continua incerta.

CONCLUSÃO

A hiperferritinemia deve ser investigada em determinadas situações, porém muitas são suas causas e poucas as que devem ter tratamento específico com flebotomia ou quelantes de ferro. O conhecimento acerca da cinética do ferro e os diagnósticos diferenciais são fundamentais para o bom manejo dos pacientes com essa alteração laboratorial.

REFERÊNCIAS BIBLIOGRÁFICAS

1. Beaton MD, Adams PC. Treatment of hyperferritinemia. Ann Hepatol 2012 May-Jun;11(3):294-300.
2. Sandnes M, Ulvik RJ, Vorland M, Reikvam H. Hyperferritinemia-A Clinical Overview. J Clin Med 2021 May 7;10(9):2008.
3. Chifman J, Laubenbacher R, Torti SV. A systems biology approach to iron metabolism. Adv Exp Med Biol 2014; 844:201-25.
4. Kernan KF, Carcillo JA. Hyperferritinemia and inflammation. Int Immunol 2017 Nov 1;29(9):401-9.
5. McLaren CE, Barton JC, Adams PC, Harris EL, Acton RT, Press N, et al. Hemochromatosis and Iron Overload Screening (HEIRS) study design for an evaluation of 100,000 primary care-based adults. Am J Med Sci 2003 Feb;325(2):53-62
6. Cullis JO, Fitzsimons EJ, Griffiths WJ, Tsochatzis E, Thomas DW, British Society for Haematology. Investigation and management of a raised serum ferritin. Br J Haematol 2018;181:331-40.
7. Piperno A, Pelucchi S, Mariani R. Inherited iron overload disorders. Transl Gastroenterol Hepatol 2020 Apr 5;5:25.

8. Bernard L, Sylvain A, Maxime S, Millière A, Falvo N, Leguy-Seguin V, et al. Diagnosis of hyperferritinemia in routine clinical practice. La Presse Médicale 2017 Dec;46(12):e329-e338.
9. Ribot-Hernández I, Martín-González C, Vera-Delgado V, González-Navarrete L, de Armas-González JF, Viña-Rodríguez J, et al. Prognostic value of serum iron, ferritin, and transferrin in chronic alcoholic liver disease. Biol Trace Elem Res 2020 Jun;195(2):427-35.
10. Moris W, Verhaegh P, Jonkers D, Deursen CV, Koek G. Hyperferritinemia in nonalcoholic fatty liver disease: Iron accumulation or inflammation? Semin Liver Dis 2019 Nov;39(4):476-82.
11. Jaruvongvanich V, Riangwiwat T, Sanguankeo A, Upala S. Outcome of phlebotomy for treating nonalcoholic fatty liver disease: A systematic review and meta-analysis. Saudi J Gastroenterol 2016;22(6):407-14.
12. Kowdley KV, Belt P, Wilson LA, Yeh MM, Neuschwander-Tetri BA, Chalasani N, et al. NASH Clinical Research Network. Serum ferritin is an independent predictor of histologic severity and advanced fibrosis in patients with nonalcoholic fatty liver disease. Hepatology 2012 Jan;55(1):77-85.
13. Mendler MH, Turlin B, Moirand R, Sapey T, Guyader D, Le Gall JY, et al. Insulin resistance-associated hepatic iron overload. Gastroenterology 1999 Nov;117(5):1155-63.
14. Dongiovanni P, Fracanzani AL, Fargion S, Valenti L. Iron in fatty liver and in the metabolic syndrome: a promising therapeutic target. J Hepatol. 2011 Oct;55(4):920-32.
15. European Association for the Study of the Liver. EASL Clinical Practice Guidelines for HFE Hemochromatosis. J Hepatol 2010.
16. Bacon B, Phatak P. Management and prognosis of hereditary hemochromatosis. UpToDate 2022. Acesso em 03/06/2022.
17. Kowdley, V, Brown E, Ahn J, Sundaram V. Clinical Guideline: Hereditary Hemochromatosis. The American Journal of Gastroenterology 2019 Aug;114(8):1202-21.
18. Bacon B, Adams P, Kowdley K, Powell LW, Tavill AS, American Association for the Study of Liver Diseases. Diagnosis and management of hemochromatosis: 2011 practice guideline by the American Association for the Study of Liver Diseases. Hepatology 2011;54:328.
19. Mendes LSC, Martins JCS, Siqueira Neto A. Doutor, eu preciso fazer flebotomia? Brasília Med 2016;53(Anual):1-7.
20. Adams LA, Crawford DH, Stuart K, House MJ, St Pierre TG, Webb M, et al. The impact of phlebotomy in nonalcoholic fatty liver disease: A prospective, randomized, controlled trial. Hepatology 2015 May;61(5):1555-64.

DOENÇA DE WILSON

CAPÍTULO 19

Anna Paula Mendanha da Silva Aureliano
Cintia Mendes Clemente
Daniela Antenuzi da Silva Seixas

INTRODUÇÃO

A doença de Wilson (DW) é uma patologia rara, caracterizada por um distúrbio autossômico recessivo da excreção do cobre decorrente de mutação genética; sendo assim, para que seja transmitida, ambos os pais devem ser portadores de um gene anormal que é passado para a criança afetada.

A DW foi descrita pela primeira vez em 1912, por Samuel Alexander Kinnier Wilson, um neurologista americano que descreveu uma doença associada à degeneração lenticular progressiva do cérebro e cirrose hepática, que posteriormente veio a ser denominada como doença de Wilson ou degeneração hepatolenticular.[1]

EPIDEMIOLOGIA

A incidência estimada da DW é de 1:30.000 nascidos vivos, podendo variar de acordo com diferentes populações. No entanto, cerca de uma em cada 90 pessoas carrega a mutação para DW em um de seus genes, o que sugere que haja penetrância incompleta da doença, algo que ainda carece de mais estudo,[2] e apresenta elevados índices de consanguinidade entre os genitores dos indivíduos afetados.[3]

Manifesta-se, geralmente, antes dos 40 anos de idade; no entanto,[4] já foram relatados casos em criança de 3 anos e em adultos de 80 anos,[5,6] acometendo homens e mulheres de forma igual.

ETIOLOGIA E FISIOPATOLOGIA

A DW é uma patologia genética relacionada com o acúmulo de cobre. Sabe-se que o cobre é um metal pesado essencial, importante cofator para muitas reações enzimáticas. A necessidade diária de cobre para um adulto é de aproximadamente 1 a 2 mg, sendo as principais fontes alimentares: mariscos, chocolate, soja, fígado, cogumelos e nozes.[7] Aproximadamente 50% do cobre ingerido é absorvido por meio de um transportador presente na membrana do enterócito (CTR1) do intestino delgado. Após a absorção, esse metal é transportado no plasma até o fígado. Nos hepatócitos, o cobre é levado por "chaperones" (proteínas carreadoras) até o complexo de Golgi, onde é transferido pela proteína ATP7B e incorporado à apoceruloplasmina para formar a ceruloplasmina, uma α-glicoproteína que contém seis moléculas de cobre e é responsável por seu transporte plasmático (cerca de 90% do cobre circulante).[8]

A DW ocorre devido a uma das várias possíveis mutações do gene *ATP7B*, localizado no cromossomo 13 banda q14.3 (13q14.3-q21.1), causando deficiência da proteína ATP7B. A deficiência causa tanto alteração no acoplamento do cobre à ceruloplasmina quanto à excreção do cobre pela bile.[9] Ressalta-se que a produção de ceruloplasmina não é comprometida na DW, porém sua liberação na forma livre de ferro (apoceruloplasmina), leva à hipoceruloplasminemia devido à meia-vida curta dessa proteína. Já o prejuízo da excreção de cobre pela bile promove o aumento da concentração de cobre sérico livre e o consequente acúmulo do metal nos tecidos.[10]

O cobre depositado nos hepatócitos leva ao dano oxidativo pela peroxidação de lipídios nas mitocôndrias hepáticas e diminuição da concentração da vitamina E, responsável pela eliminação de radicais livres. Isso leva à hepatopatia que se manifesta por hepatite aguda ou crônica, cirrose e insuficiência hepática fulminante.[11]

O metal não ligado à ceruloplasmina é liberado no sangue e concentra-se em diversos tecidos, como fígado, sistema nervoso central, rins e córneas, gerando agressões hepatocelulares, demência, distúrbios neuropsiquiátricos, alterações renais e cardíacas.[10,11]

A abordagem terapêutica precoce na DW tem mostrado eficácia satisfatória e garantido bom prognóstico.

APRESENTAÇÃO CLÍNICA

A manifestação clínica é bastante variável, o que faz com que a doença possa ser negligenciada ou confundida com outras patologias e gere atraso no seu diagnóstico. Os sinais e sintomas incluem diferentes graus de comprometimento hepático, distúrbios neurológicos, desordens psiquiátricas, alterações oftalmológicas e até hemólise.

Alterações Hepáticas

Cerca de 50% dos pacientes com DW apresentam-se apenas com alterações hepáticas e estas costumam anteceder os distúrbios neuropsiquiátricos em 10 anos. O espectro das alterações hepáticas é amplo, podendo variar desde anormalidades bioquímicas, hepatite crônica, cirrose e suas complicações até hepatite aguda com evolução fulminante.[11]

A esteatose hepática é a característica histológica mais precoce e reflete o prejuízo funcional das mitocôndrias induzido pelo acúmulo do cobre.[12] Importante incluir esse diagnóstico diferencial nos pacientes que apresentam esteatose hepática, principalmente quando não há relato de ingestão alcoólica ou presença de distúrbios metabólicos que a justifiquem.

A cirrose, compensada ou não, é a manifestação hepática mais comum ao diagnóstico da DW e apresenta-se de forma indistinguível de outras etiologias. O diagnóstico em pacientes assintomáticos e sem alterações laboratoriais normalmente ocorre nos familiares portadores da doença e que foram rastreados.

A DW deve entrar no diagnóstico diferencial das hepatites virais agudas com icterícia, podendo evoluir para insuficiência hepática aguda em horas. A DW é responsável por até 12% dos transplantes de urgência nos EUA.[11]

A hepatite aguda é mais comum em mulheres jovens, na razão de 4:1, e naqueles que interromperam seu tratamento.

Hemólise

A hemólise ocorre devido a liberação maciça de cobre para a circulação ocasionando destruição de hemácias. Normalmente, ocorre como consequência da injúria hepática grave. No entanto, pode ser a única manifestação da doença, ocorrendo de forma recorrente e sem associação com alterações hepáticas, cursando com anemia leve e crônica e episódios de icterícia. A anemia hemolítica Coombs negativo em vigência de insuficiência hepática aguda é um achado que deve levantar a hipótese de DW como etiologia provável.[13] Atenção maior deve ser dada a gestante com diagnóstico de DW, uma vez que a disfunção hepática e a hemólise podem mimetizar a síndrome HELLP.[14]

Alterações Oftalmológicas

A alteração oftalmológica clássica é o anel de Kayser-Fleischer, identificado através do exame pela lâmpada de fenda, e é gerado a partir da deposição de cobre na membrana de Descemet da córnea. No entanto, esta alteração não é condição determinante para o diagnóstico e pode estar presente em outras alterações hepáticas, como nas colestases crônicas. O anel pode estar presente em 95% dos pacientes com sintomas neurológicos e em 50% dos hepatopatas.[1] É incomum seu achado em crianças com DW e, quando presente nesta população, deve-se pensar em colestase neonatal.[15]

Outro achado, ainda mais raro, é a catarata em girassol, por consequência da deposição de cobre no centro do cristalino em forma de pétalas e não interfere na acuidade visual. A catarata assim como o anel de Kayser-Fleischer podem desaparecer com a instituição do tratamento.[1]

Alterações Neurológicas

O espectro clínico é amplo. Pode iniciar de forma súbita ou intermitente, durar anos ou piorar em poucos meses. Pode ocorrer junto com as manifestações hepáticas ou anos após.

Desordens do movimento como tremor e movimentos involuntários são comuns. O tremor é caracteristicamente grosseiro, irregular e proximal. Pacientes jovens acometidos por tremor e rigidez devem ser obrigatoriamente investigados para DW.[1] Outros sinais são sialorreia, disartria, distonia rígida, paralisia pseudobulbar, disautonomia, migrânea, insônia e síncope. Mudança no discurso e salivação são manifestações precoces. Careteamento com saliva e abertura da mandibular são características.[16]

Atenção especial deve ser dada àqueles que apresentam cirrose, já que alterações neurológicas da DW podem ser confundidas com encefalopatia hepática.

Alterações Psiquiátricas

Até 30% dos casos podem abrir o quadro com manifestações psiquiátricas, desde depressão, alterações de comportamento, psicose e alterações de personalidade, e estas podem anteceder as manifestações hepáticas e neurológicas. Em crianças notam-se queda do rendimento escolar, impulsividade, alterações de humor e exibição sexual. Esses achados dissociados das manifestações hepáticas podem gerar erro diagnósticos e atraso na instituição do adequado tratamento.[17] Sintomas neurológicos e psiquiátricos normalmente ocorrem associados com algum grau de acometimento hepático.

Outras Manifestações

O acúmulo de cobre impregnado em outros tecidos pode ocasionar outros achados: cardiomiopatia, arritmias, condrocalcinose, osteoartrite, osteoporose prematura, pancreatite, hipoparatioreoidismo, irregularidades menstruais, infertilidade, abortos de repetição, aminoacidúria, nefrolitíase, *lunulae ceruleae* (depósito de cobre provocando coloração azulada na lúnula).[11]

DIAGNÓSTICO

Anéis de Kayser Fleischer

Os anéis de Kayser Fleischer devem ser pesquisados por um examinador (oftalmologista) experiente usando uma lâmpada de fenda. A ausência de anéis de Kayser-Fleischer não exclui o diagnóstico de doença de Wilson, inclusive em doentes com uma doença predominantemente neurológica (Fig. 19-1).

Ceruloplasmina Sérica

A concentração normal de ceruloplasmina medida pelo ensaio enzimático varia entre laboratórios (com um limite inferior de 0,15 a 0,2 g/L). Na doença de Wilson, é normalmente inferior a 0,1 g/L. Ceruloplasmina sérica encontra-se tipicamente diminuída em doentes com doença de Wilson neurológica, mas pode estar no intervalo inferior do normal em cerca de metade dos doentes com doença hepática de Wilson ativa. Por outro lado, a ceruloplasmina sérica pode ser baixa noutras patologias com uma perda de proteínas renais ou entérica acentuada, em síndromes de má-absorção ou na doença hepática terminal grave de qualquer etiologia. Aproximadamente 20% dos heterozigotos têm níveis diminuídos de ceruloplasmina sérica.[18]

Um nível de ceruloplasmina sérica baixo deve ser considerado como evidência para o diagnóstico de doença de Wilson. Os níveis no limite exigem avaliações adicionais. A ceruloplasmina sérica no intervalo normal não exclui necessariamente o diagnóstico.[18]

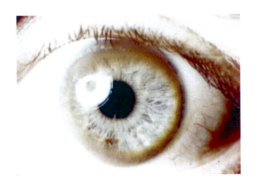

Fig. 19-1. Anéis de Kayser-Fleischer. (Fonte Wikimedia Commons, the free media repositor.)

Cobre Urinário

A quantidade de cobre excretado na urina ao longo de um período de 24 horas pode ser útil para diagnosticar a doença de Wilson e para monitorizar o tratamento. Nos doentes não tratados, uma excreção urinária de cobre ao longo de 24 horas reflete a quantidade de cobre não ligada à ceruloplasmina na circulação. A interpretação da excreção de cobre na urina ao longo de 24 horas pode ser difícil devido à sobreposição com os achados noutros tipos de doença hepática (p. ex., hepatite autoimune, doença hepática crónica ativa ou colestase e, em particular, durante a insuficiência hepática aguda de qualquer origem).

A excreção urinária de cobre basal >1,6 µmol ao longo de 24 horas é típica de doentes sintomáticos. A redução do limiar para > 0,64 µmol/24 h pode ser útil para detectar doentes assintomáticos, mas será menos sensível e irá se sobrepor em doentes com outras lesões hepáticas.[18]

Biopsia Hepática

A detecção do cobre nos hepatócitos por meio de uma avaliação histoquímica de rotina é altamente variável. Os complexos de cobre lisossómico podem ser corados com vários métodos, incluindo o corante de rodanina ou orceína. Os achados típicos incluem a variabilidade na forma e no tamanho, a densidade aumentada do material da matriz e inúmeras inclusões, incluindo lípidos e material granular fino que pode ser cobre. Nas fases mais avançadas da doença, estão presentes densos depósitos nos lisossomas. A análise ultraestrutural pode ser um complemento útil para o diagnóstico.

Depósito de cobre no parênquima hepático > 4 µmol\g de peso seco fornece informações essenciais para o diagnóstico que devem ser obtidas nos casos em que o diagnóstico não é linear e em doentes jovens. Em doentes não tratados, depósitos de cobre hepático normais (< 0,64 a 0,8 µmol\g de peso seco) excluem quase sempre a doença de Wilson.[18]

Mutação

A análise de mutações com sondas alélicas especificas ou por meio da sequenciação de todo o gene é atualmente possível e está disponível.

A análise molecular do gene *ATP7B* com perfil heterozigoto composto (portadores de duas mutações diferentes) é o mais prevalente nesses doentes, e deve ser o primeiro recurso para o rastreio de familiares de primeiro grau de doentes com doença de Wilson.[18]

Exames de Imagem Neurológica

As imagens de ressonância magnética (RM) podem detectar anomalias estruturais nos gânglios da base. Os achados mais frequentes são hiperintensidade no T2 da RM, na região dos gânglios basais. Um achado característico da doença de Wilson é o sinal "cara do panda gigante", mas só se observa numa minoria de doentes. Além deste sinal, as hiperintensidades na placa tectal e na ponte central (de tipo CPM), e o envolvimento simultâneo dos gânglios da base, do tálamo e do tronco cerebral são patognomônicos da doença de Wilson. As anomalias significativas nas imagens cerebrais podem ainda estar presentes em alguns indivíduos antes do início dos sintomas.[18]

CRITÉRIOS DE INCLUSÃO

Serão incluídos neste Protocolo os pacientes com características que perfaçam quatro ou mais pontos do Quadro 19-1.[19]

Quadro 19-1. Escore para Diagnóstico de Doença de Wilson

Sintomas e sinais	Pontos
Anel de Kayser-Fleisher (exame por lâmpada de fenda)	
Presente	2
Ausente	0
Sintomas neuropsiquiátricos sugestivos (ou ressonância magnética cerebral típica)	
Presente	2
Ausente	0
Anemia hemolítica - teste de Coombs negativo	
Presente	1
Ausente	0
Exames laboratoriais	
Cobre urinário (na ausência de hepatite aguda)	
Normal (3-40 mcg/24 h)	0
1-2× o LSN	1
Mais de 2× LSN*	2
Normal, mas mais de 5× LSN após estímulo com 2 × 0,5 g de D-penicilamina	2
Cobre hepático quantitativo	
Normal (20-50 mcg/g)	-1
Até 5× LSN*	1
Mais de 5× LSN*	2
Rodanina positiva nos hepatócitos (quando o cobre quantitativo não estiver disponível)	
Ausente	0
Presente	1
Ceruloplasmina sérica (por nefelometria)	
Normal (acima de 20 mg/dL)	0
10-20 mg/dL	1
Abaixo de 10 mg/dL	2
Análise de mutações	
Doença causada por mutações em ambos os cromossomos	4
Doença causada por mutação em um cromossomo	1
Nenhuma mutação detectada causadora de doença	0

* LSN: limite superior da normalidade.
Adaptado de Ferenci et al., 2003[19]

TRATAMENTO

O tratamento de escolha da DW é o medicamentoso – a base de quelantes que promovem a excreção renal de cobre depositado em excesso nos tecidos e com medicamentos que diminuem a absorção intestinal de cobre.

A escolha entre eles depende de manifestações neurológicas ou hepáticas leves da doença.

Pacientes com DW também devem ser orientados a manter uma dieta com baixas quantidades de cobre e, quando utilizada a penicilamina, recomenda-se a utilização simultânea de 20 mg/dia de piridoxina, a fim de evitar a deficiência dessa vitamina.

Tratamento com Quelante

A penicilamina e a trientina são os quelantes disponíveis para o tratamento da DW, graças à sua comprovada eficácia. As manifestações neurológicas de alguns pacientes podem piorar após o início da administração de penicilamina devido à realocação dos depósitos de cobre, podendo haver recuperação da piora inicial com a continuidade do uso. Até 30% dos pacientes em uso de penicilamina desenvolvem efeitos adversos que impedem a manutenção do tratamento com o medicamento. Dessa forma, indica-se a trientina somente nos casos de intolerância à penicilamina.[20]

Esquemas de Administração
- *Penicilamina:* deve-se iniciar com 250 mg/dia, VO, aumentando-se a dose em 250 mg/dia semanalmente até 1.000 a 1.500 mg/dia, dividida em duas a quatro administrações diárias sempre em jejum (uma hora antes ou duas horas após as refeições). Na fase de manutenção, usualmente 4 a 6 meses após o início do tratamento, a dose pode ser reduzida para 750 a 1.000 mg/dia, dividida em duas administrações.
- *Piridoxina:* 20 mg/dia concomitantemente à penicilamina, VO.
- *Trientina:* deve-se iniciar com dose de 500 a 700 mg/dia, VO, para crianças e de 750 a 1.000 mg/dia para adultos, em três a quatro doses diárias (250 mg de 6 em 6 horas ou de 8 em 8 horas). As doses máximas permitidas são de 1.500 mg/dia para crianças e de 2.000 mg/dia para adultos. O medicamento deve ser sempre administrado em jejum.[20]

Tratamento com Medicamentos que Diminuem a Absorção Intestinal

O zinco age induzindo a produção de metalotioneína, um quelante de metais com maior afinidade com o cobre do que com o zinco. Após quelado, o cobre presente no tubo digestivo não pode ser absorvido e é eliminado pelas fezes. Como há secreção salivar e gástrica de cobre, pode ocorrer balanço negativo de cobre também com esse tratamento. Tem sido utilizado como terapia de manutenção em casos diagnosticados por rastreamento em uma fase subclínica para evitar o reacúmulo de cobre nos que já responderam à penicilamina ou trientina. Também pode ser uma opção para os intolerantes à penicilamina.[20]

Esquemas de Administração
- *Sulfato de zinco hepta-hidratado:* 4,4 mg de sulfato de zinco equivalem a 1 mg de zinco elementar; usar 220 a 1.320 mg, VO, de sulfato de zinco por dia dividido em três administrações diárias.
- *Acetato de zinco di-hidratado:* deve-se iniciar com dose de 170 mg (50 mg de zinco elementar) a cada 8 horas, VO. Preferencialmente, deve ser usado pelo menos 1 hora antes ou 1 hora após as refeições, o que, em alguns casos, ocasiona sintomas dispépticos. Nessas situações, sugere-se que o medicamento seja tomado junto às refeições, mas deve-se basear a necessidade de aumento de dose pela medida do cobre sérico livre.[20]

Tempo de Tratamento – Critérios de Interrupção

O tratamento da DW deve ser contínuo e ininterrupto. O principal fator para o sucesso terapêutico é a adesão adequada ao esquema medicamentoso proposto. Alguns pacientes desenvolvem reação febril, com erupção cutânea e proteinúria nos primeiros 7 a 10 dias de tratamento com penicilamina, estando, nessa eventualidade, indicada a sua interrupção. Em alguns casos, é possível retomar a penicilamina com doses menores associadas a corticosteroide (prednisona). Não havendo melhora, pode ser necessária a troca para sal de zinco. Ao longo do tratamento com penicilamina, também podem ocorrer proteinúria, leucopenia, trombocitopenia, anemia aplásica, síndrome nefrótica, síndrome de Goodpasture, síndrome miastênica, síndrome semelhante ao lúpus eritematoso sistêmico, reações alérgicas com febre, artralgias e linfadenopatia generalizada. Em todas essas situações, a penicilamina deve ser substituída por um medicamento alternativo, trientina ou sal de zinco, conforme o caso.[20]

Monitorização

O benefício do tratamento pode ser monitorizado pela avaliação da melhora dos sinais e sintomas clínicos e da adequada excreção de cobre urinário e redução de cobre sérico livre. A dosagem de cobre urinário de 24 horas deve ser avaliada ao final do primeiro mês. São esperados valores acima de 2.000 mcg/dia para se considerar adequada a excreção urinária de cobre. Esse valor começa a diminuir em aproximadamente 3 meses de uso do medicamento, após os quais a medida de cobre sérico livre passa a ser a principal medida da adesão ao tratamento. Com o uso adequado do medicamento, o cobre sérico livre deve ser menor do que 10 mcg/dL. Após o correto ajuste da dose, a monitorização pelo cobre sérico livre deve ser feita a cada 6 a 12 meses.[20]

REFERÊNCIAS BIBLIOGRÁFICAS

1. Lorincz MT. Neurologic Wilson's disease. Ann NY Acad Sci 2010; 1184:173-87.
2. Lorente-Arencibia P, García-Villarreal L, González-Montelongo R, Rubio-Rodríguez LA, Flores C, Garay-Sánchez P, et al. A Wilson disease prevalence: Discrepancy between clinical records, registries and mutation carrier frequency. J Pediatr Gastroenterol Nutr 2022;74(2):192.
3. Dedoussis GV, Genschel J, Sialvera TE, Bochow B, Manolaki N, Manios Y, et al. Wilson disease: high prevalence in a mountainous area of Crete. Ann Hum Genet 2005 May;69(Pt 3):268-74.
4. Poujois A, Woimant F. Challenges in the diagnosis of Wilson disease. Ann Transl Med 2019, 7(Suppl. 2):S67
5. Wilson DC, Phillips MJ, Cox DW, Roberts EA. Severe hepatic Wilson's disease in preschool-aged children. J Pediatr 2000;137:719-22.
6. Czlonkowska A, Rodo M, Gromadzka G. Late onset Wilson's disease: therapeutic implications. Mov Disord 2008;23:897-9.
7. Tapiero H, Townsend DM, Tew KD. Trace elements in human physiology and pathology. Copper. Biomed Pharmacother 2003;57(9):386-98.
8. Gupta A, Lutsenko S. Human copper transporters: mechanism, role in human diseases and therapeutic potential. Future Med Chem 2009;1(6):1125-42.
9. Bingham MJ, Ong TJ, Summer KH, Middleton RB, McArdle HJ. Physiologic function of the Wilson disease gene product, ATP7B. Am J Clin Nutr 1998;67(5 Suppl):982S-7S.
10. DiDonato M, Sarkar B. Copper transport and its alterations in Menkes and Wilson diseases. Biochim Biophys Acta 1997;1360(1):3-16.
11. European Association for Study of Liver: Ferenci P, Czlonkowska A, Stremmel W, Houwen R, Rosenberg W, et al. EASL Clinical Practice Guidelines: Wilson's disease. J Hepatol 2012;56:671-85.
12. Scheiber, IF, Brůha R, Dušek P. Pathogenesis of Wilson disease. Handb Clin Neurol 2017;142:43-55.
13. Czlonkowska A. A study of haemolysis in Wilson's disease. J Neurol Sci 1972;16:303-14.
14. Czlonkowska A, Gromadzka G, Buttner J, Chabik G. Clinical features of hemolysis, elevated liver enzymes and low platelet count syndrome in undiagnosed Wilson disease: report of two cases. Arch Gynecol Obstet 2009;281:129-34.

15. Sanchez-Albisua I, Garde T, Hierro L, Camarena C, Frauca E, de la Vega A, et al. A high index of suspicion: the key to an early diagnosis of Wilson's disease in childhood. J Pediatr Gastroenterol Nutr 1999;28:186-90.
16. LeWitt PA, Czlonkowska A. Wilson's disease. In: Lisak RP, Truong DD, Carroll WM, Bhidayasiri R, editors. International neurology, a clinical approach. Oxford UK: Wiley-Blackwell; 2009. p. 644-7.
17. Svetel M, Potrebic A, Pekmezović T, Tomić A, Kresojević N, Jesić R, et al. Neuropsychiatric aspects of treated Wilson's disease. Parkinsonism Relat Disord 2009;15:772-5.
18. Recomendações de Orientação Clínica da EASL: Doença de Wilson Associação Europeia para o Estudo do Fígado. Journal of Hepatology 2012;56:671-85.
19. Ferenci P, Caca K, Loudianos G, Mieli-Vergani G, Tanner S, Sternlieb I, et al. Diagnosis and phenotypic classification of Wilson disease. Liver Int. 2003;23(3):139-42.
20. Protocolo Clínico e Diretrizes Terapêuticas da Doença de Wilson (PCDT) – Ministério de Saúde do Governo do Brasil 2018.

Parte 5 Pâncreas

INVESTIGAÇÃO ETIOLÓGICA DAS PANCREATITES AGUDAS

CAPÍTULO 20

Ricardo Jacarandá de Faria
José Eduardo Trevizoli
Maria Cecília Trindade

INTRODUÇÃO

A pancreatite é um evento inflamatório definido clinicamente por dois dos três achados a seguir: dor abdominal típica, elevação em três vezes do valor da amilase ou lipase e alteração compatível nos exames de imagem, notadamente tomografia computadorizada ou ressonância magnética de abdome.[1] A taxa de mortalidade pode alcançar 2 a 5%. Predizer risco de recorrência nos sobreviventes ou intensidade e gravidade das crises é tarefa de grande relevância para o especialista do aparelho digestivo.

Estudos epidemiológicos no Reino Unido demonstram que etiologia alcoólica ou idiopática está relacionada a maior recorrência e pior prognóstico.[2] O presente capítulo tem o objetivo de discutir peculiaridades das diversas causas possíveis das pancreatites recorrentes e propor um fluxograma para adequada investigação ao modo de um *checklist* que facilite o entendimento e adequada cobertura das possíveis etiologias deste agravo.

CONSIDERAÇÕES INICIAIS

É preciso primeiramente esclarecer que a evolução do paciente com pancreatite aguda contempla diferentes cenários, sendo o mais habitual pacientes com eventos primários, isolados e eventuais, com repercussão clínica e anatômica de maior ou menor grau. Existe ainda aqueles que apresentarão pancreatites agudas recorrentes com evolução ou não para cronificação e outros que se enquadram em um grupo de pacientes portadores de pancreatite crônica com agudizações.

Esta diferenciação pode ser difícil em um primeiro momento; assim, a anamnese inicial deve contemplar relato de eventos prévios, bem como frequência, duração, complicações e se há ou não recorrência das crises além de história familiar. É de grande ajuda ainda estudo laboratorial sistemático, em especial para investigação de transtornos metabólicos como a hipertrigliceridemia.

Recomenda-se ainda associação com estudos de imagem com menor custo como a ecografia de abdome, com especial atenção a vesícula e vias biliares, até estudos mais assertivos para pesquisa de complicações, como tomografia computadorizada, e a ressonância e colangiorressonância magnética. Adverte-se, porém, que as alterações estruturais, como atrofia, lipossubstituição, dilatação ou estreitamento do Wirsung e calcificações, podem não ser detectadas por todo este esforço diagnóstico mesmo em estágios intermediários, cabendo ao clínico esta diferenciação.

A avaliação histológica deve ser excepcional e condicionada a presença de lesão neoplásica suspeita.

Assim, embora concebido classicamente para investigação etiológica de pancreatites agudas recorrentes e pancreatites crônicas (dois grupos que podem-se apresentar com quadros agudos de maior ou menor gravidade para o especialista), o instrumento TIGAR-O concebido em 2001 e atualizado em 2019 por Withcomb nos parece muito didático na formulação de hipóteses diagnósticas para etiologias das pancreatites de um modo geral.[3]

Ainda é preciso esclarecer que a etiologia mais frequente da pancreatite aguda ainda é predominantemente reunida em dois grupos, as causas biliares e as causas relacionadas ao consumo abusivo do álcool, e a seguir encontramos a hipertrigliceridemia.[4]

A importância da definição etiológica visa a prevenir eventos recorrentes e complicações com insuficiência exócrina e endócrina do pâncreas, além de permitir identificar o perfil de pacientes em que o seguimento para neoplasias de pâncreas sejam imperativos.

DEVEMOS SOLICITAR AVALIAÇÃO GENÉTICA PARA NOSSOS PACIENTES?

A avaliação de mutações ligadas a pancreatite aguda são especialmente indicadas em pacientes com pancreatites agudas recorrentes inicialmente idiopáticas, em pacientes jovens, menores de 35 anos. São elegíveis pesquisas de mutações de genes que estão envolvidos na ativação, inibição e estabilidade do tripsinogênio, enzima necessária para o desencadeamento da ação das lipases, amilases e proteases do suco pancreático. O perfil padrão envolve a pesquisa do *SPINK1, PRSS1, CTRC, CASR*.[5] Devemos considerar ainda as mutações do gene do receptor transmembrana da fibrose cística, *CFTR*, dentro daquilo que hoje é entendido como espectro fibrose cística, perfil este de pacientes com mutações patogênicas em heterozigose com outras das mutações descritas anteriormente. Tais pacientes podem ou não apresentar manifestações pulmonares clássicas, normalmente mais brandas com pesquisa de teste de cloreto no suor de valor indeterminado.[3,5,6]

A PANCREATITE AUTOIMUNE DEVE SER SEMPRE CONSIDERADA? E COMO DIAGNOSTICAR?

As pancreatites autoimunes, embora raras em nosso meio, vêm-se impondo como importante diagnóstico diferencial de pancreatites idiopáticas, em especial pancreatites agudas recorrentes. Divididas em tipo I (relacionada com a doença por IgG4) e tipo II (mais relacionada com as doenças inflamatórias intestinais), a definição e critérios diagnósticos de ambas não é uma tarefa fácil. Atualmente o método referenciado para sua definição é o ICDC (critério internacional para diagnóstico de pancreatite autoimune) e recomenda-se a associação de critérios maiores e menores relacionados com a sorologia IgG4,[7] achados de imagem com aumento difuso ou focal do pâncreas com estreitamento dos ductos pancreáticos, além da associação de achados de doenças associadas, como doença de Mikulicz, fibrose retroperitoneal, adenomegalias e acometimento pulmonar, bem como achados histopatológicos de tecidos afetados com fibrose estoriforme, infiltrado linfoplasmocitário ou plasmócitos IgG4 positivos na proporção maior do que um para 10 em campo de grande aumento. Muito embora esteja contemplado no ICDC, acreditamos que um teste terapêutico com prednisolona deve ser realizado com cautela, em especial se há suspeita de neoplasia associada ou como diagnóstico diferencial. Acreditamos ainda que, neste momento, estes pacientes necessitem de um suporte de um centro com logística e *expertise* em sua definição.

No tipo II, os critérios são ainda mais restritivos e a apresentação de massa tumoral como manifestação vai impor a avaliação por ecoendoscopia com eventual biópsia.[7,8]

DEVEMOS NOS PREOCUPAR EM RASTREAR CÂNCER DE PÂNCREAS APÓS PANCREATITES AGUDAS?

Este tópico tem sido muito controverso dada a limitada informação na literatura e ao fato de que tal evento é incomum na prática clínica, porém estudos populacionais como o de Kirkegard, na Dinamarca, com seguimento de 32 anos de 41.669 pacientes com pancreatite aguda comparados a população normal identificaram um risco de 0,7% em 2 anos e 0,87% em cinco anos para o desenvolvimento de neoplasias de pâncreas.[9] Na Figura 20-1 observa-se a dilatação do Wirsung em ecografia de abdome; este achado deve motivar a busca de neoplasias associadas.

Tal achado deve ser compreendido a luz de uma adequada investigação etiológica que diferencie pancreatites crônicas com agudização, pancreatites com neoplasias presentes e no evento agudo e pancreatites agudas recorrentes relacionadas com as mutações específicas que favorecem neoplasias como as do *CFTR*.[5,10]

CAUSAS INFECCIOSAS TÊM RELEVÂNCIA E QUAIS AGENTES CONSIDERAR?

Não raramente negligenciadas as causas infecciosas, apesar de incomuns, devem ser consideradas na investigação das pancreatites agudas,[11] Rawla *et al.* recordam que, embora não exista uma frequência definida de causas infecciosas na pancreatite aguda, as mesmas podem ser identificadas em 10% das pancreatites idiopáticas.

Existem alguns agentes bem definidos e que devem ser considerados.

Mais recentemente, um agente que se notabilizou foi o coronavírus,[12] com inúmeros relatos de caso, mas ainda sem causalidade confirmada.[13]

Devem ser citados ainda o CMV, vírus do herpes simples, parotidite e HIV. Em especial, em pacientes após transplante com imunossupressão grave, devemos pesquisar o HBV.

Causas bacterianas são ainda mais raras, mas podemos citar *Mycoplasma pneumoniae*, leptospirose e *Micobacterium tuberculosis*, além de *Salmonellas tiphy* e *paratiphy*, e *Campylobacter jejuni* e *Yersinia*.

Demais agentes são listados no Quadro 20-1. Os mecanismos de patogênese podem envolver oclusão biliar e pancreática, toxicidade direta sobre os ácinos ou episódios de isquemia e vasculite.

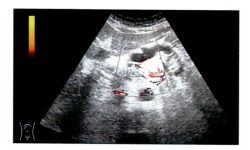

Fig. 20-1. Neoplasia de pâncreas na ultrassonografia com importante dilatação do Wirsung.

Quadro 20-1. Agentes Infecciosos nas Pancreatites Agudas

Vírus
- CMV - HSV - *Coxsackie* - Varicela-zóster - HIV - HBV - SARS-CoV-2 (em investigação)

Bactérias
- *Mycoplasma pneumoniae* - *Leptospira interrogans* - *Mycobacterium tuberculosis* - Salmonela - *Campylobacter jejuni* - Yersínia enterocolítica - Brucela - Nocárdia

Parasitas
- *Plasmodium falciparum* - Fascíola hepática - *Clonorchis sinensis* - *Echinococcus granulosus*

Fungos
- Aspergilo - Cândida

A apresentação costuma ser mais branda do que as demais etiologias e com menor mortalidade. Na ausência de estratégia para pesquisa direta destes agentes por métodos moleculares em amostras teciduais, a história clínica e a presença destas infecções ativas nestes pacientes serão as dicas para seu diagnóstico.

O ÁLCOOL É CAUSA DE PANCREATITE AGUDA? E QUAL O PAPEL DO TABACO?

Há evidências conflitantes, em especial em modelos animais, de lesões diretas do álcool no parênquima pancreático. Classicamente até 1999, a descrição de pancreatites agudas relacionadas com o consumo do álcool era entendida como na verdade se tratar de pancreatites crônicas agudizadas, como defendido por Singer e Sarles em 1985.[14,15]

Com a descrição de pancreatite hereditária e a ação de genes como o *PRSS1* na gênese das pancreatites foi construído o conceito de eventos sentinelas (SAPE *Sentinel Acute Pancreatic Event*) defendido por Withcomb.[5] Nesta proposta, confirmada por inúmeros estudos posteriores, o autor abandona a ideia da sequência necrose seguida de fibrose e passa a teorizar sobre o papel de macrófagos e células estreladas que, uma vez estimulados por um evento sentinela de maior gravidade, desencadeiam episódios de fibrose progressiva sem necessariamente novos eventos graves, mas mediados por processos inflamatórios recorrentes. Este modelo, porém, não justifica categoricamente que sempre será necessária pancreatite aguda para haver cronificação, mas admite um modelo paralelo de cronicidade obrigatória proposto por Sarles.[16]

Estudos posteriores apresentam estatística de recorrência de 30% de pancreatites agudas e cronificação de 49%.[14]

O ponto de corte para desencadear a pancreatite seria algo em torno de 5 doses de álcool ao dia, segundo o estudo NAPS2, e o tabaco em qualquer quantidade,[17] isentos pacientes que fumaram menos do que 100 cigarros durante a vida. Algo que confere ao tabagismo motivo de especial atenção na recorrência de pacientes que cessaram o etilismo.[16]

MEDICAMENTOS REALMENTE PODEM CAUSAR PANCREATITES?

Hoje a OMS lista cerca de 500 medicamentos que podem estar relacionados com a pancreatite aguda, também conhecida como DIAP (*drug induced acute pancreatitis*). Tais eventos podem estar relacionados com quatro classes diferentes, segundo Badalov *et al.* É definida como Classe I aquela medicação com pelo menos um caso relatado com recidiva ou desafio positivo devendo haver exclusão de álcool, triglicerídeos e cálculos.[18] Na classe IV observa-se apenas relatos de literatura isolados.[19,20]

Simon-Linares *et al.*, em 2019, em revisão sistemática, alertam que, embora haja diversos mecanismos entre toxicidade direta até indução de hipertrigliceridemia, apenas duas drogas, a saber, azatioprina e didanosina, têm evidências fortes de isoladamente serem causas de pancreatite, mas, mesmo possível, deve ser reconhecida como uma causa rara.[19]

PANCREATITES IDIOPÁTICAS COMO DEFINIR? COMO CLASSIFICAR?

A frequência das pancreatites idiopáticas varia de 10 a 30% dos relatos em literatura, com uma tendência de serviços mais especializados receberem taxas maiores de pacientes com este perfil. Por definição estes pacientes passaram pela triagem de cálculos, álcool, hipertrigliceridemia e alterações anatômicas mais exuberantes, como neoplasias sem diagnóstico definitivo.[6,8,9,20,21]

Neste momento, um estudo mais apurado em busca de microlitíase se impõe, com a ressonância com colangiorressonância como método inicial e a ecoendoscopia em seguida, se aquela for negativa.[22]

Naquelas com achados negativos ou sinais de recorrência ou cronificação é interessante contextualizar pacientes com pancreatites crônicas de início precoce menor do que 35 anos, daqueles com início tardio com mais de 35 anos. Nos primeiros casos em especial, a pesquisa das mutações SPINK1, PRSS1, CTRC, CASR e CFTR deve ser solicitada, notando-se uma prevalência maior destas mutações no primeiro grupo. Com este resultado cabe ao clínico reavaliar o paciente e considerar a eliminação de fatores promotores de reagudização suspeitos.[8,10]

Recomendamos a sistematização da avaliação como contemplada na Figura 20-2.

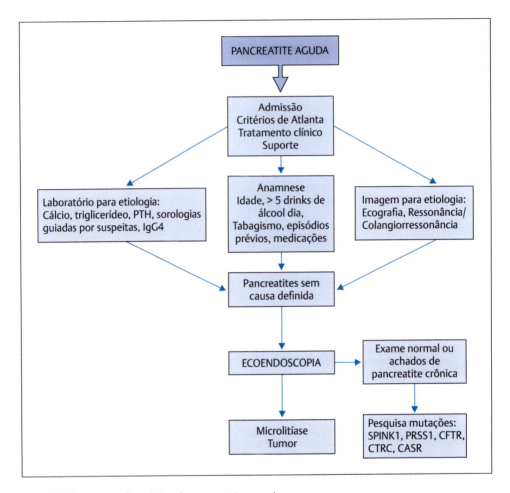

Fig. 20-2. Fluxograma diagnóstico das pancreatites agudas.

QUAIS AS CAUSAS METABÓLICAS QUE DEVO INVESTIGAR?

Dentre as causas metabólicas destacam-se hipertrigliceridemia, diabetes com hiperglicemia e hipercalcemia, glicogenose, porfiria (por mecanismos relacionados a espasticidade do esfíncter de Oddi), e doença de Wilson (toxicidade direta pelo cobre).[23] No Quadro 20-2, enumeramos as principais causas de hipercalcemia que devem ser investigadas.

Quadro 20-2. Causas de Hipercalcemia Relacionadas com a Pancreatite

- Hiperparatireoidismo
- Toxicidade da vitamina D
- Sarcoidose
- Malignidade com metástases ósseas
- Mieloma múltiplo
- Iatrogênica (NPT ou perioperatória em especial cirurgia cardíaca)

Define-se hipertrigliceridemia como nível sérico de triglicerídeos em jejum maior do que 150 mg/dL.

A hipertrigliceridemia é a terceira causa mais comum de pancreatite aguda. Acredita-se que cerca de 5% de todos os casos de pancreatite aguda seja induzido por hipertrigliceridemia.

A pancreatite aguda induzida por hipertrigliceridemia ocorre, geralmente, em pacientes com uma desordem subjacente do metabolismo das lipoproteínas ou na presença de uma condição secundária, como diabetes mal controlado, abuso de álcool ou uso de medicações.

Entre os pacientes com pancreatite aguda, aqueles com hipertrigliceridemia tendem a ser mais jovens, do sexo masculino, obesos e possuir índices mais altos de diabetes. Não há um nível sérico de triglicerídeos definitivo a partir do qual a pancreatite aguda seja deflagrada, embora saiba-se que existe um aumento do risco de pancreatite aguda proporcional ao aumento dos níveis séricos de triglicerídeos (p. ex., risco de aproximadamente 5% com níveis de triglicerídeos acima de 1.000 mg/dL e 10-20% com níveis maiores do que 2.000 mg/dL).[3,24]

O nível médio de triglicerídeos nos pacientes com pancreatite aguda induzida por hipertrigliceridemia, segundo uma revisão sistemática de 1.130 pacientes, foi 3.467 mg/dL. Muitos estudos sugerem que um nível sérico de triglicerídeos maior do que 1.000 mg/dL seja necessário para deflagrar um episódio de pancreatite aguda, embora a análise dos dados do estudo Copenhagen City Heart Study sugira que o risco de pancreatite aguda se inicia com hipertrigliceridemia leve a moderada (> 177 mg/dL) – valor aferido sem jejum.

A pancreatite aguda induzida por hipertrigliceridemia pode ser primária (genética) ou secundária a distúrbio do metabolismo das lipoproteínas.[3]

A hiperlipoproteinemia primária é dividida em cinco fenótipos, e três deles mostram hipertrigliceridemia proeminente (tipos I, IV e V).

A hipertrigliceridemia secundária está relacionada com várias condições, entre elas diabetes mal controlado, gestação, hipotireoidismo, álcool e uso de algumas medicações.

É importante ressaltar que ocorre uma elevação fisiológica dos níveis de triglicerídeos durante a gestação e que isso raramente causa pancreatite. Em geral, a pancreatite aguda induzida por hipertrigliceridemia na gravidez ocorre naquela gestante que possui uma dislipidemia genética associada.

Muitas drogas foram implicadas como causa secundária de hipertrigliceridemia e de pancreatite aguda induzida por hipertrigliceridemia, entre elas: produtos estrógeno-relacionados, tamoxifeno, furosemida e propranolol.

A fisiopatologia da pancreatite aguda induzida por hipertrigliceridemia é associada ao acúmulo de ácidos graxos livres e à ativação de resposta inflamatória. O excesso de triglicerídeos é hidrolizado pela lipase pancreática gerando ácidos graxos livres.

A elevada concentração de ácidos graxos livres desencadeia uma resposta inflamatória com liberação de TNF-alfa, IL-6 e IL-10, além de liberação intracelular de cálcio, levando a necrose acinar.

Ácidos graxos livres em excesso agregam-se em micelas com propriedades de detergente causando isquemia, desencadeando acidose, convertendo tripsinogênio em tripsina (forma ativa da enzima) e resultando em autodigestão pancreática.

A hipertrigliceridemia também aumenta a liberação de tromboxane A2 (substância vasoconstritora) e reduz a secreção de prostaglandina 2 (substância vasodilatadora), o que resulta em uma excessiva constrição do leito capilar da microcirculação pancreática.

Além disso, talvez haja um componente poligênico associado ao desenvolvimento da pancreatite aguda induzida por hipertrigliceridemia. O estudo de Chang *et al.* demonstrou taxa de mutação CFTR de 26,1% nos pacientes com pancreatite aguda induzida por hipertrigliceridemia *versus* 1,3% naqueles com pancreatite aguda por outras causas.

A pancreatite aguda induzida por hipertrigliceridemia apresenta-se de forma semelhante às pancreatites agudas por outras causas, no entanto a hipertrigliceridemia está relacionada com um risco aumentado de maior severidade da pancreatite aguda em termos de necrose pancreática, síndrome de resposta inflamatória sistêmica, falência orgânica múltipla, admissão em UTI, tempo de internação e mortalidade.[3]

Uma revisão sistemática com metanálise recente, incluindo cinco países (China, Japão, México, Reino Unido e EUA), comparou os resultados de 1.564 pacientes com pancreatite aguda induzida por hipertrigliceridemia com os resultados de 5.721 pacientes com pancreatite aguda de outras etiologias e encontrou razões de chance aumentadas para síndrome da resposta inflamatória sistêmica, disfunção orgânica, falência orgânica persistente e mortalidade em pacientes com pancreatite induzida por hipertrigliceridemia.[25]

Levando-se em consideração o maior risco de desfecho desfavorável relacionado com esta etiologia e objetivando-se a prevenção de pancreatite aguda recorrente/pancreatite crônica, é muito importante identificar e manejar a hipertrigliceridemia no contexto da pancreatite aguda.[3,20,24]

Achados de hipertrigliceridemia ao exame físico incluem os xantomas ou hepatoesplenomegalia. A lipemia retinal é uma complicação rara que pode ser vista quando os triglicerídeos estão acima de 4.000 mg/dL.

Em todos os pacientes, deve-se coletar exames laboratoriais (incluindo bilirrubina, transaminases, fosfatase alcalina, cálcio, triglicerídeos, amilase e lipase) nas primeiras 24 h da admissão,[20] ainda que, classicamente, suas dosagens possam se apresentar normais.

A avaliação clínica deve incluir um painel lipídico completo de base (em jejum ou alimentado) no momento da admissão durante o episódio da pancreatite aguda.[20] Preferencialmente, os níveis de triglicerídeos devem ser mensurados na fase inicial da doença visto a ocorrência de uma queda acentuada de seus níveis após 24-48 h de jejum.

Nos pacientes com hipertrigliceridemia, o soro pode apresentar coloração leitosa, os níveis de amilase podem estar falsamente normais e pode haver pseudo-hiponatremia por deslocamento da água.

Existe controvérsia quanto a se o nível crítico de triglicerídeo é o vale (níveis de jejum) ou pico (níveis durante a dor e/ou pancreatite no estado alimentado).[3]

HIPERCALCEMIA

A hipercalcemia é causa rara de pancreatite aguda, em especial se relacionada com o hiperparatireoidismo secundário a um adenoma de paratireoide. Estudos de incidência referem que esta pode ser apenas de 0,4%,[26,27] porém o risco de desenvolver pancreatite pode chegar a 10 a 20 vezes mais nos pacientes com hipercalcemia. O exato mecanismo não está definido, mas parece estar relacionado com a ativação do tripsinogênio,[23] com apresentação de pancreatite aguda isolada, recorrente ou pancreatite crônica com calcificações.

DIABETES E HIPERGLICEMIA

A associação com diabetes e pancreatites não é evento incomum,[28] e a ocorrência desta associação em pacientes com DM2 parece estar relacionada com a formação de cálculos e a hipertrigliceridemia. Os mecanismos envolvidos com a hiperglicemia em si parecem relacionados com fatores isquêmicos e inflamatórios, em especial na presença de cetoacidose com a marcante desidratação. Por outro lado, a mortalidade em pacientes diabéticos descompensados em pancreatite parece ser maior do que a população geral, especialmente no desenvolvimento de IRA e alto IMC.[28,29] Insulina parece também combater os efeitos tóxicos e inflamatórios do NF-kB e Egr-1.

Kota *et al.*, 2013, lembram também do dano autoimune de DM1, cetoacidose ou coma hiperosmolar que parecem estar envolvidos em resposta inflamatória.[23]

COMO SE DÁ E COMO INVESTIGAR A PANCREATITE AGUDA BILIAR?

Atualmente, vivemos uma epidemia de obesidade, e a obesidade é fator de risco independente para a formação de cálculos biliares, a principal etiologia de pancreatite aguda, correspondendo a 35-40% dos casos em estudos americanos e europeus. Na casuística do Hospital de Clínicas de Porto Alegre, a pancreatite aguda biliar corresponde a 77% dos casos.[25]

A bile é formada por sais biliares, pigmentos biliares, colesterol, fosfolipídeos, eletrólitos e água. Aproximadamente 75% da bile produzida pelo fígado é excretada no duodeno através da papila de Vater. Os 25% restantes são armazenados na vesícula biliar onde ocorre concentração da bile com absorção de água e eletrólitos. Quando a bile se torna supersaturada, ocorre sua precipitação na forma de microcristais (colelitíase).

A prevalência de colelitíase na população adulta mundial é de aproximadamente 10%. Entre os pacientes com colelitíase, apenas 3 a 7% irão desenvolver pancreatite aguda biliar.[25]

A microlitíase e a lama biliar também são causas comuns de pancreatite aguda. A incidência de microlitíase e lama biliar em pacientes com pancreatite aguda varia de 28 a 80% na dependência do método diagnóstico utilizado

São fatores de risco para formação de cálculos biliares: sexo feminino, história familiar de colelitíase, obesidade, síndrome metabólica, diabetes melito, dislipidemia, sedentarismo, perda ponderal acelerada, alguns medicamentos (ceftriaxona, octreotide, diuréticos tiazídicos, hormônios femininos), nutrição parenteral total e doenças, como doença de Crohn e cirrose.

A pancreatite aguda biliar relaciona-se com a migração de cálculos da vesícula para o colédoco ou por coledocolitíase residual (pós-colecistectomia).

Acredita-se haver três mecanismos deflagradores de pancreatite aguda biliar:

- Refluxo duodenopancreático: a dor abdominal e vômitos causados pela coledocolitíase causam aumento da pressão intra-abdominal e no duodeno e, consequentemente, refluxo do suco duodenal para o ducto de Wirsung.
- Refluxo biliopancreático: um longo ducto comum, de no mínimo 5 mm, propiciaria refluxo biliar e aumento da pressão intraductal no ducto de Wirsung, causando ativação de proteases e lesão às células acinares.
- Obstrução direta por cálculo biliar do ducto de Wirsung.

A obstrução do ducto pancreático, por qualquer mecanismo, leva ao bloqueio das secreções pancreáticas, impedindo a exocitose dos grânulos de zimogênio. Esses grânulos coalescem com lisossomos intracelulares formando vacúolos autofágicos. A tripsina é a primeira enzima a ser ativada e, a partir dela, a quimotripsina, a elastase, a lipase e a fosfolipase. O dano à célula acinar estimula a resposta inflamatória com infiltração de neutrófilos e macrófagos, e liberação de citocinas inflamatórias (fator de necrose tumoral alfa, interleucinas 1, 6 e 8) no parênquima pancreático, provocando edema, e podendo causar hemorragia e necrose no parênquima e sua periferia a depender da intensidade da resposta inflamatória.[25]

A investigação deve iniciar com história clínica e exame físico detalhados. São relevantes os antecedentes de diagnóstico prévio de doença biliar ou cálculos biliares, de colecistectomia, de abuso de álcool e drogas, história pessoal de dislipidemia, cirurgia abdominal, trauma ou CPRE recente, e presença de sinais e sintomas sugestivos de síndrome consumptiva que podem sugerir malignidade ou história familiar de pancreatite recorrente.

Exames laboratoriais (incluindo bilirrubina, transaminases, fosfatase alcalina, cálcio, triglicerídeos, amilase e lipase) devem ser coletados em todos os pacientes nas primeiras 24 h da admissão. Da mesma forma, a ultrassonografia de abdome deve ser realizada em todos os pacientes.

Um aumento de ALT de pelo menos 3× ou mais no início do quadro (até 48 h) tem um valor preditivo positivo para o diagnóstico de pancreatite aguda biliar em 95% dos casos. A aspartato aminotransferase (AST) comporta-se de modo similar.[20,25]

Recomenda-se que, se a ecografia realizada na admissão é inconclusiva, deve-se repetir o exame. A repetição da ecografia pode aumentar a sensibilidade na identificação de microlitíase (cálculos < 5 mm), que é de aproximadamente 50% na investigação inicial.[20]

Vale ressaltar que a ecografia de abdome pode não ser capaz de diagnosticar microlitíase. Desse modo, se persiste a suspeita de pancreatite aguda biliar ou se outras etiologias de pancreatite aguda foram excluídas, a ultrassonografia endoscópica pode ser solicitada.

Hoje sabemos que até dois terços dos pacientes previamente diagnosticados como idiopáticos, após ecoendoscopia, tiveram a etiologia biliar confirmada.[20,22]

Além da ecoendoscopia, outros testes diagnósticos podem ser considerados para estudar o trato biliar, como a colangiorressonância.

Dentre estes métodos a sensibilidade da ecoendoscopia parece ser maior no diagnóstico de microlitíase. Os cálculos detectados pela ecoendoscopia (tão pequenos quanto 0,1 mm) são muito menores do que os identificados por colangiorressonância (em geral não menores do que 1,5 mm).[22]

Comparada à ecografia de abdome, a ecoendoscopia, por evitar a interposição gasosa e de gordura abdominal, permite uma melhor visualização do ducto biliar distal.

A colangiorressonância, por sua vez, é um exame completamente não invasivo, difundido, acessível, e permite o estudo da via biliar intra e extra-hepática. A sensibilidade e especificidade para a detecção de cálculos é semelhante à CPRE. No entanto, sua sensibilidade para detecção de massas, pancreatite crônica e microlitíase é menor que a da ecoendoscopia.[22]

Atualmente, o papel da CPRE tem sido maior na abordagem terapêutica do que diagnóstica levando-se em consideração as complicações inerentes ao procedimento, o alto custo e a elevada dose de radiação utilizada em sua realização, e a disponibilidade de outros métodos diagnósticos mais baratos e menos invasivos.

Para prevenção de recorrência de pancreatite aguda biliar, deve-se realizar colecistectomia assim que possível, de preferência na mesma internação. Metanálise avaliando a segurança da colecistectomia após episódio de pancreatite aguda biliar leve mostrou que pacientes submetidos à colecistectomia após 40 dias foram readmitidos no hospital em 18% dos casos por eventos biliares, sendo 45% por pancreatite aguda, 18% por colecistite aguda e 37% por cólica biliar.[20] Pacientes submetidos à colecistectomia na mesma internação não apresentaram recorrência.

Da mesma forma, em um ensaio clínico randomizado prospectivo incluindo pacientes com pancreatite aguda recorrente provavelmente associada à microlitíase, a colecistectomia laparoscópica foi efetiva em prevenir a recorrência de pancreatite após exclusão de todas as outras possíveis etiologias.

AS CAUSAS OBSTRUTIVAS DEVEM SER VALORIZADAS?

No TIGARO versão 2 as disfunções do esfíncter de Oddi são agrupadas em lesões estenóticas ampulares; a obstrução por esta patologia está relacionada a estenoses com fibrose até hipertonia do esfíncter.

Devemos valorizar este achado se a ecoendoscopia for negativa e após a exclusão de outras causas de pancreatite.[3,30]

A aplicação de toxina botulínica ou *stent* com melhora da crise pode ser tentada para triar quem se beneficiaria da esfincterotomia, mas tal conduta ainda não foi validada. Tenhamos em mente que a papilotomia endoscópica pode ser insuficiente e a transduodenal contém grande potencial iatrogênico, assim deve haver cautela e individualização.

A manometria seria essencial, mas, dada a dificuldade de execução em nosso meio, as alternativas anteriores podem ser tentadas.[30]

A respeito do pâncreas *divisum*, sua presença isolada em episódio de pancreatite deve ser avaliada com grande cautela devido à alta prevalência desta condição, deste modo somente serão considerados para diagnóstico e, portanto, terapêutica os casos recorrentes em que as demais causas listadas até aqui não estejam presentes ou sanadas.[31]

CONCLUSÃO

As etiologias das pancreatites agudas são um desafio diagnóstico ímpar em Gastroenterologia, assim sugerimos conhecimento sistematizado de suas principais causas e o seguimento de um fluxograma como o da Figura 20-2.

Estimulamos ainda desenvolvimento de centros com *expertise* e logística para suporte mais adequado a estes pacientes.

REFERÊNCIAS BIBLIOGRÁFICAS

1. Banks PA, Bollen TL, Dervenis C, Gooszen HG, Johnson CD, Sarr MG, et al. Classification of acute pancreatitis—2012: revision of the Atlanta classification and definitions by international consensus. Gut 2013;62(1):102-11.
2. Weiss FU, Laemmerhirt F, Lerch MM. Etiology and risk factors of acute and chronic pancreatitis. Visceral medicine. 2019;35(2):73-81.
3. Whitcomb DC. Pancreatitis: TIGAR-O version 2 risk/etiology checklist with topic reviews, updates, and use primers. Clinical and Translational Gastroenterology 2019;10(6).
4. Conwell DL, Banks PA, Sandhu BS, Sherman S, Al-Kaade S, Gardner TB, et al. Validation of demographics, etiology, and risk factors for chronic pancreatitis in the USA: a report of the North American Pancreas Study (NAPS) Group. Digestive Diseases and Sciences 2017;62(8):2133-40.
5. Schneider A, Whitcomb DC. Hereditary pancreatitis: a model for inflammatory diseases of the pancreas. Best Practice & Research Clinical Gastroenterology 2002;16(3):347-63.
6. Lewis MD, Talluri J, Wilcox CM, Abberbock JN, Tang G, Conwell DL, et al. Differences in age at onset of symptoms, and effects of genetic variants, in patients with early vs late-onset idiopathic chronic pancreatitis in a North American cohort. Clinical Gastroenterology and Hepatology 2021;19(2):349-57.
7. Okazaki K, Tomiyama T, Mitsuyama T, Sumimoto K, Uchida K. Diagnosis and classification of autoimmune pancreatitis. Autoimmunity Reviews 2014;13(4-5):451-8.
8. Del Vecchio Blanco G, Gesuale C, Varanese M, Monteleone G, Paoluzi OA. Idiopathic acute pancreatitis: a review on etiology and diagnostic work-up. Clinical Journal of Gastroenterology 2019;12(6):511-24.
9. Kirkegård J, Cronin-Fenton D, Heide-Jørgensen U, Mortensen FV. Acute pancreatitis and pancreatic cancer risk: a nationwide matched-cohort study in Denmark. Gastroenterology 2018;154(6):1729-36.

10. Guda NM, Muddana V, Whitcomb DC, Levy P, Garg P, Cote G, et al. Recurrent acute pancreatitis: international state-of-the-science conference with recommendations. Pancreas 2018;47(6):653-66.
11. Rawla P, Bandaru SS, Vellipuram AR. Review of infectious etiology of acute pancreatitis. Gastroenterology Research 2017;10(3):153.
12. Alves AM, Yvamoto EY, Marzinotto MAN, Teixeira ACdS, Carrilho FJ. SARS-CoV-2 leading to acute pancreatitis: an unusual presentation. Brazilian Journal of Infectious Diseases 2021;24:561-4.
13. de-Madaria E, Capurso G. COVID-19 and acute pancreatitis: examining the causality. Nature Reviews Gastroenterology & Hepatology 2021;18(1):3-4.
14. Singhvi A, Yadav D. Myths and realities about alcohol and smoking in chronic pancreatitis. Current Opinion in Gastroenterology 2018;34(5):355.
15. Sarles H. Etiopathogenesis and definition of chronic pancreatitis. Digestive diseases and sciences. 1986;31(9):91-107.
16. Yadav D, Whitcomb DC. The role of alcohol and smoking in pancreatitis. Nature Reviews Gastroenterology & Hepatology. 2010;7(3):131-45.
17. Whitcomb DC, Yadav D, Adam S, Hawes RH, Brand RE, Anderson MA, et al. Multicenter approach to recurrent acute and chronic pancreatitis in the United States: The North American Pancreatitis Study 2 (NAPS2). Pancreatology 2008;8(4-5):520-31.
18. Badalov N, Baradarian R, Iswara K, Li J, Steinberg W, Tenner S. Drug-induced acute pancreatitis: an evidence-based review. Clinical Gastroenterology and Hepatology 2007;5(6):648-61. e3.
19. Simons-Linares CR, Elkhouly MA, Salazar MJ. Drug-induced acute pancreatitis in adults: an update. Pancreas 2019;48(10):1263-73.
20. da Silva S, Rocha M, Pinto-de-Sousa J. Acute pancreatitis etiology investigation: a workup algorithm proposal. GE-Portuguese Journal of Gastroenterology 2017;24(3):129-36.
21. Mederos MA, Reber HA, Girgis MD. Acute pancreatitis: a review. Jama 2021;325(4):382-90.
22. Wan J, Ouyang Y, Yu C, Yang X, Xia L, Lu N. Comparison of EUS with MRCP in idiopathic acute pancreatitis: a systematic review and meta-analysis. Gastrointestinal Endoscopy 2018;87(5):1180-8. e9.
23. Kota SK, Krishna S, Lakhtakia S, Modi KD. Metabolic pancreatitis: Etiopathogenesis and management. Indian Journal of Endocrinology and Metabolism. 2013;17(5):799.
24. Yang AL, McNabb-Baltar J. Hypertriglyceridemia and acute pancreatitis. Pancreatology 2020;20(5):795-800.
25. Zilio MB. Etiologia da pancreatite aguda: revisão sistemática e metanálise. 2018.
26. Kumar A, Kumar P, Pujahari A, Sampath S. Hypercalcemia related pancreatitis. Medical Journal, Armed Forces India 2010;66(4):385.
27. Imam Z, Hanna A, Jomaa D, Khasawneh M, Abonofal A, Murad MH. Hypercalcemia of malignancy and acute pancreatitis. Pancreas 2021;50(2):206-13.
28. Mikó A, Farkas N, Garami A, Szabó I, Vincze Á, Veres G, et al. Preexisting diabetes elevates risk of local and systemic complications in acute pancreatitis: systematic review and meta-analysis. Pancreas 2018;47(8):917.
29. Zaher FZ, Boubagura I, Rafi S, Elmghari G, Elansari N. Diabetic ketoacidosis revealing a severe hypertriglyceridemia and acute pancreatitis in type 1 diabetes mellitus. Case Reports in Endocrinology 2019;2019.
30. Cotton PB, Elta GH, Carter CR, Pasricha PJ, Corazziari ES. Rome IV. Gallbladder and Sphincter of Oddi Disorders. Gastroenterology 2016.
31. Gutta A, Fogel E, Sherman S. Identification and management of pancreas divisum. Expert review of gastroenterology & hepatology 2019;13(11):1089-105.

INSUFICIÊNCIA EXÓCRINA PANCREÁTICA ALÉM DAS PANCREATITES CRÔNICAS

Soraya Sbardellotto Braga
Columbano Junqueira Neto
Danielle Toledo Vieira Mourão

INTRODUÇÃO

A fisiologia da secreção exócrina pancreática tem sido alvo de várias publicações científicas nos últimos anos, envolvendo principalmente os mecanismos de síntese, regulação da secreção de proteínas enzimáticas e outras não digestivas além de eletrólitos pelos ácinos e ductos pancreáticos. A complexidade de todo o processo químico enzimático necessário para a digestão e absorção dos diversos componentes do bolo alimentar determina a contínua busca pela compreensão da regulação molecular das células acinares e ductais pancreáticas. O pâncreas é composto por dois sistemas glandulares estruturalmente distintos, mas funcionalmente integrados, denominados pâncreas exócrino e endócrino, ambos oriundos do desenvolvimento de brotos no intestino primitivo. Estes brotos emergem a partir da 3ª semana gestacional; o broto ventral é associado ao fígado e à vesícula biliar, e o broto dorsal é isolado e funde-se ao broto ventral entre a 5ª e 7ª semana embrionária.[1] Variantes anatômicas da fusão canalicular, além daquelas envolvendo o tubo digestivo, podem afetar a atividade das enzimas secretadas. Temos observado uma incidência crescente de pacientes que procuram os ambulatórios de gastroenterologia apresentando queixas disabsortivas associadas a um distúrbio funcional pancreático com elastase fecal baixa.[2] Apresentam má digestão proteica e lipídica, hipercrescimento bacteriano no intestino delgado, distensão abdominal, flatulência e diarreia, e a investigação de alterações estruturais pancreáticas ou pancreatites crônicas não mostra anormalidades. Além das variantes anatômicas, várias outras alterações estruturais afetam esta atividade enzimática como por exemplo; retenção em divertículos, inativação precoce de enzimas, modulação e estimulação inadequadas, dentre outras. A possibilidade de que alterações congênitas ou adquiridas no sistema digestório podem alterar os mecanismos que envolvem a digestão, absorção e transporte de nutrientes, deve ser do conhecimento de todos que lidam com síndromes disabsortivas no seu dia a dia.

A insuficiência exócrina pancreática (IEP) é sabidamente uma consequência tardia de vários distúrbios primários pancreáticos, como as pancreatites crônicas, sejam elas calcificantes, não calcificantes, obstrutivas e pós-ressecções pancreáticas, dentre outros. Nesse capítulo, iremos abordar a fisiologia da insuficiência exócrina pancreática e as doenças que podem promover secundariamente essa insuficiência exócrina, além das causas primárias já sabidamente conhecidas. O adequado entendimento da fisiologia pancreática é o pré-requisito para entender a fisiopatologia da IEP. Essa revisão irá promover o crescente conhecimento sobre o tema e irá nos nortear para a investigação da IEP muito além das pancreatites.[3,4]

FISIOLOGIA DA SECREÇÃO EXÓCRINA PANCREÁTICA

A maior fonte de enzimas necessárias para a digestão de uma refeição vem do pâncreas. São produzidos de 1 a 2 litros de secreção alcalina isotônica por dia. Diferente das enzimas digestivas produzidas pelo estômago e pela saliva, é necessário algum nível de função pancreática para a digestão e absorção adequadas.

As células acinares e os ductos que formam o ácino pancreático pertencem ao pâncreas exócrino. As células acinares são em forma de pirâmide e constituem 82% do volume total do pâncreas. Sua principal função é produzir, armazenar e secretar as três maiores categorias de enzimas digestivas que são: alfa-amilase, lipase e as proteases. As proteases são secretadas na forma inativa, principalmente o tripsinogênio que se apresenta sob a forma de três isoenzimas chamadas tripsinogênios 1, 2 e 3, e os quimotripsinogênios A e B, também isoenzimas. O tripsinogênio humano é aquele que possui a maior velocidade de ativação entre todas as espécies pesquisadas. Secretados na sua forma inativa no lúmen duodenal, o tripsinogênio será convertido em tripsina pela enteroquinase que fica ancorada na membrana apical dos enterócitos. Essa ativação irá promover uma reação em cascata com consequente ativação das outras proenzimas, como quimotripsinogênio, procarboxipeptidases e proelastases.

As enzimas lipolíticas são representadas pela lipase, pró-colipase e pró-fosfolipase A2. Observamos que a lipase é secretada na forma ativa e necessita de um mínimo de substrato para que sofra uma ativação exponencial. A colipase tem uma ação fundamental na digestão lipídica facilitando a ação da lipase no interior da micela e agindo sobre a face hidrófila dos sais biliares.[6] As enzimas amilolíticas são produzidas na forma ativa representadas pela alfa-amilase. A secreção destas enzimas, como prófermentos, juntamente com a secreção de proteínas inibidoras da tripsina, representam os principais mecanismos de proteção da autodigestão da glândula.

As células acinares possuem uma grande quantidade de mitocôndrias e um rico retículo endoplasmático rugoso, além de grânulos de zimogênio na sua face apical onde as enzimas são armazenadas. Estas células se unem formando os ácinos e a extensa rede ductal permite comunicações eletroquímicas entre elas.

Os ductos pancreáticos representam a menor porção do tecido glandular, cerca de 10%, e as células ductais possuem uma alta capacidade proliferativa e de neogênese, assim como as células das ilhotas, sendo fonte potencial de células-tronco ou células progenitoras. São indispensáveis para a estabilidade das enzimas digestivas secretadas e a integralidade da mucosa duodenal, sobretudo pela secreção de bicarbonato que neutraliza o quimo gástrico lançado no duodeno, promovendo um pH ideal para a manutenção da atividade das enzimas pancreáticas e prevenindo lesão da mucosa duodenal pela secreção ácida gástrica. Os mecanismos de secreção dos ductos pancreáticos ainda não são muito bem conhecidos. A presença do quimo ácido na segunda porção duodenal e provavelmente a distensão mecânica são os principais estimuladores da secreção de CCK e secretina. A secretina age em receptores basolaterais das células ductais estimulando a secreção de bicarbonato e eletrólitos pelos ductos.[3,4]

A secreção pancreática é modulada por estímulos neuro-hormonais, particularmente hormônios peptídeos do eixo neurogastrointestinal e há evidências crescentes para um papel regulatório direto de alguns nutrientes. O ato de ver, cheirar e pensar funciona como gatilho para o início da fase cefálica da digestão e determina a estimulação salivar, gástrica e pancreática através do nervo vago. A acetilcolina (Ach) é o neurotransmissor efetor principal das células acinares, ductais e das células das ilhotas, através de receptores aferentes específicos M1 e M3. A fase cefálica da secreção exócrina pancreática representa cerca de 20 a 24% da estimulação e pode haver também alguma inervação direta do pâncreas vinda do intestino.[5,6]

A fase gástrica da secreção pancreática corresponde a 10% da estimulação e inicia-se com a distensão gástrica que, por sua vez, via estimulação neural, irá também agir nos receptores dos ácinos pancreáticos e ductos.

A fase intestinal da secreção pancreática corresponde a 70% da sua estimulação e é representada por vários hormônios, mas principalmente pelos hormônios peptídeos colecistocinina (CCK) e secretina. A CCK é um hormônio peptídeo do trato gastrointestinal, e é sintetizada pelas células I da mucosa do intestino delgado proximal. Essas células I são estimuladas por oligopeptídeos, certos aminoácidos e ácidos graxos presentes no quimo. Agem estimulando tanto diretamente os receptores CCK-A na membrana basolateral das células acinares como também indiretamente nos receptores CCK-B dos nervos, que, por sua vez, irão estimular a secreção de acetilcolina, neurotransmissor que irá agir nos receptores acinares. Outros reflexos vagais desencadeados pela secreção da CCK irão também estimular a secreção do peptídeo de liberação de gastrina (GRP) e do polipeptídio intestinal vasoativo (VIP), que, por sua vez, também irão atuar em seus receptores nas células acinares, estimulando a secreção pancreática. Além do pâncreas, a CCK age paralelamente em receptores na parede da vesícula biliar estimulando a contração e o relaxamento do esfíncter de Oddi com consequente liberação da secreção biliar através da papila. Inibe a motilidade gástrica e estimula a liberação de secretina. A CCK é inibida pela somatostatina secretada pelas células D antrais.

Os sais biliares presentes na bile são substâncias bipolares, possuem uma face hidrofílica e outra hidrófoba, sendo essenciais para formação da micela, e estas são apresentadas às enzimas lipolíticas pancreáticas no lúmen intestinal. A mistura apropriada de sais biliares, colipase e lipase, permite a digestão ideal dos triglicerídeos, o que leva a liberação de dois ácidos graxos e monoglicerol.

ESTIMULAÇÃO DA SECREÇÃO DAS ENZIMAS DIGESTIVAS PANCREÁTICAS

A secretina é um hormônio que foi primeiramente identificado em 1902 e sua produção tem origem nas células "S" do duodeno nas criptas de Lieberkuhn. Sua secreção é estimulada pela chegada do quimo ácido ao lúmen duodenal. Age estimulando a secreção de bicarbonato pelas glândulas de Brunner no duodeno além das células dos ductos pancreáticos e também estimula a secreção proteica pelas células acinares. Reduz a secreção ácida gástrica pela inibição da liberação da gastrina agindo assim como um hormônio regulador do pH duodenal por meio do controle da secreção gástrica e tamponamento com bicarbonato. O feedback negativo é promovido pelo pH alcalino no lúmen intestinal determinado pela secreção pancreática.

Um novo conceito de eixo insulino-acinar foi proposto em 1985, sugerindo envolvimento hormonal na regulação fisiológica da secreção enzimática acinar por peptídeos das ilhotas. Isso se deve à falta de membranas basais ou cápsulas de compartimentação separando os diferentes tipos de células no pâncreas em que as células das ilhotas ficam dispostas intercaladas por ácinos pancreáticos. Assim, esses ácinos localizados próximos das ilhotas, chamados de peri-insulares, são expostos a grandes concentrações de hormônios das ilhotas. Todo o sangue da ilhota eferente flui para capilares acinares antes de deixar o pâncreas. Ou seja, nenhum sangue da ilhota intralobular drena diretamente em veias sem passar pelo pâncreas exócrino. Assim, outros peptídeos hormonais produzidos pelo pâncreas endócrino, como somatostatina, glucagon, PP e grelina poderão contribuir para regulação da síntese, transporte e secreção das enzimas pancreáticas. Os ácinos localizados longe das ilhotas são denominados teleinsulares.

Os efeitos de outros peptídeos reguladores em células acinares também foram estudados. O *glucagon-like peptide*-1 (GLP-1) é um pró-hormônio constituído de 160 aminoácidos produzidos pelas células L do intestino distal, pelas células α das ilhotas pancreáticas e pelo sistema nervoso central. É uma incretina e regula o metabolismo da glicose. É um potente estimulador da secreção de insulina e inibe o esvaziamento gástrico. Foi estudado no que diz respeito às suas ações em ilhotas, mas seu potencial no pâncreas exócrino tem assumido importância com os casos relatados de pancreatites agudas após injeção de agonistas GLP-1 no tratamento de obesidade e síndrome metabólica. Ainda não está claro se existe receptor GLP-1 nos ácinos de camundongos e se o GLP-1 regula diretamente a função das células acinares ou indiretamente, através do nervo vago, já que o GLP-1 ativa os neurônios motores vagais no cérebro.[3,4]

Surgiram outros trabalhos envolvendo dois novos receptores na secreção exócrina pancreática, como os receptores canabioides CB1 e CB2, que foram encontrados em células acinares de ratos e que possuem ação do tipo peptídeo natriurético e na secreção do TGI.

O suco pancreático é supersaturado em cálcio e o aumento do cálcio intracelular é um importante fator para secreção das enzimas digestivas pelas células acinares. Os mecanismos envolvendo os receptores para CCK, ACH e bombesina na regulação do Ca^{++} intracelular nos ácinos ainda não foram esclarecidos.[5]

A regulação da síntese proteica pancreática é muito complexa e envolve vários receptores de membrana basolateral para insulina, acetilcolina e colecistocinina que levam a transcrição de genes responsáveis pela síntese proteica.

Quanto ao efeito supressivo nas secreções pancreáticas, um dos principais hormônios envolvidos é a somatostatina. Acredita-se que a somatostatina promova a regulação e modulação dos hormônios do trato gastrointestinal. Possui papel supressivo na secreção exócrina pancreática no período interdigestivo ou pós-prandial da digestão com a inibição da secreção de CCK e secretina, assim como inibição da gastrina e da motilidade gástrica, além da supressão do eixo insulinoacinar. É produzida pelas células delta das ilhotas de Langherans, pelas células D antrais e pelo hipotálamo.

O término da digestão proximal com a quebra do alimento pelo excesso de tripsina no lúmen intestinal e a posterior absorção podem ser também uma via de *feedback* negativo, promovendo a inibição da liberação de CCK. A secreção também é provavelmente inibida pelo chamado freio ileal que regula o esvaziamento do íleo terminal com ativação do hormônio peptídeo PYY produzido pelas células endócrinas do tipo L da mucosa intestinal, inibindo a secreção de CCK, assim como a de secretina.

O hormônio polipeptídio pancreático é produzido pelas células PP das ilhotas pancreáticas. É um antagonista da CCK, suprime a secreção pancreática e estimula a secreção gástrica. Sua secreção é aumentada depois de uma refeição rica em proteínas e gorduras, jejum prolongado, exercício e hipoglicemia e é inibida pela somatostatina e glicose intravenosa.[7,8]

DESCRIÇÃO DOS MECANISMOS DE CAUSAS SECUNDÁRIAS DE INSUFICIÊNCIA EXÓCRINA PANCREÁTICA

A insuficiência exócrina pancreática (IEP) é importante causa de má digestão, má absorção e consequente desnutrição, podendo ser ocasionada por doenças pancreáticas primárias ou ser secundária a disfunção exócrina pancreática, seja esta ocasionada por diminuição da estimulação ou inibição/inativação da secreção enzimática ou ainda por assincronia pancreática pós-prandial. Embora as doenças crônicas pancreáticas calcificantes, obstrutivas e inflamatórias sejam as causas mais comuns, existem outras condições, desde obstruções neoplásicas ou fibróticas cicatriciais, além de procedimentos de ressecções pancreáticas, até patologias como diabetes melito, doença celíaca, doença inflamatória intestinal e idade avançada, como causas de IEP, mas a exata fisiopatologia ainda não está claramente elucidada em alguns desses casos.[9,10]

ETIOLOGIA DA INSUFICIÊNCIA EXÓCRINA PANCREÁTICA

1. Perda do parênquima secretor:
   - Pancreatites crônicas:
     - Pancreatites crônicas calcificantes – OH, desnutrição e genéticas.
     - Pancreatites crônicas inflamatórias – autoimune tipo I e II.
   - Mutações – fibrose cística, entre outras.
   - Senilidade.
   - Ressecções pancreáticas.
   - Câncer de pâncreas.
2. Inibição ou inativação enzimática:
   - Obstrução ductal: pancreatites crônicas obstrutivas – neoplasias intraductais e estenoses cicatriciais pós-pancreatite aguda, ampulomas e papilites estenosantes, divertículo duodenal com obstrução da papila.
   - Redução da estimulação endógena: doença celíaca, doença de Crohn, diabetes melito, gastrites atróficas com acloridria.
   - Inativação intraluminal: Zollinger Ellison, divertículos duodenais, pinça mesentérica, bandas de LADD.
3. Assincronia gastrointestinal pós-prandial:
   - Ressecções gástricas, síndrome do intestino curto congênita e adquirida, doença de Crohn, diabetes melito.

CONDIÇÕES ASSOCIADAS À INSUFICIÊNCIA EXÓCRINA PANCREÁTICA
Senilidade

A população sênior acima de 60 anos constitui o segmento que vem crescendo mais rapidamente nos países desenvolvidos ou em desenvolvimento em função, sobretudo, das melhores condições sanitárias, alimentares e assistenciais. O idoso tem risco aumentado de má nutrição seja por baixa ingesta e/ou involução da capacidade fisiológica do trato gastrointestinal. Observa-se diminuição da digestão e absorção no intestino delgado associadas à redução da capacidade enzimática da borda em escova, diminuição da superfície de contato e redução da altura das vilosidades. Sendo assim, é razoável sugerir que o pâncreas também sofre alteração morfológica e funcional com o envelhecimento. O volume pancreático aumenta progressivamente atingindo um platô entre 20-60 anos e, depois, diminui progressivamente. Esse declínio do parênquima pancreático está associado à baixa perfusão tecidual, fibrose e atrofia acinar. Em torno de 5% da população maior de 70 anos e 10% da população maior de 80 anos apresentam IEP com elastase fecal menor que 200 mcg/g e 5% terão IEP com elastase fecal menor que 100 mcg/g, resultando em má digestão, má absorção, diarreia com esteatorreia, dor abdominal e perda ponderal. Ocorre diminuição das vitaminas lipossolúveis (A, D, E, K), de vitamina B12 com anemia, neuropatia e diminuição da densidade óssea. Observa-se ainda deficiência da coenzima Q10, uma molécula lipossolúvel importante para geração de energia (ATP) e a sua suplementação adequada está relacionada com a diminuição da mortalidade cardiovascular. Vários estudos recentes têm relacionado a idade com alterações parenquimatosas pancreáticas.[11-13]

A maior parte dos estudos foram baseados em alterações anatômicas e pesquisas mais recentes em estudos de imagens. Estudos guiados com ecoendoscopia relatam anormalidades de um pâncreas envelhecido semelhante ao observado na pancreatite crônica com ducto principal dilatado. A elastografia semiquantitativa guiada por ecoendoscopia revela um pâncreas mais denso sugerindo maior fibrose.[14] Mais recentemente, estudos ultrassonográficos com aumento da ecogenicidade do parênquima e uma significante diminuição da atenuação do pâncreas, detectado na tomografia, refletem substituição gordurosa do parênquima pancreático 31. Por outro lado, as células B das ilhotas mantêm-se preservadas e não são afetadas com a redução do parênquima pancreático com a idade. Assim, a doença pancreática senil é considerada leve e pode cursar com flutuações dos níveis de amilase e lipase, mas sem associação com carcinoma pancreático. Histologicamente, a fibrose focal é vista comumente nesses casos e poderá cursar com diminuição da secreção enzimática. Todos os estudos que avaliaram a diminuição da secreção exócrina pancreática foram baseados no teste secretina-pancreozima (SPT), que é considerado o padrão-ouro para testar a sua função quantitativa.[15,16]

Câncer Pancreático

O câncer pancreático encontra-se dentro do grupo das pancreatites crônicas obstrutivas e assim, além de promover uma destruição do parênquima secretor pelo processo infiltrativo, promove também a obstrução dos canalículos e ductos pancreáticos com aumento da pressão intraductal e consequente fibrose e atrofia a montante. O maior fator preditor de gravidade é sua localização na cabeça pancreática. Em 2020, Iglesia *et al.* publicaram uma revisão sistemática onde mostraram que a reposição enzimática somada aos cuidados paliativos, quando comparada ao tratamento de apenas cuidados paliativos, aumenta a sobrevida desses pacientes não operados.[17]

Ressecções Pancreáticas

As ressecções pancreáticas ocorrem principalmente nos casos de neoplasias envolvendo a cabeça e o processo uncinado. Ressecções de neoplasias localizadas na cauda, como tumores sólido-císticos, tumores periampulares, duodenais, lesões mucinosas com potencial de malignidade, lesões neuroendócrinas e pancreatites crônicas, também podem reduzir o parênquima pancreático em variáveis proporções. Os tipos de ressecções pancreáticas são a duodenopancreatectomia cefálica (procedimento de Whipple clássica), duodenopancreatectomia com preservação do piloro (pp Whipple), pancreatectomia distal e pancreatectomia total. A extensão das ressecções e o tipo de cirurgia irão determinar os níveis da IEP e as possíveis alterações hormonais, podendo determinar anormalidades do relaxamento do fundo gástrico, redução da produção de CCK pela ressecção duodenal e assincronia gastroenteropancreática.[18]

Doença Celíaca

A doença celíaca (DC) é uma doença inflamatória crônica imunomediada do intestino delgado que ocorre em indivíduos predispostos geneticamente e relacionada com a ingesta e a exposição do glúten à mucosa intestinal. A secreção exócrina pancreática pode estar substancialmente alterada na DC descompensada, mas a precisa prevalência não se sabe. Existe uma estimativa de que mais de 20% dos pacientes celíacos têm disfunção exócrina pancreática. Isto pode estar relacionado com vários fatores. Primeiro, a falha da secreção entérica de CCK e secretina em função da inflamação pela infiltração linfocitária e consequente atrofia da mucosa do delgado proximal. O estudo imuno-histoquímico das biópsias de mucosa de delgado proximal em pacientes celíacos não tratados demonstraram significante alteração das células endócrinas entéricas, incluindo ausência de células produtoras de secretina. Segundo, a deficiência nutricional, sobretudo de aminoácidos pela má absorção proteica, poderia levar a uma diminuição de formação de precursores de enzimas pancreáticas e, terceiro, o déficit nutricional de proteínas e lipídios pode levar a alterações estruturais do pâncreas incluindo atrofia das células acinares e fibrose pancreática resultando em IEP. A patogênese da IEP na DC ainda não está totalmente estabelecida, mas observa-se habitualmente regressão com a regulação da dieta sem glúten. Mais estudos ainda serão necessários para a melhor definição, diagnóstico e tratamento da IEP na doença celíaca.[19-22]

Diabetes Melito (DM)

A relação entre falha de função exócrina pancreática e DM tem sido repetidamente documentada. Aproximadamente 50% dos pacientes com DM tipo 1 e 30-50% dos pacientes com DM tipo II apresentam IEP, quando usados testes de estimulação diretos. Já os pacientes com diabetes tipo III (pancreatogênica), todos apresentarão IEP. Geralmente se apresenta de forma leve a moderada e não associada a esteatorreia. Como já dito anteriormente, o conceito de eixo insulinoacinar vem sendo proposto, corroborando com o envolvimento hormonal dos peptídeos das ilhotas na regulação fisiológica da secreção enzimática acinar. Assim, os ácinos localizados próximos as ilhotas receberão maior estímulo secretório, principalmente da insulina, sendo que a deficiência da insulina já foi descrita como causadora da atrofia glandular. Sabe-se também, sem maiores questionamentos, que existe uma alta prevalência da correlação entre DM e pancreatite crônica principalmente de etiologia autoimune e doença pancreática gordurosa não alcóolica. A síndrome metabólica e seus componentes, como obesidade, dislipidemia e hipertensão arterial, são fatores implicados do desenvolvimento da doença pancreática gordurosa não alcóolica, além do desenvolvimento de pancreatites agudas e crônicas, reforçando as teorias que correlacionam a secreção exócrina pancreática e o DM. Uma das possíveis explicações envolve a fibrose e atrofia do tecido, alterações essas relacionadas com mediadores gastrointestinais, alterações do sistema imune, neuropatia autônomica pancreática e deficiência da insulina. A microangiopatia diabética também é um fator envolvido na redução da perfusão pancreática e está associada à fibrose do órgão.[23-25]

Doença Inflamatória Intestinal (DII)

Apesar da DII afetar principalmente o intestino delgado distal e o cólon, o envolvimento de outros órgãos ocorrem com frequência, sendo os mais frequentes articulações, pele e tecido subcutâneo e sistema hepatobiliar. Em adicional, as desordens pancreáticas têm sido cada vez mais relatadas. A prevalência da IEP baseada no nível baixo da elastase fecal em pacientes com DII é relatada em 18-80% dos casos, tomando cuidado com a possibilidade de falso-positivos de diagnóstico de IEP em casos de diarreias persistentes. Em contraste, como os sintomas de IEP e DII são semelhantes, a IEP poderá ser subdiagnosticada nesses pacientes. Em mais de 18% dos pacientes com DII e IEP não foram observadas anormalidades em estudos de imagens ou elevação transitória no nível sérico da amilase e, em alguns casos, esta é apenas relatada como transitória. Já em pacientes sem sintomas de doença pancreática, o estudo de autópsia mostrou anormalidades pancreáticas em 53% dos pacientes com RCUI e 38% dos pacientes com Crohn. As causas são diversas. O paciente com DII tem maior risco de pancreatite crônica (PC) autoimune, que pode progredir para fibrose e destruição do parênquima pancreático. Em adicional, estudos sugerem que a PC possa estar associada à própria atividade da doença de base com recentes estudos reforçando sua regressão com a remissão da doença inflamatória intestinal. Isso pode explicar a origem autoimune e é descrita como uma das complicações extraintestinais da DII. Possíveis outros mecanismos incluem: malnutrição, envolvimento periampular no duodeno levando a obstrução, inflamação e cicatrizes que comprometem a secreção entérica dos hormônios neurorreguladores das secreções pancreáticas. Assim, extensão do envolvimento intestinal, atividade da doença e sua localização parecem estar relacionados com a intensidade da insuficiência exócrina pancreática. A despeito de muitos estudos correlacionando DII e IEP, nenhum avaliou possíveis efeitos da terapia de reposição de enzimas pancreáticas. Embora a insuficiência pancreática exócrina pareça ser uma manifestação extraintestinal de ocorrência bastante frequente, seu significado clínico permanece indefinido. Esclarecer a etiologia da IEP poderia melhorar a qualidade de vida em pacientes com DII no futuro. No entanto, o número de trabalhos de alto nível de evidência neste campo é até agora limitado.[26,27]

Ressecções Gastrointestinais outras do que as Ressecções Pancreáticas

A cirurgia do trato gastrointestinal pode ter um importante impacto na absorção e digestão dos nutrientes. De acordo com o estudo de Domínguez Muñoz, aproximadamente 80% dos pacientes com procedimentos cirúrgicos do trato gastrointestinal alto exibem má digestão e a insuficiência exócrina pancreática pode contribuir para a sua patogênese. Significante IEP pode ocorrer em pacientes com ressecções gástricas, ressecções intestinais e até nas ressecções esofágicas.[28]

Nas ressecções gástricas, a assincronia entre esvaziamento gástrico e liberação da bile e enzimas pancreáticas no intestino delgado proximal (assincronia pancreática pós-prandial) e a diminuição endógena da estimulação da colecistoquinina (CCK) e secretina poderiam ter um significativo impacto na fisiopatologia da IEP. Em um estudo, Gullo *et al.* comparou a secreção pancreática em pacientes depois da gastrectomia total ao grupo de controle.[30] O nível de secreção pancreática foi significativamente menor em todos os pacientes operados e 67% deles desenvolveram esteatorreia.

O nervo vago tem um importante papel na regulação da secreção pancreática através do reflexo vagal. Durante a cirurgia de ressecção gástrica, a lesão do nervo vago pode resultar no desenvolvimento da IEP pós-operatória sem afetar o pâncreas em si. Em dois outros estudos que avaliaram pacientes pós vagotomia, houve uma diminuição em todas as secreções pancreáticas.

A CCK é secretada pela porção superior do duodeno e, assim, ressecções duodenais afetam a estimulação exócrina pancreática. Em 2019, Beger *et al.*, apresentaram um estudo comparando duodenopancreatectomia cefálica e ressecção pancreática com preservação duodenal em pacientes com pancreatite crônica.[29] Eles observaram menor tempo de hospitalização e melhor função pancreática em pacientes com preservação duodenal.

Huddy *et al.* apresentaram um estudo sugerindo que a IEP possa ocorrer em pacientes operados de ressecções esofágicas.[33] Eles mediram a elastase fecal em 86 pacientes e 16% dos pacientes desenvolveram severa IEP com consequências clínicas. Todos foram submetidos ao tratamento de reposição de enzimas pancreáticas e 90% apresentaram melhoras dos sintomas.

Assim, após qualquer cirurgia envolvendo o trato gastrointestinal alto, diferentes graus de IEP podem ser detectados e a terapia de reposição de enzimas pancreáticas deverá ser individualizada de acordo com os sintomas de cada paciente.[30-33]

Síndrome de Zollinger-Ellison (SZE)

A SZE é uma endocrinopatia causada por um tumor secretor de gastrina responsável por importante hipercloridria e consequente formação de múltiplas e recorrentes ulcerações pépticas localizadas em duodeno distal, jejuno proximal além do estômago e esôfago. Geralmente se localizam no pâncreas, duodeno e linfonodos, chamado de triângulo do gastrinoma, mas também podem ser encontradas no fígado, estômago, jejuno, ovário, rins, paratireoide e coração. Devido a acidez prolongada no lúmen intestinal, ocorrerá uma inativação e redução da atividade enzimática abaixo do nível necessário para uma digestão normal levando a má digestão e má absorção. A atividade ótima da lipase pancreática ocorre em pH > 8. A acidez luminal altera a solubilidade dos sais biliares, reduzindo a formação de micelas necessárias a digestão e absorção de ácidos graxos e monoglicerídeos com consequente esteatorreia.[34,35]

Efeito dos Hormônios Tireoidianos (HT)

Os HT sintetizados e liberados pela glândula da tireoide, são sabidamente responsáveis pela homeostase dos processos metabólicos, modulação do anabolismo e catabolismo em muitos órgãos e tecidos, incluindo o pâncreas. Em face da alta prevalência das doenças metabólicas endócrinas, muitos estudos têm focado na relação entre hormônios tireoidianos e o pâncreas endócrino. Estudos recentes têm mostrado que a administração de hormônio da tireoide por 3 a 4 semanas aumenta o peso do pâncreas em ratos e que o hipotireoidismo diminui a secreção pancreática de bicarbonato e enzimas, ambos indicando que esses hormônios não só exercem um efeito trófico no pâncreas exócrino, mas, também, regulam a alcalinidade do lúmen intestinal, o fluxo de água e a síntese proteica. Adicionalmente, esses achados sugerem fortemente que o hipotireoidismo afeta negativamente a função pancreática, que pode preceder a alterações celulares e/ou estruturais devido à redução dos níveis de regulação dos HT. Em estudo do departamento de fisiologia e biofísica da Universidade de São Paulo, publicado em 2020, foi evidenciado que, em ratos com hipotireoidismo estabelecido, ocorreu a redução das células acinares com consequente diminuição da atividade do retículo endoplasmático, indicativa de falha da síntese proteica e consequente envolvimento do pâncreas exócrino.[36] Essa hipótese foi reforçada pela observação do aumento da quantidade de colágeno presente no tecido exócrino dos ratos avaliados. O aumento da fibrose pode estar associado ao aumento da atividade da tripsina no pâncreas de ratos com hipotireoidismo. Estudos prévios mostraram que a degradação de proteínas inibidoras da ativação da tripsina está associada a lesão das células acinares, ativação de células estelares e consequente aumento da produção de colágeno, culminando com a fibrose do órgão.[37-39] Estudos mais aprofundados ainda serão necessários para a melhor compreensão dos mecanismos moleculares subjacentes aos efeitos benéficos dos HT no pâncreas exócrino.

Esteatose Pancreática Não Alcóolica (EPNA)

A EPNA é caracterizada pelo aumento de gordura no pâncreas frequentemente devido a obesidade e síndrome metabólica. A relação entre EPNA e IEP não está bem estabelecida. Até o momento, os dados ainda estão limitados e incluem alguns relatos de pacientes com esteatorreia e perda ponderal e achados de infiltração de gordura na imagem do pâncreas. A relação entre EPNA e diabetes *mellitus* está bem estabelecida. A EPNA pode estar associada a disfunção e diminuição de células beta, lipotoxidade, resistência insulínica e inflamação. A EPNA tem sido diagnosticada na maior parte dos pacientes com câncer pancreático. A inflamação crônica tem sido especulada como sendo o mecanismo fisiopatológico do processo oncogênico nos pacientes com câncer pancreático similar ao que ocorre na doença hepática gordurosa não alcóolica. Assim, a EPNA pode estar associada a inflamação crônica, aumentando o risco de dano ao tecido pancreático e consequentemente diabetes *mellitus*, adenocarcinoma pancreático e IEP. Até o momento, no entanto, os dados são apenas casuísticos.[40-42]

Disbiose

O pâncreas exócrino é crucial para o funcionamento do sistema digestivo. O mal funcionamento do pâncreas pode levar a má digestão com consequente esteatorreia e perda ponderal. Na pancreatite crônica, condição geralmente associada a insuficiência exócrina pancreática, o supercrescimento bacteriano do intestino delgado tem sido relatado. A associação entre microflora intestinal e alterações inflamatórias, metabólicas e doenças neoplásicas tem sido confirmada em vários trabalhos. Entretanto, agora parece que também existe uma relação entre microflora intestinal e secreção exócrina pancreática. O primeiro estudo populacional com base nessa afirmação é a publicação de Frost *et al.*, em que se avaliou 1.795 pacientes correlacionado a amostra fecal e o nível de elastase fecal após estimulação de secretina. Observaram-se resultados estatisticamente significantes correlacionando a alteração da microbiota intestinal com baixos níveis de elastase fecal e o aumento significativo de *Prevotella spp* e significante diminuição de *Bacterioides* spp. As alterações encontradas na função do ácino pancreático foram mais relevantes dos que as encontradas na função dos ductos pancreáticos. *Prevotella* é um produtor de sulfeto de hidrogênio, que sabidamente é um indutor de lesão pancreática via apoptose. O supercrescimento bacteriano (SIBO) ocorre quando existe um anormal aumento da população de bactérias do intestino delgado, em particular de bactérias tipicamente não comumente localizadas na parte alta do trato gastrointestinal. A chegada ao delgado distal de alimentos mal digeridos é determinante para o aumento da população microbiana. A relação entre SIBO e IEP parecer ser bilateral e seus sintomas se sobrepõem largamente. A IEP está associada ao SIBO e está presente em 15-37% dos pacientes com pancreatite crônica. A disbiose intestinal altera os limites da simbiose existente entre a mucosa e a microbiota, a população microbiota anormal ultrapassa a barreira de defesa epitelial e penetra no epitélio determinando inflamação mucosa e mesentérica, além de alterações pró-inflamatórias que alteram a modulação neuro-hormonal de todo o trato digestivo com redução do esvaziamento gástrico, peristalse colônica e secreção exócrina pancreática, dentre outras. Portanto, a triagem e o tratamento de SIBO podem ser recomendados para todo paciente com IEP. Por outro lado, a correção da IEP auxilia na normalização do microbioma intestinal.[43-45]

Infecção SARS-CoV-2 e COVID

Inicialmente, a pandemia pela COVID-19, causada pelo SARS-CoV-2, era considerada exclusivamente uma doença pulmonar, eventualmente levando a sérios sintomas respiratórios. Entretanto, com o passar da pandemia, os estudos clínicos têm sugerido que o SARS-CoV-2 possa ocasionar lesões no rim, coração, cérebro, trato gastrointestinal e em órgãos endócrinos. O tropismo do SARS-CoV-2 por tecidos distintos é direcionado por fatores celulares expressos nas células-alvo como receptores para enzima conversora de angiotensina II que serve de entrada para o vírus, a transmembrana serina protease 2. No estudo SARS-CoV-2 *infects and replicates in cells of the human endocrine and exocrine* pâncreas – publicado em 2021,[46] evidenciou-se que o vírus infecta as células exócrinas e endócrinas do pâncreas *in vivo* e pós-morte. A infecção está associada a alterações morfológicas e funcionais, incluindo redução do número de grânulos secretores de insulina pelas células beta e falha para secreção da insulina. No exame pós-morte, foi detectada a proteína nucleocapsídeo do SARS-CoV-2 nas células exócrinas pancreáticas, sendo que o vírus afeta o pâncreas exócrino com pancreatite aguda em 32,5% dos pacientes críticos. Assim, o pâncreas tem sido considerado um alvo da infecção pelo SARS-CoV-2, em especial o pâncreas endócrino, como pode ser confirmado em uma metanálise recente que resume a associação entre severidade da COVID e o aumento dos níveis séricos de glicemia. O envolvimento do pâncreas exócrino e a IEP podem estar associados ao SARS-CoV-2, mas serão necessários mais estudos para explorar essa possível associação.

Outras Afecções Extrapancreáticas Envolvidas com IEP

Mais recentemente com a maior disponibilidade de testes funcionais exócrinos pancreáticos, como a dosagem da elastase fecal, observou-se uma melhor compreensão da etiologia do quadro disabsortivo intestinal e da disbiose encontrada em raras afecções intestinais.

Pacientes com grandes divertículos duodenais justapapilares de segunda e outros de terceira porção duodenais mostraram níveis muito baixos da elastase fecal provavelmente associados à retenção da secreção pancreática, hipercloridria e inativação enzimática. Os exames morfológicos pancreáticos foram normais e observou-se melhora significativa clínica com a introdução de enzimas pancreáticas.

Defeitos de rotação intestinal com bandas de Ladd estão associados à compressão da segunda porção duodenal, dificuldade de esvaziamento gástrico e duodenal, retenção biliar e consequente inativação enzimática. A correção cirúrgica para liberação do duodeno e a reposição enzimática mostraram melhora clínica evidente.

As gastrites crônicas atróficas autoimunes cursam habitualmente com hipergastrinemia e hipocloridria, e, além da má absorção de ferro e vitamina B12 pela má secreção de fator intrínseco e dos riscos de hiperplasia e tumores neuroendócrinos gástricos, os pacientes apresentam queixas frequentes de má digestão e absorção intestinal, ocasionando plenitude pós-prandial, refluxo com ardor retroesternal, distensão abdominal, flatulência e alteração do ritmo intestinal associada ao hipercrescimento bacteriano no delgado distal. A distensão do delgado distal, secundária à disbiose, altera o esvaziamento gástrico via GLP1 e ocasiona refluxo enterogástrico com gastrite alcalina e refluxo gastroesofagiano alcalino. A hipocloridria/acloridria prejudica enormemente a fase gástrica da digestão quando o bolo alimentar não sofre a ação do HCL para a quebra de peptídeos e lipídios, e o bolo alimentar alcalino não estimula a secreção de CCK e secretina na mucosa duodenal, mas felizmente ainda ocorre discreta colerese e secreção pancreática provavelmente em função de estímulo mecânico pela distensão do arco duodenal. A utilização de acidificantes gástricos durante as refeições, como o ácido acético (vinagre), suco de limão e mais recentemente a betaína como precursor de HCL em reação química com H_2O, tem auxiliado na estimulação pancreática e redução da disbiose.

Papilites estenosantes com ectasia coledociana moderada relacionadas com a migração de cálculos também se mostraram envolvidas na redução da elastase fecal em um grupo pequeno de pacientes sem que outra anormalidade tenha sido encontrada, e, neste grupo, houve elevação das dosagens após a realização da papilotomia endoscópica.

DIAGNÓSTICO DA IEP

A insuficiência pancreática exócrina é definida como atividade inadequada ou deficiência das enzimas pancreáticas no lúmen intestinal, resultando em má digestão e má absorção de nutrientes.[48] Estudos *post-mortem* e populacionais sugerem que a prevalência de insuficiência pancreática exócrina é maior do que clinicamente relatada, podendo permanecer indetectável, principalmente nos estágios iniciais, quando os sintomas são discretos e inespecíficos.[47] O pâncreas exócrino tem uma grande reserva funcional, e os sintomas clínicos podem não se manifestar até que a função pancreática exócrina seja inferior a 10% do normal.[9] Nesses estágios iniciais, os sintomas podem ser atribuídos a outras condições, como distúrbios funcionais, retardando o diagnóstico e o tratamento adequado.[47] Uma outra possível barreira para o diagnóstico precoce da IEP seria por parte dos médicos, ao considerar esse acometimento incomum (4). Inicialmente os sintomas incluem desconforto e distensão abdominal, borborigmos, cólicas e flatulência. Já na insuficiência avançada, os pacientes apresentam má absorção de gorduras com esteatorreia, fezes volumosas, fétidas, com coloração amarelada e fragmentadas, culminando com perda ponderal e desnutrição. Esses pacientes também podem apresentar deficiências de micronutrientes, lipoproteínas e vitaminas lipossolúveis: A, D, E K.[47-49]

O diagnóstico da IEP é feito com uma combinação de história clínica, sempre procurando descartar outras causas de má absorção, estudo morfológico com imagens seccionais do pâncreas obtidos por ultrassom, tomografia ou ressonância magnética e testes diagnósticos da função pancreática, diretos ou indiretos.[50]

Dentre os testes diretos, o teste da secretina-ceruleína (SCT) é o que apresenta maior sensibilidade e especificidade. Devido à sua confiabilidade, esse teste é o padrão-ouro para avaliação da função exócrina do pâncreas. Envolve a tubagem duodenal com uma sonda com balão (sonda Sarles) que impede o contato do suco gástrico com a secreção pancreática. A sonda é posicionada por meio de fluoroscopia e, com o paciente em decúbito dorsal, o conteúdo duodenal é então aspirado por um período prolongado, antes e depois da administração intravenosa de secretina e ceruleína (substância CCK-símile). A bioquímica do aspirado é então avaliada para determinar a função pancreática. Esta técnica foi aprimorada pelo grupo do Prof. Henri Sarles em Marselha na década de 1980. As análises estatísticas morfofuncionais do líquido aspirado mostraram que as dosagens de fosfolipase

A2, bicarbonato e Ca++ poderiam diferenciar fases iniciais da pancreatite crônica calcificante de pacientes normais. Infelizmente este exame não está disponível rotineiramente na prática clínica, além de ser um teste invasivo, caro e trabalhoso.[47,48]

Nos últimos 20 anos, o uso de métodos indiretos tornou-se mais comum, pois eles são simples, não invasivos, mais rápidos e menos dispendiosos do que os testes diretos.[48] Entretanto, têm baixas sensibilidade e especificidade, sobretudo em pacientes com insuficiência exócrina leve a moderada. Os exames indiretos avaliam a função pancreática exócrina através da quantificação de substratos ou dos níveis de enzimas nas fezes. O padrão-ouro é a quantificação da gordura fecal, porém é pouco aceito pelos pacientes e funcionários de laboratórios, pois requer uma dieta rigorosa contendo 100 g de gordura ingeridos diariamente por 5 dias e coleta de todas as fezes nos últimos 3 dias.[9] Nesse exame, temos um resultado anormal quando há a excreção de mais de 7% dos 100 g da gordura ingerida. Outro método indireto é a medida das concentrações fecais das enzimas pancreáticas, sendo a elastase fecal-1 (EF-1) o mais utilizado em todo o mundo.

A elastase-1 é uma enzima proteolítica específica do pâncreas que se liga a sais biliares e não é degradada durante sua passagem pelo intestino, ao contrário das outras enzimas pancreáticas, podendo ter sua concentração medida nas fezes.[47] A EF-1 pode ser medida em uma única amostra de fezes e estudos mostraram que se correlaciona bem com a produção pancreática de elastase-1 e outras enzimas pancreáticas, como amilase, lipase e tripsina.[47] A técnica mais comum é o ensaio imunoenzimático que usa um anticorpo monoclonal específico para elastase-1 humana, assim as medições de EF-1 não são afetadas pela terapia de reposição de enzimas pancreáticas (TREP). A maior parte das enzimas utilizadas em suplementação nas diversas apresentações comerciais tem origem porcina sendo assim antigenicamente distintas (12,15). Desta forma, as dosagens de EL-1 não devem ser utilizadas para o monitoramento do tratamento, deixando, para este fim, a medição da gordura fecal.[9] Os níveis normais para o teste da EL-1 é > 200 µg/g de fezes, entretanto valores entre 200-250 µg/g podem ser classificados como limítrofes e o reteste deve ser considerado. Entre 100 e 200 µg/g são definidos como indeterminados e abaixo de 100 µg/g de fezes são altamente sugestivos de insuficiência pancreática. As dosagens da EF-1 podem ser alteradas no cenário de diarreia aquosa por diluição resultando em níveis artificialmente baixos da enzima. Essa limitação pode, no entanto, ser melhorada pela liofilização (concentração) da amostra de fezes ou por centrifugação antes da análise. Outro ponto a ser destacado é que foram notados valores diminuídos de EF-1 em pacientes com condições não tipicamente associadas à insuficiência pancreática exócrina, como infecção por HIV (23%-54%), doença renal avançada (10%-48%), divertículo duodenal justapapilar, pinça mesentérica, bandas de Ladd e síndrome de hipercrescimento bacteriano no intestino delgado (SIBO) entre outras.[51,52] Devemos ficar atentos acerca da possibilidade de insuficiência pancreática mesmo com níveis de elastase fecal-1 normais, pois em situações atípicas podemos ter inativação de enzimas proteolíticas e lipolíticas associadas à estase do bolo alimentar no delgado proximal, hipercloridria e SIBO, dentre outras, em função da estabilidade química da elastase.[4]

TRATAMENTO DA IEP

Pacientes com insuficiência pancreática exócrina que apresentam perda ponderal, excreção diária de gordura fecal > 15 g sob uma dieta contendo 100 g de gordura diária e aqueles com sintomas relevantes relacionados com esteatorreia são classicamente considerados como candidatos adequados para terapia de reposição de enzima pancreática

(TREP).[10] O objetivo é fornecer atividade enzimática suficiente no lúmen duodenal simultaneamente com a refeição, a fim de otimizar a digestão e a absorção de nutrientes.[52]

As enzimas de reposição pancreática estão disponíveis clinicamente desde pelo menos o final do século XIX e a fonte mais comum de enzimas pancreáticas continua sendo o pâncreas suíno (12). A fisiologia pancreática dos suínos é mais semelhante à dos humanos do que qualquer outra espécie animal. Os níveis de atividade enzimática de fontes de pâncreas suíno são 30-50% maiores do que as fontes de pâncreas bovino e atualmente todas as formulações disponíveis são derivadas de origem suína.[50,51]

Os principais requisitos para uma fórmula de enzimas pancreáticas incluem alta atividade da lipase, proteção contra destruição pelo ácido gástrico, facilidade de mistura com o quimo e saída intacta do estômago, além da rápida liberação da lipase do revestimento protetor para o duodeno.[52]

A lipase da pancreatina suína é irreversivelmente inativada no ambiente ácido do estômago (pH ≤ 4).[9] As preparações modernas consistem em enzimas pancreáticas encapsuladas em microesferas ou microgrânulos, com capacidade de se misturar mais efetivamente com os alimentos do que aquelas nas formas de comprimidos e com um revestimento entérico projetado para liberar as enzimas no ambiente de pH neutro do lúmen intestinal.[9,49] As cápsulas devem ser ingeridas juntamente com as refeições ou imediatamente após.[52]

Encontrar a dosagem ideal de TREP para um determinado paciente pode ser um desafio porque a resposta ao tratamento é amplamente variável de paciente para paciente.[50] A bula aprovada pela FDA para um produto comercial típico (p. ex., Creon®) afirma que "a dose inicial de enzimas pancreáticas e os aumentos na dose por refeição devem ser individualizados com base nos sintomas clínicos, no grau de esteatorreia presente e no teor de gordura da dieta".[48] As preparações de enzimas pancreáticas são qualificadas pelo conteúdo de lipase e estudos mostraram que, com doses iniciais entre 30-40.000 UI em cada refeição e 15-20.000 UI em lanches, já é possível eliminar a esteatorreia.[49-51]

A eficácia da TREP pode ser avaliada por medidas clínicas como melhora da esteatorreia, ganho ponderal, aumento da força muscular e da qualidade de vida.[53] Os pacientes com indício de falha terapêutica devem ser cuidadosamente reavaliados quanto à adesão ao tratamento e ao horário correto das doses em relação às refeições. Em pacientes fazendo a TREP corretamente, o primeiro passo seria dobrar a dose da enzima.[50,52] A adição de supressão ácida com inibidores da bomba de prótons (IBP) é uma opção em pacientes com resposta abaixo do ideal, sendo capaz de potencializar o efeito da enzima reduzindo a acidez luminal.[49,50]

A síndrome de supercrescimento bacteriano do intestino delgado (SIBO) pode ocorrer em 25-70% dos pacientes com pancreatite crônica, e sempre deve ser pesquisada e tratada em pacientes não respondedores. Um teste de 2 semanas com antibióticos, por exemplo, metronidazol, também é razoável se os testes para SIBO não estiverem disponíveis.[49]

A TREP é considerada como tendo um perfil de segurança e tolerabilidade aceitáveis. Eventos adversos possíveis incluem cefaleia, dor abdominal, flatulências, diarreia e sintomas dispépticos. Reações alérgicas, incluindo choque anafilático, muito raramente podem ocorrer já que as enzimas para reposição são de origem porcina.[9,52]

Não há uma dieta específica para insuficiência pancreática exócrina, o que se preconiza é que ela seja balanceada e suficiente para manter o estado nutricional do paciente.[52] A dieta com restrição de gordura não é mais recomendada, pois, além de ser uma dieta inferior em termos de energia total, estudos demonstraram que, se a dosagem da TREP estiver adequada, a absorção de gordura será maior com uma dieta normal nesse substrato e, mesmo assim, pode ser que seja necessária a reposição com suplementos de vitaminas lipossolúveis.[10,49,52] Uma dieta rica em fibras parece aumentar a secreção de lipase pancreática, mas também inibir a sua atividade em mais de 50%, assim seu uso está em discussão, e a concentração de fibras solúveis e insolúveis na dieta vai depender de cada caso e da consistência fecal.[10] Os pacientes com insuficiência pancreática exócrina devem ser encorajados a consumir refeições pequenas e fracionadas.[52]

Algumas mudanças no estilo de vida são primordiais no manejo desses pacientes, como cessar etilismo e tabagismo. Além de ser fator de risco para câncer de pâncreas e estar envolvido na patogênese da pancreatite crônica, o álcool pode diminuir a atividade da lipase e dificultar o sucesso da TREP.[50]

REFERÊNCIAS BIBLIOGRÁFICAS

1. Heyries L, Bernard JP. Anomalies congénitales du pancréas. Hépatologie 2019;35(1):1-7.
2. Agostini S. Embryologie et anatomie des canaux pancréatiques. Radiologie et Imagerie Médicale - Abdominale - Digestive 2017;35(3):1-6.
3. Gittes GK. Developmental biology of the pancreas: a comprehensive review. Dev Biol 2009;326:4-35.
4. Dufresne M. Physiologie du pancréas exocrine. Hépatologie 27(3):1-9.
5. Steward MC, Ishiguro H. Molecular and cellular regulation of pancreatic duct cell function. Curr Opin Gastroenterol 2009;25:447-53.
6. Maylie MF, Charles M, Gache C, Desnuelle P. Isolation and partial identification of a pancreatic colipase. Biochim Biophys Acta 1971;229:286-9.
7. Laskowski M, Kato I. Protein inhibitors of proteinases. Annu Rev Biochem 1980;49:593-626.
8. Low JT, Shukla A, Thorn P. Pancreatic acinar cell: new insights into the control of secretion. Int J Biochem Cell Biol 2010;42:1586-9.
9. Singh VK, Haupt ME, Geller DE, Hall JA, Quintana Diez PM. Less common etiologies of exocrine pancreatic insufficiency. World J Gastroenterol 2017 Oct 21;23(39):7059-76.
10. Domínguez-Muñoz JE. Pancreatic exocrine insufficiency: Diagnosis and treatment. Journal of Gastroenterology and Hepatology 2011;26(Suppl. 2):12-16.
11. Grassi M, Petraccia L, Mennuni G, Fontana M, Scarno A, Sabetta S, et al. Changes, functional disorders, and diseases in the gastrointestinal tract of elderly. Nutr Hosp 2011;26(4):659-68.
12. Tierney AJ. Undernutrition and elderly hospital patients: a review. J Adv Nurs 1996; 23(2):228-36.
13. Chantarojanasiri T, Hirooka Y, Ratanachu-Ek T, Kawashima H, Ohno E, Goto H. Evolution of pancreas in aging: degenerative variation or early changes of disease? J Med Ultrason (2001) 2015;42(2):177-83.
14. Rajan E, Clain JE, Levy MJ, Norton ID, Wang KK, Wiersema MJ, et al. Age-related changes in the pancreas identified by EUS: a prospective evaluation. Gastrointest Endosc 2005;61(3): 401-6.
15. Petrone MC, Arcidiacono PG, Perri F, Carrara S, Boemo C, Testoni PA. Chronic pancreatitis-like changes detected by endoscopic ultrasound in subjects without signs of pancreatic disease: do these indicate age-related changes, effects of xenobiotics, or early chronic pancreatitis? Pancreatology 2010;10(5):597-602.
16. Geraghty EM, Boone JM, McGahan JP, Jain K. Normal organ volume assessment from abdominal CT. Abdominal Imaging 2004;29(4):482-90.
17. Iglesia D, Avci B, Kiriukova M, Panic N, Bozhychko M, Sandru V, et al. Pancreatic exocrine insufficiency and pancreatic enzyme replacement therapy in patients with advanced pancreatic cancer: A systematic review and meta-analysis. United Eur Gastroenterol J 2020;8:1115-25.
18. Iglesia D, Avci B, Kiriukova M, Panic N, Bozhychko M, Sandru V, de-Madaria E, Capurso G. Pancreatic exocrine insufficiency and pancreatic enzyme replacement therapy in patients with advanced pancreatic cancer: A systematic review and meta-analysis. United Eur Gastroenterol J 2020;8:1115-25.

19. Carroccio A, Iacono G, Montalto G, Cavataio F, Di Marco C, Balsamo V, et al. Exocrine pancreatic function in children with coeliac disease before and after a gluten free diet. Gut 1991;32:796-9.
20. Di Magno EP, Go WL, Summerski IWH. Impaired cholecystokinin-pancreozymin secretion, intraluminal dilution, and maldigestion of fat in sprue. Gastroenterology 1972.
21. Regan PT, DiMagno EP. Exocrine pancreatic insufficiency in celiac sprue: a cause of treatment failure. Gastroenterology 1980;78:484-7.
22. Nousia-Arvanitakis S, Karagiozoglou-Lamboudes T, Aggouridaki C, Malaka-Lambrellis E, Galli-Tsinopoulou A, Xefteri M. Influence of jejunal morphology changes on exocrine pancreatic function in celiac disease. J Pediatr Gastroenterol Nutr 1999;29:81-85.
23. Foster TP, Bruggeman B, Campbell-Thompson M. Exocrine pancreas dysfunction in type 1 diabetes. Endocr Pract 2020;26(12):1505-13.
24. Lindkvist B, Nilsson C, Kvarnström M. Importance of pancreatic exocrine dysfunction in patients with type 2 diabetes: A randomized crossover study. Pancreatology 2018;18(5):550-8.
25. Lv Yingqi, Wei Q, Yuan X. Two sides of the pancreas: Exocrine insufficiency is correlated with endocrine dysfunction in type 2 diabetes. Clin Chim Acta 2021;523:81-6.
26. Roux O, Bouhnik Y. Manifestations extradigestives des maladies inflammatoires chroniques intestinales. AKOS (Traité de Médecine) EMC. 2013.
27. Deutsch JC, Santhosh-Kumar CR, Kolli VR. A noninvasive stable-isotope method to simultaneously assess pancreatic exocrine function and small bowel absorption. Am J Gastroenterol 1995;2182-5.
28. Benson GD, Kowlessar OD, Sleisenger MH. Adult celiac dissease with emphasis upon response to the gluten-free diet. Medicine (Baltimore) 1964;43:1-40.
29. Domínguez-Muñoz JE. Pancreatic enzyme replacement therapy: Exocrine pancreatic insufficiency after gastrointestinal surgery. HPB 2009;11(Suppl. 3):3-6.
30. Beger HG, Mayer B, Poch B. Die Duodenumerhaltende Pankreaskopfresektion. Chirurg 2019;90:736-43.
31. Chaudhary A, Domínguez-Muñoz JE, Layer P, Lerch MM. Pancreatic exocrine insufficiency as a complication of gastrointestinal surgery and the impact of pancreatic enzyme replacement therapy. Dig Dis 2020;38:53-68.
32. Gullo L, Costa PL, Ventrucci M, Mattioli S, Viti G, Labò G. Exocrine pancreatic function after total gastrectomy. Scand J Gastroenterol 1979;14:401-7.
33. Malagelada JR, Go VL, Summerskill WH. Altered pancreatic and biliary function after vagotomy and pyloroplasty. Gastroenterology 1974;22-7.
34. Huddy JR, Macharg FMS, Lawn AM, Preston SR. Exocrine pancreatic insufficiency following esophagectomy. Dis Esophagus 2013;26:594-7.
35. Jensen RT, Gardner JD, Raufman JP, Pandol SJ, Doppman JL, Collen MJ. Zollinger-Ellison syndrome: current concepts and management. Ann Intern Med 1983;98:59-75.
36. Mignon M, et al. Clinical features and advances in biological diagnostic criteria for Zollinger-Ellison syndrome. In: Mignon M, Jensen RT, eds. Endocrine tumors of the pancreas. Recent advances. Frontiers in Gastrointestinal Research 1994;23:223-39.
37. Goulart-Silva F, Pessoa AFM, Costa RGF, Bargi-Souza P, Santos MF, Nunes MT. Effect of thyroid hormones on rat exocrine pancreas morphology and function. Life Sciences 2020;245:117385.
38. Noll B, Göke B, Printz H, Gerberding J, Keim V, Arnold R. Influence of experimental hyperthyroidism on the adult rat pancreas, small intestine, and blood gastrin levels. Z Gastroenterol 1988;26:331-6.
39. Karbalaei N, Noorafshan A, Hoshmandi E. Impaired glucose-stimulated insulin secretion and reduced β-cell mass in pancreatic islets of hyperthyroid rats. Exp Physiol 2016;101:1114-27.
40. Gullo L, Pezzilli R, Bellanova B, D'Ambrosi A, Alvisi V, Barbara L. Influence of the thyroid on exocrine pancreatic function, Gastroenterology 1991;100:1392-6.

41. Blaho M, Dítě P, Kunovský L, Martínek A. Fatty pancreas disease: Clinical impact. Vnitrni Lek 2018;64:949-52.
42. Smits MM, van Geenen EJ. The clinical significance of pancreatic steatosis. Hepatol Nat Rev Gastroenterol 2011;8:169-77.
43. Tomita Y, Azuma K, Nonaka Y, Kamada Y, Tomoeda M, Kishida M, et al. Pancreatic fatty degeneration and fibrosis as predisposing factors for the development of pancreatic ductal adenocarcinoma. Pancreas 2014;43:1032-41.
44. Frost F, Kacprowski T, Rühlemann M, Bülow R, Kühn JP, Franke A, et al. Impaired exocrine pancreatic function associates with changes in intestinal microbiota composition and diversity. Gastroenterology 2019;1-6.
45. Frost F, Kacprowski T, Rühlemann M, Bülow R, Kühn JP, Franke A, et al. Impaired exocrine pancreatic function associates with changes in intestinal microbiota composition and diversity. Gastroenterology 2019;156:1010-15.
46. Larsen JM. The immune response to Prevotella bacteria in chronic inflammatory disease. Immunology 2017;151:363-74.
47. Müller JA, Groß R, Conzelmann C, Krüger J, Merle U, Steinhart J, et al. SARS-CoV-2 infects and replicates in cells of the human endocrine and exocrine pancreas. Nature Metabolism 2021 Feb;3:149-65.
48. Leeds JS, Oppong K, Sanders DS. The role of fecal elastase-1 in detecting exocrine pancreatic disease. Nat Rev Gastroenterol Hepatol 2011;8:405-15.
49. Ketwaroo GA, Graham DY. Rational use of pancreatic enzymes for pancreatic insufficiency and pancreatic pain. Adv Exp Med Biol 2019;1148:323-343.
50. Pongprasobchai S. Maldigestion from pancreatic exocrine insufficiency. Journal of Gastroenterology and Hepatology 2013;28(Suppl. 4):99-102.
51. Brennan GT, Saif MW. Pancreatic enzyme replacement therapy: A concise review. JOP 2019;20(5):121-5.
52. Ianiro G, Pecere S, Giorgio V, Gasbarrini A, Cammarota G. Digestive enzyme supplementation in gastrointestinal diseases. Current Drug Metabolism 2016;17:187-93.
53. Gheorghe C, Seicean A, Saftoiu A, Tantau M, Dumitru E, Jinga M, et al. Romanian guidelines on the diagnosis and treatment of exocrine pancreatic insufficiency. J Gastrointestin Liver Dis 2015 Mar; 24(1):117-23.
54. Perbtani Y, Forsmark CE. Forsmark. Update on the diagnosis and management of exocrine pancreatic insufficiency. F1000Research 2019; 8(F1000 Faculty Rev):1991. Last updated: 26 Nov 2019.

TRATAMENTO ENDOSCÓPICO DAS COMPLICAÇÕES DAS PANCREATITES

CAPÍTULO 22

Bruno Chaves Salomão
Fábio Santana Bolinja Rodrigues
Priscila Chaves Cruz

SOBRE AS PANCREATITES

As pancreatites são definidas como processos inflamatórios que acometem o parênquima pancreático de forma aguda ou crônica, tendo sua gravidade variável e mortalidade não desprezível. A etiologia é variada, destacando-se a litíase biliar nos quadros de pancreatite aguda e o etilismo na pancreatite crônica.

A pancreatite aguda é caracterizada clinicamente por dor abdominal, geralmente em faixa e no andar superior do abdome, associada a náuseas e vômitos, e espectro variado de sintomas a depender da gravidade. O diagnóstico é feito por meio da dosagem da amilase sanguínea e da tomografia computadorizada do abdome, esta última servindo também como parâmetro prognóstico.[1]

Desde sua primeira descrição, várias classificações têm sido feitas com o intuito principal de definir a gravidade do processo inflamatório local e sistêmico, bem como tentar prognosticar os casos com maior chance de complicações e desfecho fatal, dentre eles se destacando os critérios de Ranson, os critérios de Glasgow, os critérios de Apache III, a classificação radiológica de Baltazar, a classificação de Atlanta já revisada, os escores de terapia intensiva, dentre outros (Quadro 22-1).[1-4]

As complicações sistêmicas da pancreatite incluem acidose metabólica, insuficiência renal aguda, síndrome respiratória aguda, quadros tromboembólicos, sepse grave com ou sem choque séptico, dentre outras, requerendo muitas vezes tratamento em terapia intensiva e avaliação multidisciplinar.[1]

Quadro 22-1. Classificação de Gravidade – Atlanta Revisada (2012)

Severidade	Critérios
Leve	Sem disfunção de órgão, sem complicações locais ou sistêmicas, resolução em menos de 1 semana
Moderada	Disfunção de órgão transitória ou complicação local ou doença preexistente exacerbada
Grave	Disfunção de órgão maior que 48 horas

Quadro 22-2. Coleções Pós-Pancreatite – Atlanta Revisada (2012)

Pancreatite	Tempo < 4 semanas	Tempo > 4 semanas
Intersticial	Coleção fluida peripancreática	Pseudocisto
Necrotizante	Coleção necrótica aguda	Necrose pancreática delimitada (*walled-off necrosis*)

As complicações locais são aquelas que vão necessitar por vezes de avaliação do endoscopista e abordagem endoscópica propriamente dita. Estas são divididas, segundo a classificação de Atlanta revisada, em coleções agudas com evolução menor que 4 semanas, representadas pela coleção fluida pancreática aguda e a coleção necrótica aguda e pelas coleções com evolução maior que 4 semanas, nas quais se incluem os pseudocistos e a necrose pancreática delimitada (*Walled-off Necrosis*) (Quadro 22-2).[2-4]

Estas complicações podem evoluir para espectro variado de sintomas, que são os grandes indicadores do tratamento endoscópico, dentre os quais se destacam dor abdominal, obstrução intestinal, colestase, colangite, infecção, compressões vasculares e hemorragia.

O tratamento, seja ele endoscópico ou não, é basicamente indicado nas coleções com evolução acima de 4 semanas (pseudocistos e necrose pancreática delimitada) e que se apresentam de forma sintomática.

SOBRE A ENDOSCOPIA

A evolução da endoscopia foi de fundamental importância na história das pancreatites agudas.

Desde a primeira colangiopancreatografia endoscópica retrógrada (CPRE) com papilotomia, descrita em 1974,[5,6] a endoscopia entrou de vez nos fluxogramas da pancreatite aguda biliar.

A papilotomia endoscópica com remoção de cálculos é hoje o tratamento padrão para os casos de pancreatite biliar com cálculo impactado e para prevenção de novos quadros inflamatórios pancreáticos até a realização de colecistectomia.

A colocação de próteses pancreáticas por meio da CPRE tem sido amplamente descrita na prevenção de pancreatite pós-CPRE, no tratamento de fístulas pancreáticas, estenoses do ducto pancreático e pâncreas *divisum*.[7]

Por fim, o tratamento das coleções pancreáticas, antes reservado a cirurgias grandes, complexas e de alta morbimortalidade, é hoje, na grande maioria das vezes, de indicação endoscópica, seja por visão endoscópica/radiológica ou, mais recentemente, pela abordagem guiada por ecoendoscopia.[8]

Ressalta-se neste contexto o advento da ecoendoscopia, verdadeiro marco divisório no diagnóstico e no tratamento das lesões pancreáticas, sendo hoje ferramenta fundamental quando se fala tanto no diagnóstico das lesões sólidas, císticas e da pancreatite propriamente dita quanto na abordagem terapêutica das coleções pancreáticas (Figs. 22-1 e 22-2).[9]

Além das vias de acesso (endoscopia, CPRE, ecoendoscopia), houve grande evolução no arsenal terapêutico, com vários acessórios hoje dedicados ao tratamento endoscópico das complicações das pancreatites. Destacamos, neste contexto, desde papilótomos, cateteres e fios-guia, próteses biliares e pancreáticas plásticas (Fig. 22-3) até, mais recentemente, próteses metálicas autoexpansíveis e, por fim, o advento das próteses de aposição de lúmen que hoje expressam a maior evolução no tratamento endoscópico das coleções pancreáticas organizadas.

CAPÍTULO 22 ■ TRATAMENTO ENDOSCÓPICO DAS COMPLICAÇÕES DAS PANCREATITES   245

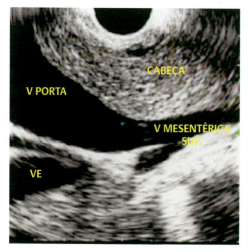 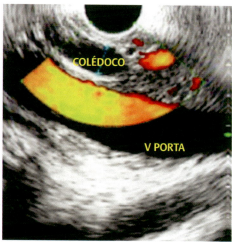

Fig. 22-1. Ecoendoscopia – avaliação bileopancreática.

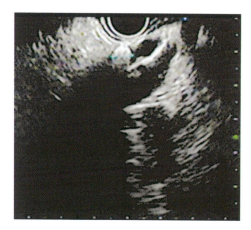

Fig. 22-2. Ecoendoscopia – cálculo pancreático intraductal.

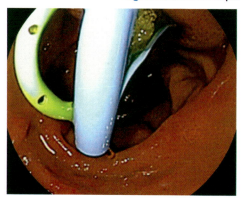 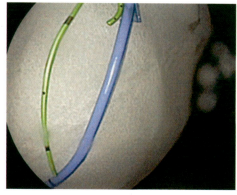

Fig. 22-3. Próteses biliar e pancreática plásticas.

SOBRE O TRATAMENTO ENDOSCÓPICO DAS COMPLICAÇÕES DAS PANCREATITES

1. *Pseudocisto (Figs. 22-4 e 22-5):* coleção localizada de líquido rico em amilase e outras enzimas pancreáticas, estando associada à pancreatite propriamente dita ou trauma pancreático. A grande maioria dos pseudocistos resolve-se espontaneamente, não necessitando de intervenção, principalmente os casos assintomáticos/oligossintomáticos e cistos com diâmetro < 4 cm.[3,4,10,11] Para a escolha do manejo e da técnica, deve-se considerar: tamanho, localização, correlação e dilatação do ducto pancreático, patologias pancreáticas associadas e sintomas do paciente. As indicações para intervenção são:
    - Pseudocisto complicado: compressão de vaso, obstrução gástrica/duodenal, compressão de ducto colédoco, ascite, fístula, cisto infectado ou hemorrágico.
    - Pseudocisto sintomático com evolução > 4 semanas: dor abdominal/lombar, náusea, vômitos, sangramento gastrointestinal.
    - Pseudocistos assintomáticos > 6 cm sem regressão em < 6 semanas, sendo esta indicação controversa.

    As técnicas utilizadas para drenagem do pseudocisto são:

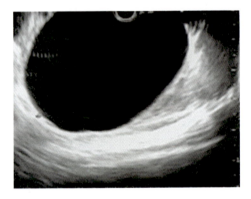

Fig. 22-4. Pseudocisto.

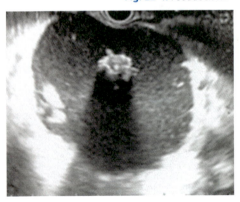 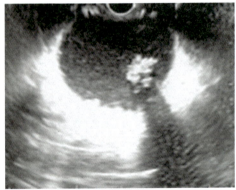

Fig. 22-5. Pseudocistos com *debris*.

- Drenagem guiada por endoscopia/radiologia: nesta técnica é importante que haja abaulamento extramucoso endoscopicamente identificável, seja no estômago ou duodeno, sendo mais prevalente no estômago. Este abaulamento se refere à própria compressão do pseudocisto. Acha-se um ponto ideal e procede-se com a punção deste abaulamento com agulha e, através desta agulha passa-se o fio-guia até cavidade cística, confirmando-se a posição do fio por meio da imagem da fluoroscopia, sendo recomendado que se deixe quantidade de fio razoável dentro da coleção. Em seguida, usando um cistótomo (acessório dedicado), ou ainda um papilótomo, faz-se ampliação do orifício da fístula endoscopicamente criada com posterior dilatação balonada. Usamos de rotina balão biliar de 8 mm. Após dilatação balonada são então introduzidas as próteses, que podem ser as biliares plásticas do tipo duplo *pigtail*, ou ainda as metálicas recobertas autoexpansíveis. Os dispositivos são deixados por 30 a 90 dias, fazendo-se controle com exames de imagem (tomografia computadorizada ou ressonância magnética) (Fig. 22-6).
- Drenagem guiada por ecoendoscopia: nesta técnica tem-se a vantagem da visualização direta do pseudocisto por meio da imagem ecográfica, evitando-se assim uma punção às cegas, tal como é no tratamento endoscópico puro. Uma vez localizada a coleção, acha-se o ponto ideal de punção, analisando-se a parede do cisto e evitando assim a presença de vasos no trajeto da punção, o que diminui o risco de sangramento. A punção deve ser feita com agulha de 19 G, que permite a passagem de fio-guia 0,35. Caso se use a agulha *standard* de 22 G, é necessário fio de calibre mais fino. Uma vez feita a punção e a passagem de fio-guia (recomendamos da mesma forma o controle radiológico), é procedida a ampliação do orifício com cistótomo e balão dilatador e, posteriormente, introduzidas as próteses, tal como no método tradicional (Fig. 22-7).

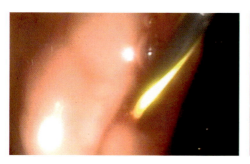
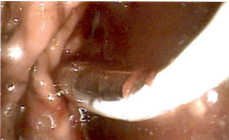
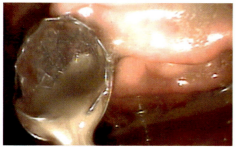

Fig. 22-6. Drenagem endoscópica de pseudocisto – passagem de fio-guia, dilatação com balão biliar, colocação de prótese metálica recoberta.

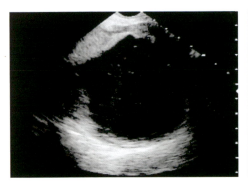 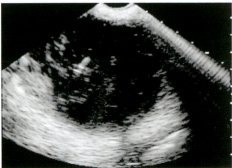

Fig. 22-7. Ecoendoscopia – pseudocisto com parede formada, punção ecoguiada.

- Drenagem guiada por ecoendoscopia com colocação de próteses de aposição de lúmen: as próteses de aposição de lúmen permitem uma drenagem efetiva do pseudocisto e menor risco de migração, devido ao formato do dispositivo. A colocação da prótese é feita após punção do pseudocisto, passagem do fio-guia e ampliação do orifício. Há, no entanto, dispositivo dedicado cujo cateter que contêm a prótese já possui ponta térmica que permite a entrada no pseudocisto de forma direta, já fazendo um pertuito suficiente para a introdução do *stent*. Desta forma não há necessidade do fio-guia e, uma vez puncionada a coleção, já se introduz a prótese. O tempo do procedimento é sensivelmente menor com uso de apenas um dispositivo dedicado. A radioscopia muitas vezes não precisa ser utilizada e as taxas de sucesso são semelhantes aos métodos tradicionais. Orienta-se retirada do dispositivo em até 30 dias, devido ao risco de aderência da prótese à parede cística, aumentando o risco de sangramento. Também se orienta acompanhamento com exames de imagem para ver a regressão do pseudocisto e programar a retirada da prótese de forma adequada (Fig. 22-8).

Em nosso serviço usamos de rotina antibioticoterapia profilática nas drenagens de pseudocisto por, pelo menos, 48 horas. Apesar de não haver consenso na literatura, infecção da coleção é uma complicação prevista e, sendo assim, achamos mais seguro proceder desta forma.

Importante também ressaltar que, em fístulas pancreáticas e pseudocistos comunicantes, a abordagem transpapilar por meio da CPRE com colocação de prótese plástica pancreática tem também se mostrado eficaz, sendo muitas vezes resolutiva nas fístulas como tratamento isolado. Também tem sido descrita a abordagem transpapilar em conjunto com a drenagem do pseudocisto, nos casos de comunicação da coleção com o ducto pancreático. O estudo do ducto pancreático, no entanto, não é um consenso na literatura.[12]

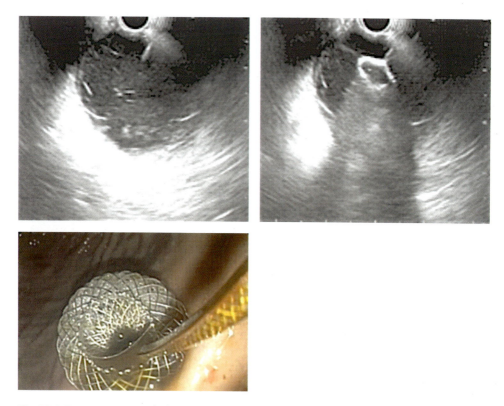

Fig. 22-8. Drenagem ecoguiada de pseudocisto – Prótese de aposição de lúmen.

Poucos estudos têm comparado as técnicas entre si e com o tratamento cirúrgico convencional, havendo eficácia semelhante das mesmas (Quadro 22-3).[13-20] No que diz respeito à morbidade, o tratamento endoscópico mostrou-se mais seguro que o tratamento cirúrgico. Dentre as técnicas endoscópicas, apesar de taxas de sucesso e segurança semelhantes, a colocação de próteses de aposição de lúmen tem-se mostrado tecnicamente fácil e com tempo de procedimento menor. Ainda sobre estes dispositivos, estudos recentes ampliaram as indicações destas próteses, hoje também descritas para confecção de anastomoses gastrojejunais em casos de obstrução gastroduodenal (principalmente malignas por tumores duodenopancreáticos) e tratamento de estenoses anelares do trato gastrointestinal refratárias, não sendo motivo da atual explanação.
2. *Necrose pancreática delimitada (Walled-off Necrosis):* formada após a quarta semana da doença a partir do desenvolvimento de uma cápsula fibrótica de uma coleção necrótica (Fig. 22-9).

Quadro 22-3. Comparação entre as Técnicas de Intervenção no Pseudocisto

Autor, ano	Tipo de estudo	Tempo do estudo	Intervenção	Amostra (n)	Resultado/Conclusão	Referência
Saul et al., 2015	Retrospectivo	2000 - 2012	Drenagem endoscópica vs. drenagem cirúrgica	64	Tratamento endoscópico e cirúrgico apresentam o mesmo índice de sucesso, recorrência, complicação e mortalidade. Tratamento endoscópico apresentou menor tempo de internação e menos gastos	13
Keane et al., 2016	Retrospectivo	2000 - 2013	Drenagem transmural endoscópica vs. drenagem percutânea	164	A drenagem transmural endoscópica apresentou maior índice de sucesso, menor índice de reintervenção e tempo de internação	14
Akshintala et al., 2014	Retrospectivo	1993 - 2011	Drenagem percutânea vs. drenagem endoscópica	81	As técnicas apresentaram índice de sucesso semelhantes, mas a drenagem percutânea apresentou maiores índices de reintervenção, maior tempo de internação e maior número de realização de exames de imagem para acompanhamento	15
Varadarajulu et al., 2013	Ensaio clínico randomizado controlado	jan 2009 - dez 2009	Drenagem transmural endoscópica guiada por USG vs. drenagem cirúrgica	40	A intervenção endoscópica apresentou índice de menor tempo de internação, melhor estado físico e mental dos pacientes e menor custo. Não houve diferença no sucesso do tratamento, nas complicações ou na necessidade de reintervenção	16

Quadro 22-3. *(Cont.)* Comparação entre as Técnicas de Intervenção no Pseudocisto

Autor, ano	Tipo de estudo	Tempo do estudo	Intervenção	Amostra (n)	Resultado/Conclusão	Referência
Melman et al., 2009	Retrospectivo	1999 - 2007	Drenagem endoscópica vs drenagem laparoscópica vs. drenagem cirúrgica	83	A drenagem laparoscópica e a drenagem cirúrgica apresentaram maior índice de sucesso primário. Entretanto, repetir a drenagem endoscópica apresentou o mesmo índice de sucesso	17
Varadarajulu et al., 2008	Ensaio clínico randomizado controlado	2005 - 2007	Drenagem transmural guiada por USG vs. drenagem cirúrgica	30	A drenagem transmural guiada apresentou tempo de internação menor, além de menor custo, quando comparada a drenagem cirúrgica	18
Yang et al., 2016	Retrospectivo	2008 - 2014	Drenagem transmural guiada por USG vs. drenagem transmural + drenagem transpapilar guiadas por USG	174	A drenagem transpapilar não apresentou vantagens no tratamento de pacientes submetidos à drenagem transmural guiada por USG	19
Binmoeller et al., 1995	Retrospectivo	1985 - 1992	Drenagem transmural endoscópica vs. drenagem transpapilar endoscópica	49	Ambas as técnicas se mostraram altamente efetivas, devendo-se analisar individualmente cada paciente para a escolha da técnica mais apropriada	20

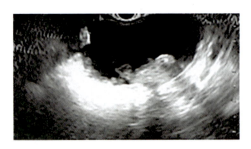

Fig. 22-9. Necrose pancreática limitada (*Walled-off Necrosis*).

TÉCNICA DE NECROSECTOMIA

A abordagem inicial é tal qual a drenagem do pseudocisto, seja pela técnica *standard* (punção da coleção, passagem de fio-guia, ampliação da fístula, dilatação e passagem de prótese metálica), seja pela técnica com colocação de prótese de aposição de lúmen (Fig. 22-10). Em geral se espera 1 semana para entrada na coleção com o aparelho por dentro da prótese previamente posicionada.

Pode-se adentrar na lesão já no procedimento inicial, sendo necessário para isso dilatar a prótese recém-posicionada com balão. Não recomendamos esta conduta, haja vista o risco de mobilização precoce do dispositivo.

Após 1 semana do procedimento inicial, entra-se com o gastroscópio na coleção pela prótese previamente posicionada e inicia-se a necrosectomia propriamente dita. A ressecção das áreas de necrose é feita usando alça de polipectomia, cesta extratora tipo Dormia e pinças endoscópicas. Utilizamos frequentemente também a instilação de água oxigenada. A depender do tamanho da coleção e da quantidade de conteúdo necrótico, procedemos com o número de sessões suficientes para o desbridamento adequado da coleção até se observar tecido de granulação nas paredes da coleção e resolução do conteúdo necrótico, geralmente intercalando as sessões entre 3 a 5 dias.

Os estudos comparativos entre os tipos de tratamento da necrose pancreática limitada têm mostrado eficácia semelhante entre os métodos. Há uma tendência da migração para o tratamento endoscópico frente aos novos arsenais terapêuticos, devido a facilidade técnica, menor tempo de procedimento e hospitalização, com resultados semelhantes (Quadro 22-4).[21-26]

Ressalta-se ainda a importância de avaliação multidisciplinar nos casos de necrose pancreática limitada, muitas vezes sendo necessária abordagem multimodal, com o tratamento endoscópico estando incluindo junto a drenagem guiada por radiologia e por cirurgia. Estas situações ocorrem com maior frequência em coleções complexas, múltiplas coleções, coleções torácicas e mediastinais, dentre outras.

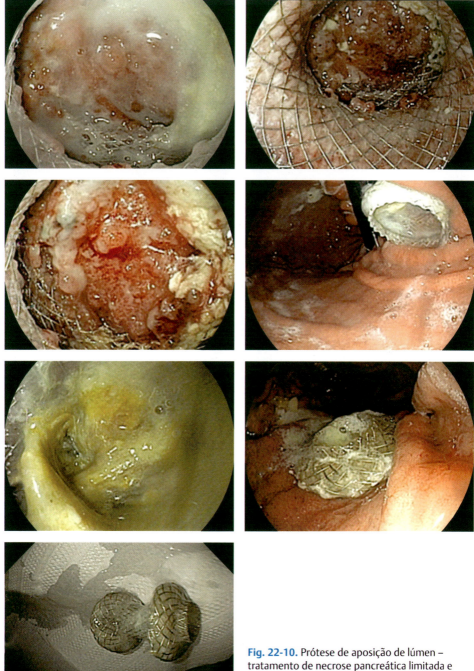

Fig. 22-10. Prótese de aposição de lúmen – tratamento de necrose pancreática limitada e retirada do dispositivo.

Quadro 22-4. Comparação entre Técnicas de Intervenção na Necrose Pancreática Delimitada

Autor, ano	Tipo de estudo	Tempo de estudo	Intervenção	Amostra (n)	Resultado/Conclusão	Referência
Suggs et al., 2020	Metanálise	2010 - 2020	Endoscopia vs. cirurgia (aberta e laparoscopia)	5.500	A cirurgia, tanto aberta quanto laparoscópica, mostrou-se superior ao tratamento endoscópico, quando analisados o sucesso da técnica e as taxas de morbidade e mortalidade	21
Gardner et al., 2009	Retrospectivo	1998 - 2008	Necrosectomia endoscópica direta vs. endoscopia transmural convencional	45	A necrosectomia endoscópica direta atingiu maiores índices de resolução quando comparada a endoscopia transmural convencional	22
Bang et al., 2013	Retrospectivo	10 anos	Tratamento endoscópico	76	Notou-se que técnica endoscópica de múltiplos acessos foi superior na resolução da necrose pancreática delimitada. Além disso, a não remoção do stent transmural diminuiu a recorrência e necessidade de reabordagem	23

(Continua)

Quadro 22-4. *(Cont.)* Cmparação entre Técnicas de Intervenção na Necrose Pancreática Delimitada

Autor, ano	Tipo de estudo	Tempo de estudo	Intervenção	Amostra (n)	Resultado/ Conclusão	Referência
Bang et al., 2019	Ensaio clínico randomizado	2014 - 2017	Endoscopia transluminal vs. cirurgia minimamente invasiva	66	O método endoscópico transluminal apresentou menor índice de complicações, menor custo e maior qualidade de vida quando comparado ao tratamento com cirurgia minimamente invasiva	24
Bang et al., 2020	Metanálise	6 meses	Endoscopia vs. cirurgia minimamente invasiva	184	O tratamento endoscópico apresentou índices de complicações significativamente menores quando comparado ao método cirúrgico	25
Bakker et al., 2012	Ensaio clínico randomizado cego	2008 - 2010	Endoscopia vs. cirurgia	22	A técnica endoscópica apresentou resposta pró-inflamatória diminuída quando comparada a intervenção cirúrgica	26

CONSIDERAÇÕES FINAIS

A abordagem endoscópica das complicações das pancreatites evoluiu de forma considerável ao longo das últimas décadas. Isto foi possível graças à evolução da endoscopia em si, desde o surgimento da CPRE, do advento da ecoendoscopia, bem como do aparecimento de vários acessórios dedicados à drenagem das coleções pancreáticas, em particular, mais recentemente, as próteses de aposição de lúmen.

Ressalta-se, porém, que a estratificação correta da gravidade da pancreatite, a instituição do tratamento clínico adequado na fase aguda, o suporte intensivo caso necessário e a abordagem multidisciplinar continuam sendo ainda os grandes pilares do sucesso terapêutico.

Também, a cirurgia e a radiologia intervencionista permanecem fundamentais no manuseio destes pacientes, que, muitas vezes, requerem abordagem multimodal.

Por fim, cabe dizer que a experiência do serviço, a *expertise* do endoscopista, bem como a disponibilidade de equipamentos e acessórios dedicados, são obrigatórios para a indicação correta do tratamento endoscópico nas complicações das pancreatites.

REFERÊNCIAS BIBLIOGRÁFICAS

1. Leppäniemi A, Tolonen M, Tarasconi A, Segovia-Lohse H, Gamberini E, Kirkpatrick AW, et al. WSES guidelines for the management of severe acute pancreatitis. World Journal of Emergency Surgery 2019 Jun 13;14(27).
2. Banks PA, Bollen TL, Dervenis C, Gooszen HG, Johnson CD, Sarr MG, et al. Grupo de Trabalho de Classificação de Pancreatite Aguda. Classificação da pancreatite aguda—2012: revisão da classificação de Atlanta e definições por consenso internacional. Intestino 2013;62(1):102-111.
3. Foster BR, Jensen KK, Bakis G, Shaaban AM, Coakley FV. Revised Atlanta classification for acute pancreatitis: a pictorial essay. Radiographics 2016;36(3):675-87.
4. Sarr MG. 2012 revision of the Atlanta classification of acute pancreatitis. Pol Arch Med Wewn 2013;123(3):118-24.
5. Classen M, Demling L. Endoscopic sphincterotomy of the papilla of vater and extraction of stones from the choledochal duct. Dtsch Med Wochenschr 1974;99:496-7.
6. Kawai K, Akasaka Y, Murakami K, Tada M, Koli Y. Endoscopic sphincterotomy of the ampulla of vater. Gastrointest Endosc 1974;20:148-51.
7. Freeman ML. Use of prophylactic pancreatic stents for the prevention of post-ERCP pancreatitis. Gastroenterol Hepatol (NY) 2015 Jun;11(6):420-2.
8. Gerin O, Prevot F, Dhahri A, Hakim S, Delcenserie R, Rebibo L, et al. Laparoscopy-assisted open cystogastrostomy and pancreatic debridement for necrotizing pancreatitis (with video). Surgical Endoscopy 2016;30(3):1235-41.
9. Teshima CW, Sandha GS. Endoscopic ultrasound in the diagnosis and treatment of pancreatic disease. World Journal of Gastroenterology: WJG 2014;20(29):9976.
10. ASGE Standards of Practice Committee, Muthusamy VR, Chandrasekhara V, Acosta RD, Bruining DH, Chathadi KV, et al. The role of endoscopy in the diagnosis and treatment of inflammatory pancreatic fluid collections. Gastrointestinal Endoscopy 2016;83(3):481-8.
11. Case BM, Jensen KK, Bakis G, Enestvedt BK, Shaaban AM, Foster BR. Endoscopic interventions in acute pancreatitis: what the advanced endoscopist wants to know. Radiographics 2018;38 (7):2002-18.
12. Proença IM, Dos Santos MEL, de Moura DTH, Ribeiro IB, Matuguma SE, Cheng S, et al. Role of pancreatography in the endoscopic management of encapsulated pancreatic collections - review and new proposed classification. World J Gastroenterol 2020 Dec 7;26(45):7104-17.
13. Saul A, Ramirez Luna MA, Chan C, Uscanga L, Valdovinos Andraca F, Hernandez Calleros J, et al. EUS-guided drainage of pancreatic pseudocysts offers similar success and complications compared to surgical treatment but with a lower cost. Surg Endosc 2016;30:1459-65.
14. Keane MG, Sze SF, Cieplik N, Murray S, Johnson GJ, Webster GJ, et al. Endoscopic versus percutaneous drainage of symptomatic pancreatic fluid collections: a 14-year experience from a tertiary hepatobiliary center. Surgical endoscopy 2016;30(9):3730-40.
15. Akshintala VS, Saxena P, Zaheer A, Rana U, Hutfless SM, Lennon AM, et al. A comparative evaluation of outcomes of endoscopic versus percutaneous drainage for symptomatic pancreatic pseudocysts. Gastrointestinal Endoscopy 2014;79(6):921-8.
16. Varadarajulu S, Bang JY, Sutton BS, Trevino JM, Christein JD, Wilcox CM. Equal efficacy of endoscopic and surgical cystogastrostomy for pancreatic pseudocyst drainage in a randomized trial. Gastroenterology 2013;145(3):583-90. e1.
17. Melman L, Azar R, Beddow K, Brunt LM, Halpin VJ, Eagon JC, et al. Primary and overall success rates for clinical outcomes after laparoscopic, endoscopic, and open pancreatic cystogastrostomy for pancreatic pseudocysts. Surgical Endoscopy 2009;23(2):267-71.
18. Varadarajulu S, Lopes TL, Wilcox CM, Drelichman ER, Kilgore ML, Christein JD. EUS versus surgical cyst-gastrostomy for management of pancreatic pseudocysts. Gastrointestinal Endoscopy 2008;68(4):649-55.

19. Yang D, Amin S, Gonzalez S, Mullady D, Hasak S, Gaddam S, et al. Transpapillary drainage has no added benefit on treatment outcomes in patients undergoing EUS-guided transmural drainage of pancreatic pseudocysts: a large multicenter study. Gastrointestinal Endoscopy 2016;83(4):720-9.
20. Binmoeller KF, Seifert H, Walter A, Soehendra N. Transpapillary and transmural drainage of pancreatic pseudocysts. Gastrointestinal Endoscopy 1995;42(3):219-24.
21. Suggs P, Necamp T, Carr JA. A comparison of endoscopic versus surgical creation of a cystogastrostomy to drain pancreatic pseudocysts and walled-off pancreatic necrosis in 5500 patients. Annals of Surgery Open 2020;1(2):e024.
22. Gardner TB, Chahal P, Papachristou GI, Vege SS, Petersen BT, Gostout CJ, et al. A comparison of direct endoscopic necrosectomy with transmural endoscopic drainage for the treatment of walled-off pancreatic necrosis. Gastrointestinal Endoscopy 2009;69(6):1085-94.
23. Bang JY, Wilcox CM, Trevino J, Ramesh J, Peter S, Hasan M, et al. Factors impacting treatment outcomes in the endoscopic management of walled-off pancreatic necrosis. Journal of gastroenterology and hepatology 2013;28(11):1725-32.
24. Bang JY, Arnoletti JP, Holt BA, Sutton B, Hasan MK, Navaneethan U, et al. An endoscopic transluminal approach, compared with minimally invasive surgery, reduces complications and costs for patients with necrotizing pancreatitis. Gastroenterology 2019;156(4):1027-40. e3.
25. Bang JY, Wilcox CM, Arnoletti JP, Varadarajulu S. Superiority of endoscopic interventions over minimally invasive surgery for infected necrotizing pancreatitis: meta-analysis of randomized trials. Digestive Endoscopy 2020;32(3):298-308.
26. Bakker OJ, van Santvoort HC, van Brunschot S, Geskus RB, Besselink MG, Bollen TL, et al. Endoscopic transgastric vs surgical necrosectomy for infected necrotizing pancreatitis: a randomized trial. Jama 2012;307(10,):1053-61.

LESÕES CÍSTICAS PANCREÁTICAS

CAPÍTULO 23

Felipe Palmeira Santos
Fernando Sevilla Casan Júnior
Laura Oliveira Melo

INTRODUÇÃO

Lesão cística pancreática é uma designação convencional de uma lesão bem definida no pâncreas com conteúdo líquido em seu interior. O diagnóstico de cisto pancreático aumentou consideravelmente nas últimas décadas, em decorrência do aumento da longevidade e principalmente pela maior disponibilidade de exames radiológicos, particularmente a ressonância nuclear magnética e a tomografia computadorizada, bem como pela melhoria na qualidade destes exames.[1]

Na maioria das vezes, os cistos são diagnosticados acidentalmente em pacientes que realizam exames de imagem por outros motivos. Estima-se que a incidência de cistos pancreáticos seja de aproximadamente 0,2% nos exames de ultrassonografia de rotina e de cerca 1,2% nas tomografias e ressonâncias, variando de acordo com a faixa etária, chegando a até 10% em indivíduos após a sétima década de vida.[1]

De maneira geral, os cistos pancreáticos são assintomáticos. Quando apresentam sintomas, estes são decorrentes da compressão de outras estruturas, principalmente em lesões de grandes dimensões.

A etiologia dos cistos pancreáticos é variável, podendo ter origem inflamatória, pós-traumática ou de etiologia desconhecida. Apesar da maioria das lesões pequenas serem benignas, algumas possuem potencial maligno e, portanto, necessitam de avaliação adicional com exames invasivos, vigilância e, em alguns casos, tratamento cirúrgico. Deste modo, é de fundamental importância estratificar os pacientes com maior risco para diminuir a possibilidade de desenvolvimento de neoplasia e evitar a realização de exames desnecessários em pacientes de baixo risco.

PRINCIPAIS TIPOS DE CISTOS PANCREÁTICOS

Existe uma grande variedade de cistos pancreáticos. Discutiremos neste capítulo os cistos mais frequentes: neoplasia cística serosa (NS), pseudocisto (PSC), neoplasia cística mucinosa (NM), neoplasia mucinosa papilar intraductal (IPMN) e lesões sólidas que podem se manifestar com componente cístico, como os tumores sólidos pseudopapilares (tumor de Frantz) e os tumores neuroendócrinos.

Pseudocistos

Os pseudocistos são os cistos pancreáticos mais frequentes. Eles sempre surgem em um contexto de pancreatite, seja aguda ou crônica. Não possuem revestimento epitelial e não apresentam potencial de malignização. Inicialmente apresentam parede fina que se torna mais espessa com o passar do tempo. Podem-se apresentar como pequenos cistos subcentimétricos até grandes lesões com compressão de estruturas adjacentes. Geralmente são uniloculares e anecoicos (Fig. 23-1), mas esta aparência pode mudar se houver presença de necrose, *debris* ou infecção. Septações são raras, mas podem estar presentes e apresentam comunicação com o ducto pancreático principal.[2]

Neoplasia Cística Serosa

São cistos de crescimento lento e geralmente ocorrem em mulheres acima de 50 anos. Podem ocorrer em qualquer topografia pancreática, sendo mais comuns na cabeça e no corpo. Possuem quatro apresentações diferentes aos exames de imagem. A mais frequente ocorre em cerca de 60% dos casos, com a presença de numerosas lesões microcísticas com finos septos, conferindo aspecto em "favo de mel" (Fig. 23-2).

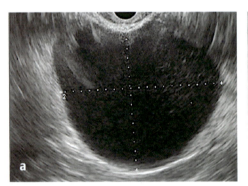
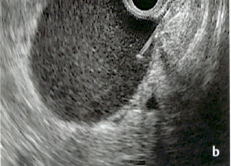

Fig. 23-1. (a, b) Imagem ecoendoscópica de pseudocisto pancreático: lesão uniloculada, anecoica e em contato com a parede gástrica; punção ecoguiada.

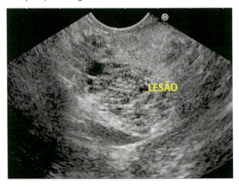

Fig. 23-2. Apresentação mais frequente do cistoadenoma seroso: numerosas lesões císticas, coalescentes, com múltiplos finos septos (aspecto em "favo de mel").

CAPÍTULO 23 ■ LESÕES CÍSTICAS PANCREÁTICAS

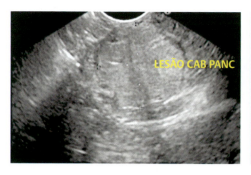 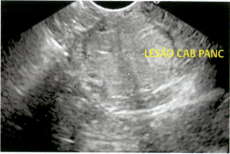

Fig. 23-3. (**a**) Neoplasia cística serosa simulando lesão sólida pancreática (coalescência difusa dos microcistos). (**b**) O diagnóstico diferencial foi realizado por meio da punção ecoguiada e análise imuno-histoquímica.

Em cerca de 35% dos casos apresentam-se como lesões macrocísticas ou com aparência mista (micro + macrocística), dificultando o diagnóstico diferencial com os cistoadenomas mucinosos e IPMN de ramo secundário. Mais raramente podem se apresentar com aspecto de lesões sólidas, devido a coalescência dos múltiplos pequenos cistos (Fig. 23-3). A clássica imagem de fibrose e/ou cicatrização central ocorre em menos de 20% dos casos.

Quando apresentam a aparência clássica, apenas o exame de imagem já é suficiente para o diagnóstico. Nos casos em que existe dúvida, a ecoendoscopia com punção e análise bioquímica do conteúdo cístico aumenta a acurácia diagnóstica e ajuda no diagnóstico diferencial com as lesões mucinosas. Geralmente são assintomáticos, entretanto podem provocar dor abdominal ou efeito de massa por compressão nos casos de lesões volumosas.

O potencial de malignização do cistoadenoma seroso é baixo e a maioria dos autores não recomendam seu acompanhamento.[3,4]

Cistoadenoma Mucinoso

Estas lesões são bem mais frequentes em mulheres (> 95%), geralmente jovens ou de meia-idade (40 a 60 anos). São lesões uniloculares (Fig. 23-4), produtoras de mucina com

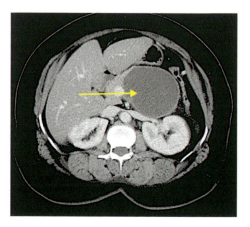

Fig. 23-4. Tomografia de abdome: massa hipodensa na cauda do pâncreas, com algumas septações. (Cortesia do Dr. Hani Makky Al Salam, Radiopaedia.org, rID: 14583.)

estroma do tipo ovariano que contém receptor de estrógeno e progesterona (o que os diferencia das IPMNs) e geralmente aparecem na cauda ou no corpo pancreático. A presença de calcificação periférica sugere o diagnóstico, porém ocorre em apenas 15% dos casos e pode também estar presente na neoplasia sólida pseudopapilar. Tipicamente não possuem comunicação com o ducto pancreático principal, podem ser assintomáticos, provocar dor abdominal ou massa abdominal palpável. Devido a seu moderado potencial de malignização, todos os pacientes que apresentem condição clínica favorável devem ser referenciados para tratamento cirúrgico.[5,6]

Neoplasia Mucinosa Papilar Intraductal (IPMN)

Grupo de neoplasias císticas, produtoras de mucina, do sistema ductal pancreático, com um claro potencial de malignidade. Apresentou certo aumento em sua frequência nos últimos anos. Aparecem em qualquer topografia pancreática, sendo ligeiramente mais comuns na porção cefálica. São múltiplos em 20% dos casos e podem acometer concomitantemente áreas diferentes do pâncreas. Com igual prevalência em ambos os sexos, em geral são assintomáticos, no entanto podem apresentar sintomas de pancreatite crônica, devido à obstrução intermitente do ducto pancreático por tampões de muco. São mais frequentes a partir da sexta década de vida. Podemos dividir em três tipos distintos:[4]

1. *Ducto secundário:* dilatação cística de um ou vários ductos secundários, podendo ter comunicação com o ducto principal.
2. *Ducto principal:* dilatação do ducto pancreático principal > 5 mm.
3. *Misto:* envolve dilatação dos ductos principais e secundários (Fig. 23-5).

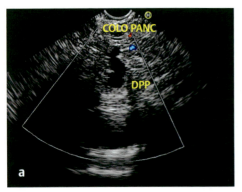 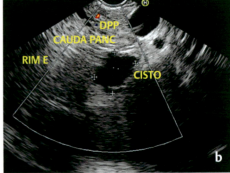

Fig. 23-5. (a) Dilatação do ducto pancreático principal > 5 mm, sem fator obstrutivo; (b) mesmo paciente com dilatações císticas de ramos secundários.

O risco de malignização está associado ao acometimento do ducto pancreático principal. IPMN de ramo principal e misto possui risco significativamente maior que o de ducto secundário. Desta forma, pacientes com acometimento do ducto pancreático principal devem ser referenciados para tratamento cirúrgico. Após a cirurgia, pode haver recorrência de IPMN no parênquima pancreático remanescente.[7]

Tumor Sólido Pseudopapilar

Um tipo raro, mais frequente em mulheres jovens, entre a terceira e quarta década de vida, pode apresentar componente sólido e cístico (Fig. 23-6 e Quadro 23-1), com calcificação em cerca de 20% dos casos. A citologia por punção, por meio da ecoendoscopia, exibe ramificação papilar com estroma mixoide e, devido ao seu moderado potencial de malignidade, quando encontrado, independente do estágio, está indicada ressecção.[4]

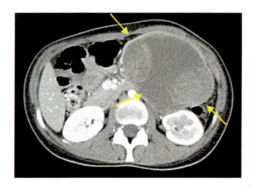

Fig. 23-6. Grande lesão na cauda do pâncreas com componente sólido e cístico. (Cortesia do Dr. Ian Bickle, Radiopaedia.org, rID: 21656.)

Quadro 23-1. Características Clínicas e Radiológicas dos Principais Cistos Pancreáticos

	Potencial maligno	Imagem	Localização	Outras características
Cistoadenoma seroso	Insignificante	Microcisto em favo de mel	Qualquer lugar (50% corpo e cauda)	Mais comum em mulheres acima dos 50 anos
Cistoadenoma mucinoso	Moderado	Unilocular ou septado	Corpo e cauda	Mais comum em mulheres acima dos 50 anos
IPMN ducto principal	Alto	Ducto principal dilatado com ou sem atrofia parenquimatosa	Geralmente cabeça	Mesma frequência entre homens e mulheres. Em geral entre 50 e 70 anos
IPMN ducto secundário	Baixo e moderado	Dilatação de ductos secundários	Geralmente cabeça	Mesma frequência entre homens e mulheres. Em geral entre 50 e 70 anos
Sólido pseudopapilar	Moderado a alto	Massa sólida e cística com ou sem calcificação	Qualquer lugar	Mais frequente em mulheres (> 80%). Em geral de 20 a 30 anos

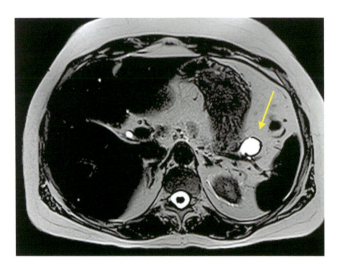

Fig. 23-7. Lesão heterogênea, hiperintensa em T2, na cauda pancreática com parede fibrosa de baixo sinal, com realce fino e algumas septações internas. (Cortesia do Dr. Bruno Di Muzio, Radiopaedia.org, rID: 74280.)]

Tumor Cístico Neuroendócrino

Lesões neuroendócrinas císticas são raras (Fig. 23-7), geralmente não funcionantes e assintomáticas, no entanto podem ocasionar sintomas secundários à produção de hormônios. São esporádicos ou com associação à neoplasia neuroendócrina tipo 1, com igual incidência entre homens e mulheres, entre a quinta e sexta década de vida. Ecoendoscopia com punção é necessária para a confirmação diagnóstica.

ABORDAGEM DIAGNÓSTICA

A abordagem diagnóstica inicia-se com a coleta de uma história clínica detalhada. História de pancreatite, icterícia, diabetes de início recente, dor abdominal, anorexia e perda de peso caracterizam sinais de alarme para malignidade, devendo o paciente ser cuidadosamente investigado. Avaliar também possíveis fatores de risco para pancreatite, como abuso de álcool ou presença de colelitíase.

Laboratorialmente, não existem testes sorológicos específicos disponíveis para avaliar as lesões císticas pancreáticas. Entretanto, na abordagem inicial, é importante a coleta de bilirrubinas, amilase, lipase e CA 19-9.

A continuidade da investigação requer obrigatoriamente a realização de um exame de imagem. O exame radiológico de escolha para confirmar e caracterizar as lesões císticas pancreáticas depende do método inicial utilizado que detectou a lesão em questão. Nos casos em que o diagnóstico foi realizado por meio de ultrassonografia abdominal, o próximo exame a ser realizado, em geral, é a tomografia computadorizada ou a ressonância magnética.

De acordo com o consenso internacional de Fukuoka (2017), a realização de ecoendoscopia para avaliação das lesões císticas pancreáticas está indicada se houver características clínicas, laboratoriais ou radiológicas preocupantes, a destacar:[7]

- Pancreatite aguda.
- Presença de nódulo mural sem captação de contraste.
- Espessamento da parede cística.
- Dilatação do ducto pancreático principal até 9 mm.
- Afilamento abrupto do ducto pancreático principal com atrofia distal.
- CA 19-9 elevado.
- Crescimento > 5 mm em 2 anos.

Pacientes que apresentem icterícia obstrutiva, cistos com nódulos sólidos com captação de contraste e com dilatação do ducto pancreático principal ≥ 10 mm possuem risco muito elevado de malignização, devendo-se considerar procedimento cirúrgico de imediato.

PUNÇÃO GUIADA POR ECOENDOSCOPIA

A imagem ecoendoscópica traz informações importantes sobre a morfologia do cisto, incluindo tamanho, número de cistos, forma, presença e espessura da parede e septo, comunicação com o ducto pancreático principal e presença de nódulos em seu interior. Apesar destas características poderem sugerir a etiologia, a capacidade de diagnóstico diferencial pela ecoendoscopia isoladamente é limitada. Dessa forma, a punção ecoguiada traz informações adicionais importantes e que aumentam a acurácia diagnóstica.[8,9]

Não existe regra em relação ao tipo ou tamanho da agulha utilizada para punção, porém agulhas mais calibrosas podem ser úteis nos casos de cistos mucinosos onde o conteúdo líquido possui maior viscosidade e em cistos grandes para maior facilidade na aspiração total do conteúdo. Sempre que possível, deve-se realizar uma única punção e colabar o cisto aspirando todo o líquido do seu interior. Esta conduta parece diminuir o risco de infecção, embora a evidência nesse sentido seja fraca. Apesar de estudos recentes questionarem a necessidade de antibioticoprofilaxia pós-punção, a maioria dos *guidelines* ainda recomendam essa prática.

Análise do Fluido Aspirado

Aspecto

A aferição da viscosidade do líquido pode ser realizada de forma subjetiva pelo "sinal do barbante". É uma aferição indireta, de baixo custo, calculada pela colocação de uma amostra do líquido aspirado entre os dedos polegar e indicador e pela medição do comprimento do estiramento antes da ruptura. O sinal é considerado positivo quando o comprimento do fio mucoso atinge ≥ 1 cm antes de romper.[10]

Citologia

A especificidade da citologia na USE-PAAF é excelente, com alguns estudos demonstrando próxima de 100%. Entretanto, a sensibilidade é baixa (entre 50 e 60%). Direcionar a agulha gentilmente contra a parede do cisto com intuito de aspirar células da parede aumenta a acurácia diagnóstica.[11]

Quadro 23-2. Bioquímica do Fluido Aspirado

Tipo	PSC	IPMN	NM	NS
CEA	< 5	> 192	> 192	< 5
Amilase	> 250	> 250	< 250	< 250
Glicose	> 50	< 50	< 50	> 50

Marcadores Tumorais/Bioquímicos (Quadro 23-2)

Como a citologia possui baixa sensibilidade, os marcadores tumorais têm sido utilizados para auxiliar no diagnóstico. Vários marcadores tumorais já foram estudados, porém o CEA é amplamente o mais utilizado para distinguir lesões mucinosas e não mucinosas. Este marcador apresenta altos níveis em tumores mucinosos e níveis baixos em cistos serosos e pseudocistos. A sensibilidade e especificidade do CEA depende do ponto de corte utilizado. A maioria dos endoscopistas utiliza como ponto de corte o valor de 192 ng/mL. Este valor é com base em um grande estudo prospectivo multicêntrico que demonstrou acurácia de 79%, considerando este ponto de corte na diferenciação entre cisto mucinoso e não mucinoso bem superior a acurácia da ecoendoscopia isolada (51%) ou da ecoendoscopia + citologia (59%). Valores muito elevados de CEA (> 800 ng/mL) são altamente sugestivos de lesão mucinosa, com especificidade > 98%, enquanto valores abaixo de 5 ng/mL confirmam a natureza não mucinosa da lesão.

Apesar dos níveis elevados de CEA confirmarem a natureza mucinosa do cisto, ele não pode ser associado à presença de displasia de alto grau ou de malignidade.[12]

A dosagem de amilase é importante quando o pseudocisto está entre os diagnósticos diferenciais. Dosagem inferior a 250 U/mL exclui a possibilidade de pseudocisto com uma especificidade de 98%.[2]

A dosagem da glicose também pode ser feita, e encontra-se baixa em lesões mucinosas (< 50 mg/dL) e elevada no pseudocisto e na neoplasia serosa.[2]

MANEJO

A importância em estabelecer um diagnóstico confiável se deve as diferentes formas de tratamento de cada tipo de lesão cística. De imediato, lesões sólido-císticas devem ser referenciadas para tratamento cirúrgico, sempre que as condições clínicas do paciente permitirem.

Os pseudocistos geralmente não necessitam de intervenção, a não ser nos casos em que haja sintomas compressivos ou infecção.

Os cistoadenomas serosos, por apresentarem baixo risco de malignização, devem ser ressecados apenas nos casos sintomáticos. Em geral, estas lesões não necessitam de acompanhamento.

Os cistoadenomas mucinosos possuem moderado potencial de malignização e devem ser tratados preferencialmente com cirurgia.

O consenso internacional de Fukuoka estabelece a conduta diante dos casos de IPMN. Na presença de estigmas de alto risco, o tratamento, sempre que possível, deve ser cirúrgico. Nos demais casos, o seguimento deve ser realizado com exames de imagem seriados. O intervalo entre os exames depende das características e tamanho dos cistos (Fig. 23-8).[7]

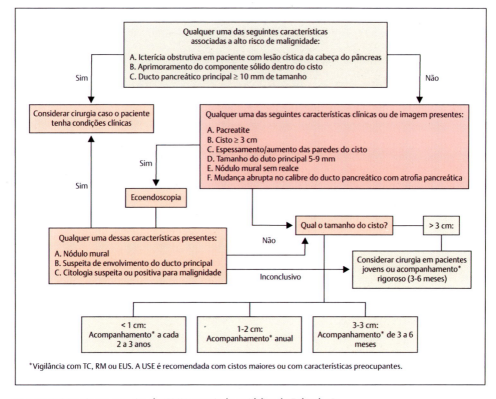

Fig. 23-8. Manejo na suspeita de IPMN, seguindo *guideline* de Fukuoka.[7]

REFERÊNCIAS BIBLIOGRÁFICAS

1. Moris M, Bridges MD, Pooley RA, Raimondo M, Woodward TA, Stauffer JA, et al. Association between advances in high-resolution cross-section imaging technologies and increase in prevalence of pancreatic cysts from 2005 to 2014. Clin Gastroenterol Hepatol 2016 Apr;14(4):585-93.e3.
2. van der Waaij LA, van Dullemen HM, Porte RJ. Cyst fluid analysis in the differential diagnosis of pancreatic cystic lesions: a pooled analysis. Gastrointest Endosc 2005;62:383-9.
3. Jais B, Rebours V, Malleo G, Salvia R, Fontana M, Maggino L, et al. Serous cystic neoplasm of the pancreas: a multinational study of 2622 patients under the auspices of the International Association of Pancreatology and European Pancreatic Club (European Study Group on Cystic Tumors of the Pancreas). Gut 2016;65:305-12.
4. Malagelada J, Guda N, Goh K, Hackert T, Layer P, Molero X, et al. Lesões císticas pancreáticas. World Gastroenterology Organization Global Guidelines 2019;24.
5. de Pretis N, Mukewar S, Aryal-Khanal A, Bi Y, Takahashi N, Chari S. Pancreatic cysts: Diagnostic accuracy and risk of inappropriate resections. Pancreatology 2017 Mar-Apr;17(2):267-72.
6. Reddy RP, Smyrk TC, Zapiach M, Levy MJ, Pearson RK, Clain JE, et al. Pancreatic mucinous cystic neoplasm defined by ovarian stroma: demographics, clinical features, and prevalence of cancer. Clin Gastroenterol Hepatol 2004 Nov;2(11):1026-31.
7. Tanaka M, Fernande-Del Castillo C, Kamisawa T, Jang JY, Levy P, Ohtsuka T, et al. Revisions of international consensus Fukuoka guidelines for the management of IPMN of the pancreas. Pancreatology 2017;17(5):738-53.

8. Ahmad NA, Kochman ML, Lewis JD, Ginsberg GG. Can EUS alone differentiate between malignant and benign cystic lesions of the pancreas? Am J Gastroenterol 2001;96:3295-300.
9. Ahmad NA, Kochman ML, Brensinger C, Brugge WR, Faigel DO, Gress FG, et al. Interobserver agreement among endosonographers for the diagnosis of neoplastic versus non-neoplastic pancreatic cystic lesions. Gastrointest Endosc 2003;58:59-64.
10. Bick BL, Enders FT, Levy MJ, et al. The string sign for diagnosis of mucinous pancreatic cysts. Endoscopy 2015;47(7):626-31.
11. Hong SK, Loren DE, Rogart JN, et al. Targeted cyst wall puncture and aspiration during EUS-FNA increases the diagnostic yield of premalig- nant and malignant pancreatic cysts. Gastrointest Endosc 2012;75:775-82.
12. Cizginer S, Turner BG, Bilge AR, et al. Cyst fluid carcinoembryonic antigen is an accurate diagnostic marker of pancreatic mucinous cysts. Pancreas 2011;40:1024-8.

INVESTIGAÇÃO ENDOSCÓPICA DOS TUMORES DAS VIAS BILIARES E PÂNCREAS

Flavio Hayato Ejima
Gustavo Werneck Ejima
Lucas Santana Nova da Costa

INTRODUÇÃO

Os tumores do sistema pancreatobiliar representam um grupo de patologias que geram desafio no diagnóstico e tratamento. São representados por neoplasias do pâncreas, vias biliares, vesícula biliar, papila duodenal, linfoma e metástases a distância.[1]

A neoplasia maligna pancreática mais frequente é o adenocarcinoma, que representa 90% dos casos. É mais frequente no sexo masculino, em maiores de 60 anos. Tabagismo, etilismo e pancreatite crônica são fatores de risco conhecidos.[2] Estimam-se cerca de 12 mil óbitos por ano no Brasil pela doença.[3]

O colangiocarcinoma é classificado de acordo com sua localização, dividindo-se em intra-hepático (5-10%), hilar (60-70%) e distal (20-30%). É mais frequente no sexo masculino, na sétima década de vida. Pacientes com colangite esclerosante, doença de Caroli e cisto de colédoco têm maior risco.[4]

A neoplasia de vesícula biliar mais frequente é o adenocarcinoma, ocorrendo com maior frequência no sexo feminino, na sexta década de vida. Fatores de risco são a presença de colelitíase, vesícula em porcelana, pólipos na vesícula biliar e junção biliopancreática anômala. É mais frequente em países como EUA, Chile, Equador e Bolívia.[4]

O adenocarcinoma da papila duodenal é uma doença rara, representando 0,6-0,8% das neoplasias do trato digestivo, acometendo principalmente homens na sétima década de vida. O adenoma de papila é lesão pré-maligna, com maior incidência em pacientes com polipose adenomatosa familiar.[5]

Os principais sintomas associados a tumores pancreatobiliares são icterícia, dor abdominal, anorexia e perda ponderal. Pacientes com neoplasia de pâncreas também podem apresentar clínica de pancreatite aguda, esteatorreia e diabetes de diagnóstico recente ou mal controlado. Já nos casos de neoplasia da papila duodenal, pode haver história de melena devido ao sangramento tumoral, além de apresentação do quadro com colangite.[2,4,5]

A maioria dos pacientes com tumores pancreatobiliares são inoperáveis ao diagnóstico, com altas taxas de mortalidade. Além disso, lesões localizadas no corpo e cauda do pâncreas podem ter diagnóstico ainda mais tardio, uma vez que não há icterícia associada.

A abordagem diagnóstica das estenoses biliares inclui o estudo com exames radiológicos e endoscópicos, com aumento da importância da endoscopia nos últimos anos.

AVALIAÇÃO DIAGNÓSTICA

Considerando pacientes que se apresentem com icterícia, a ecografia de abdome é um bom exame para avaliação inicial. Trata-se de exame não invasivo e de baixo custo, permitindo a avaliação das vias biliares e da vesícula biliar, auxiliando na diferenciação entre colestase intra e extra-hepática. É operador-dependente, com baixa sensibilidade para lesões menores que 3 cm e lesões ampulares.[6]

A tomografia computadorizada (TC) com contraste endovenoso é boa opção para avaliação de lesões pancreáticas, com sensibilidade de 89 a 97%. Tem papel importante no estadiamento e avaliação de ressecabilidade, dando informações sobre o tamanho, presença de invasão vascular e de metástases hepáticas. Tem sensibilidade menor em lesões menores que 2 cm. Possibilita a realização de biópsia percutânea quando indicada, a depender da localização.[7]

A ressonância magnética (RM) com contraste apresenta acurácia semelhante à TC no diagnóstico de lesões de pâncreas, com estudos mais recentes sugerindo maior sensibilidade da RM para lesões menores. A colangiorressonância é a técnica que se baseia em imagens fortemente ponderadas em T2, permitindo boa análise da anatomia das vias biliares, sendo o exame de escolha na suspeita de colangiocarcinoma. Em relação às lesões hilares, a principal classificação utilizada é de Bismuth-Corlette (Fig. 24-1). Essa classificação é interessante por nortear a abordagem pré-operatória ou a drenagem biliar por CPRE ao definir a lateralidade ou nível de obstrução biliar.[4,7]

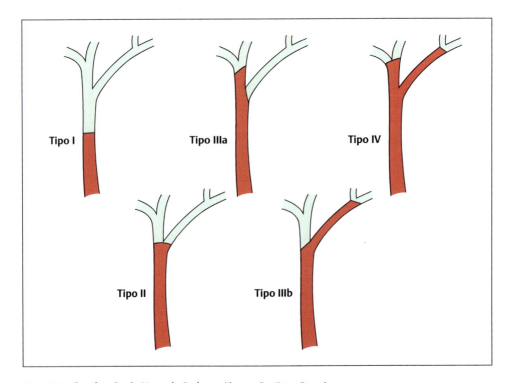

Fig. 24-1. Classificação de Bismuth-Corlette. (Ilustração: Ester Rose.)

A ecoendoscopia (EUS) é um excelente método no diagnóstico das neoplasias biliopancreáticas. Apesar de ser operador-dependente, apresenta maior sensibilidade no estadiamento locorregional, bem como de lesões da papila duodenal e de lesões menores que 2 cm, onde há redução da sensibilidade da TC e RM. A imagem ecográfica é combinada com a imagem endoscópica de visão lateral, possibilitando também a duodenoscopia com avaliação da papila duodenal. Permite a punção para coleta de material e avaliação citológica/histológica com sensibilidade > 95% para lesões pancreáticas (Fig. 24-2). Também apresenta boa sensibilidade na avaliação de lesões das vias biliares, especialmente se lesões com formação nodular.[8]

A colangiopancreatografia retrógrada endoscópica (CPRE) nos últimos anos tornou-se método fundamentalmente terapêutico, devido a maior disponibilidade dos demais métodos diagnósticos como a TC e a RM. Apesar disso, podemos utilizar alguns recursos diagnósticos, como a biópsia com pinça sob visão radioscópica, o escovado citológico e, mais recentemente, a biópsia guiada por colangioscopia direta de operador único.

A biópsia indireta com pinça e o escovado citológico são métodos acessíveis que podem ser utilizados, porém possuem baixa acurácia diagnóstica mesmo em grandes centros (30-60%).[9] A colangioscopia ganhou espaço na última década com o uso de aparelhos ultrafinos descartáveis, que são inseridos na via biliar através do canal de trabalho do duodenoscópio, permitindo a avaliação em tempo real da via biliar e realização de biópsias dirigidas. A presença de vasos tumorais dilatados e tortuosos, estenose infiltrativa, superfície regular e fácil sangramento ao toque são sugestivos de malignidade (Fig. 24-3). Nodulações, ulcerações, projeções mucosas papilares ou vilosas também devem ser objetos de biópsias dirigidas (Fig. 24-4). A associação da colangioscopia com biópsias dirigidas apresenta sensibilidade de 96% e especificidade de 100% na distinção entre lesões benignas e malignas.[10,11]

Os exames a serem utilizados vão depender do perfil do paciente em questão, bem como da disponibilidade e *expertise* local. É importante o conhecimento dos diversos métodos diagnósticos para otimizar a propedêutica.

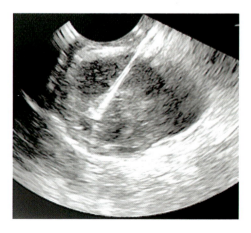

Fig. 24-2. Imagem de ecoendoscopia com punção em paciente com nódulo na cabeça pancreática.

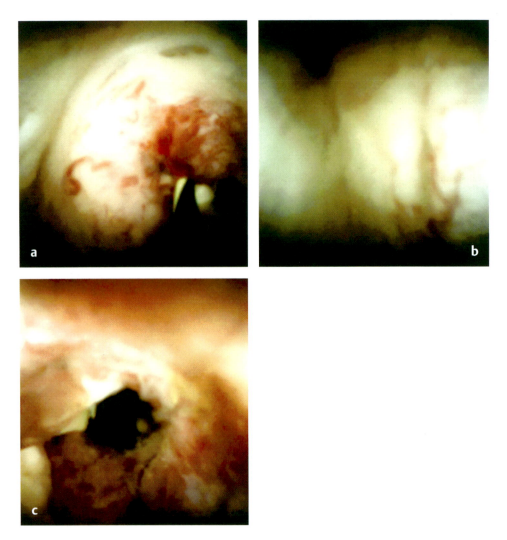

Fig. 24-3. Paciente com obstrução biliar maligna. Presença de vasos dilatados e tortuosos (a, b), com área de estenose infiltrativa com superfície irregular (c). Biópsia por colangioscopia revelou tratar-se de adenocarcinoma de vesícula.

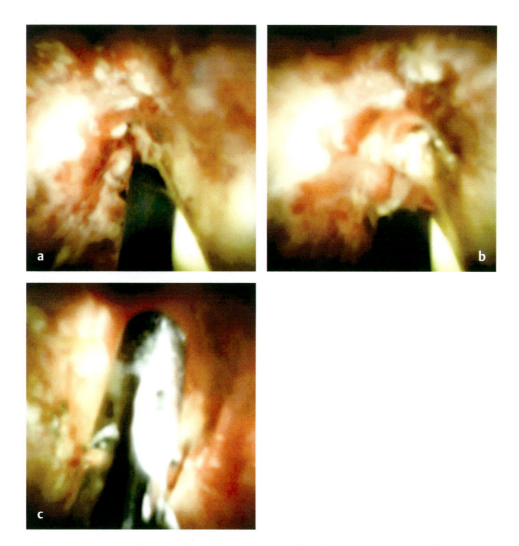

Fig. 24-4. Paciente com obstrução biliar com aspecto Bismuth I. Observa-se estenose irregular, com projeções papilares (a, b). Realizada biópsia (c) que revelou tratar-se de colangiocarcinoma.

ABORDAGEM TERAPÊUTICA ENDOSCÓPICA

A avaliação diagnóstica adequada da via biliar é fundamental, avaliando ressecabilidade, planejamento cirúrgico e anatomia, para então escolher a melhor forma de tratamento.

Pacientes com obstrução maligna da via biliar, com doença ressecável e boas condições clínicas, devem ser submetidos a cirurgia curativa precoce. Não há necessidade de drenagem biliar prévia, evitando-se assim a colonização da via biliar por bactérias.[2]

Entretanto, quando não há previsão de cirurgia precoce, há necessidade de neoadjuvância ou complicação grave, como colangite aguda, a drenagem biliar é necessária e não deve ser retardada. Nesses cenários, a melhor forma de drenagem é via CPRE.[2]

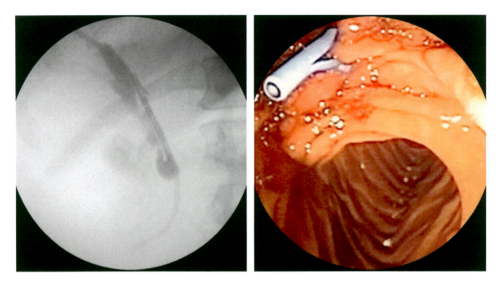

Fig. 24-5. Imagem radiológica e endoscópica de prótese biliar plástica em paciente com obstrução biliar por neoplasia pancreática.

As drenagens percutânea e cirúrgica ficam reservadas para falha terapêutica ou na indisponibilidade do método.

Existem diversos modelos de próteses biliares no mercado que podem ser utilizadas para drenagem via CPRE. As próteses plásticas mais utilizadas têm calibre entre 7 e 10 Fr (Fig. 24-5), com comprimento de 7 a 12 cm. Possuem patência média de 3 meses, sendo facilmente removíveis e necessitando de troca após este período caso seja necessário manter a drenagem biliar.[12]

Outra opção são as próteses metálicas autoexpansíveis (PMAE) (Fig. 24-6), que podem ser não recobertas, parcialmente recobertas ou totalmente recobertas. As não recobertas devem ser utilizadas para lesões malignas, sem possibilidade cirúrgica, uma vez que geram maior adesão e hiperplasia tecidual, não sendo removíveis com o tempo. Já as próteses totalmente recobertas são removíveis, podendo ser utilizadas em lesões benignas ou com programação cirúrgica futura. Em pacientes com obstrução biliar de causa indeterminada, deve-se utilizar próteses totalmente cobertas. As PMAEs apresentam maior custo, mas com patência de até 1 ano, necessitando, assim, de menor número de procedimentos.[12]

A Sociedade Europeia de Endoscopia (ESGE) sugere o uso de PMAE em pacientes com drenagem biliar pré-operatória e em pacientes em tratamento paliativo, visando a menor necessidade de reintervenções.[12]

Com relação aos pacientes com lesões hilares, a Sociedade Americana de Endoscopia (ASGE) sugere a utilização de próteses metálicas não recobertas em pacientes com expectativa de vida < 3 meses ou quando se prioriza evitar reintervenções. Em pacientes nos quais não há definição sobre a melhor forma de drenagem, é sugerido o uso de próteses plásticas. Pacientes com neoplasia hilar irressecável devem ser submetidos à drenagem bilateral sempre que possível (Fig. 24-7).[13]

O sucesso clínico de uma drenagem biliar é definido como uma redução dos níveis de bilirrubina total maior que 30%, em um intervalo de 2 semanas após a passagem da prótese.[14]

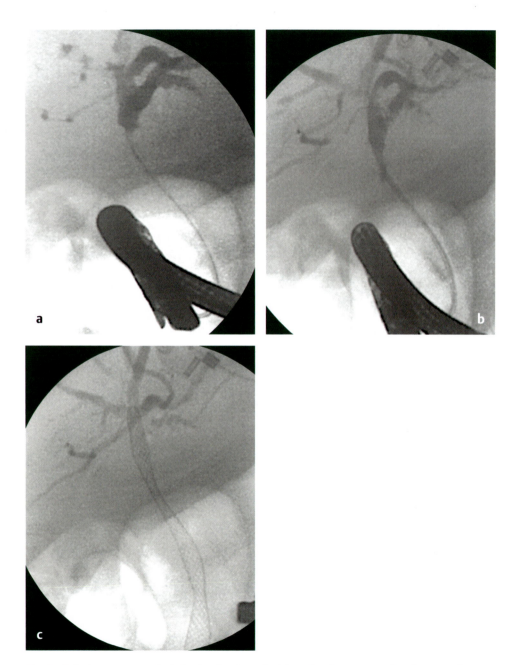

Fig. 24-6. Paciente com neoplasia de via viliar Bismuth I (a). Realizada passagem de prótese metálica autoexpansível com drenagem satisfatória (b, c).

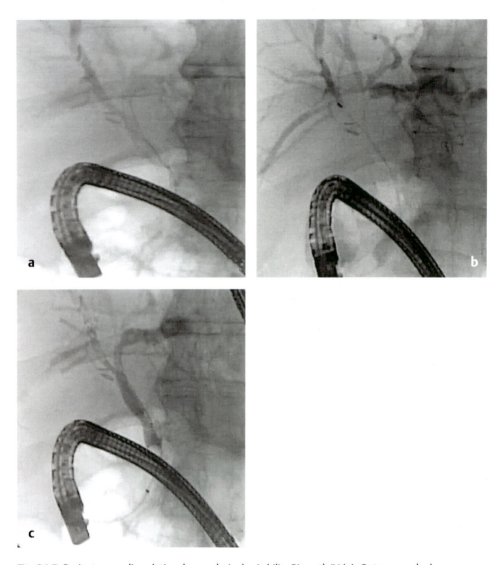

Fig. 24-7. Paciente com diagnóstico de neoplasia de via biliar Bismuth IV (**a**). Optou-se pela drenagem bilateral com próteses metálicas (**b**, **c**).

Já a disfunção da prótese é definida como a recorrência de colestase, icterícia e/ou colangite, decorrente de crescimento tumoral (*in-or over-growth*), barro biliar, migração da prótese ou outras razões. *Ingrowth* é definido como o crescimento tumoral no interior da prótese, por entre a trama metálica. Já o crescimento *overgrowth* é definido como uma estenose tumoral acima ou entre a prótese. Nesses casos, uma varredura com balão é pouco efetiva e muitas vezes são necessárias terapias ablativas ou passagem de novas próteses. Em geral, utilizam-se novas próteses (plásticas ou metálicas) no interior das próteses metálicas obstruídas. Terapias ablativas, como a radiofrequência, vêm apresentando resultados promissores na literatura.[12,15]

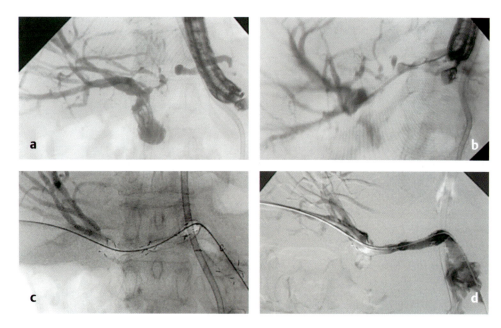

Fig. 24-8. Paciente com recidiva tumoral pós-gastroduodenopancreatectomia sem possibilidade de abordagem por CPRE. Realizada punção transgástrica da via biliar intra-hepática esquerda e passagem de fio-guia (a, b). Em seguida, realizada dilatação do trajeto com balão hidrostático e passagem de prótese metálica autoexpansível (c) com drenagem satisfatória (d). Procedimento realizado em conjunto com a equipe da radiologia intervencionista.

A taxa de sucesso técnico da CPRE para drenagem biliar é de 95%. Quando há insucesso na cateterização da via biliar, sugere-se nova tentativa em até 7 dias. Caso a falha seja na passagem do fio-guia pela área de estenose, pode-se utilizar a colangioscopia para tentativa de passagem sob visão direta. Na falha destas, as drenagens percutânea, cirúrgica e ecoguiada são opções.

A ecoendoscopia vem ganhando espaço no campo da drenagem biliar, especialmente em casos de falha da CPRE. A técnica *rendez-vous* pode ser utilizada, na qual punciona-se a via biliar com passagem anterógrada do fio-guia pela papila duodenal maior, dando continuidade ao procedimento via transpapilar. Outra opção é a drenagem biliar ecoguiada, criando-se uma fístula entre a via biliar e o trato digestivo, que pode ser via hepatogástrica ou coledocoduodenal (Fig. 24-8). Dessa forma, evita-se procedimento mais invasivo de maior morbidade, especialmente neste grupo de pacientes com neoplasia irressecável.[16]

CONSIDERAÇÕES FINAIS

As neoplasias biliopancreáticas representam um grupo de patologias de elevada morbimortalidade, apesar do constante avanço no diagnóstico e tratamento. Na área da Endoscopia tivemos grandes avanços nos últimos anos, possibilitando a avaliação detalhada da anatomia e da histologia. Além disso, vale ressaltar o avanço na terapêutica endoscópica, permitindo procedimentos mais efetivos e menos invasivos, especialmente neste grupo de pacientes que frequentemente são frágeis e têm diagnóstico em fase avançada.

REFERÊNCIAS BIBLIOGRÁFICAS

1. Aadam AA, Liu K. Endoscopic palliation of biliary obstruction. J Surg Oncol 2019;120(1):57-64.
2. ASGE Standards of Practice Committee, Buxbaum JL, Abbas Fehmi SM, Sultan S, Fishman DS, Qumseya BJ, et al. The role of endoscopy in the evaluation and management of patients with solid pancreatic neoplasia. Gastrointest Endosc 2016;83(1):17-28.
3. Instituto Nacional do Câncer (Brasil). Tipos de câncer. [Brasília-DF]: Instituto Nacional do Câncer, 2022. Disponível em: http://www2.inca.gov.br
4. American Society for Gastrointestinal Endoscopy (ASGE) Standards of Practice Committee, Anderson MA, Appalaneni V, Ben-Menachem T, Decker GA, Early DS, et al. The role of endoscopy in the evaluation and treatment of patients with biliary neoplasia. Gastrointest Endosc 2013 Feb;77(2):167-74.
5. Vanbiervliet G, Strijker M, Arvanitakis M, Aelvoet A, Arnelo U, Beyna T, et al. Endoscopic management of ampullary tumors: European Society of Gastrointestinal Endoscopy (ESGE) Guideline. Endoscopy 2021 Apr;53(4):429-48.
6. Chen W-X, Xie Q-G, Zhang W-F, Zhang X, Hu TT, Xu P, et al. Multiple imaging techniques in the diagnosis of ampullary carcinoma. Hepatobiliary Pancreat Dis Int 2008;7:649-53.
7. Heinzow HS, Kammerer S, Rammes C, Wessling J, Domagk D, Meister T. Comparative analysis of ERCP, IDUS, EUS and CT in predicting malignant bile duct strictures. World J Gastroenterol 2014; 20:10495-503
8. Ridtitid W, Schmidt SE, Al-Haddad MA, LeBlanc J, DeWitt JM, McHenry L, et al. Performance characteristics of EUS for locoregional evaluation of ampullary lesions. Gastrointest Endosc 2015;81:380-8.
9. Ornellas LC, Santos Gda C, Nakao FS, Ferrari AP. Comparison between endoscopic brush cytology performed before and after biliary stricture dilation for cancer detection. Arquivos de Gastroenterologia [online] 2006;43(1):20-3. [Accessed 29 May 2022] Available from: <https://doi.org/10.1590/S0004-28032006000100007>. Epub 08 May 2006. ISSN 1678-4219. https://doi.org/10.1590/S0004-28032006000100007.
10. Karagyozov P, Boeva I, Tishkov I. Role of D-SOC in the diagnosis and tretament of biliary disorder. World J Gastrointest Endosc 2019 Jan 16;11(1):31-40.
11. Robles-Medranda C, Valero M, Soria-Alcivar M, Puga-Tejada M, Oleas R, Ospina-Arboleda J, et al. Reliability and accuracy of a novel classification system using peroral cholangioscopy for the diagnosis of bile duct lesions. Endoscopy 2018;50:1059-70.
12. Dumonceau JM, Tringali A, Papanikolaou IS, Blero D, Mangiavillano B, Schmidt A, et al. Endoscopic biliary stenting: indications, choice of stents, and results: European Society of Gastrointestinal Endoscopy (ESGE) Clinical Guideline - Updated October 2017. Endoscopy 2018;50(9):910-30.
13. Qumseya BJ, Jamil LH, Elmunzer BJ, Riaz A, Ceppa EP, Thosani NC, et al. ASGE guideline on the role of endoscopy in the management of malignant hilar obstruction. Gastrointest Endosc 2021 Aug;94(2):222-34.e22.
14. Fu YF, Zhou WJ, Shi YB, Cao W, Cao C. Percutaneous stenting for malignant hilar biliary obstruction: a randomized controlled trial of unilateral versus bilateral stenting. Abdom Radiol (NY). 2019;44(8):2900-8.
15. Zheng X, Bo ZY, Wan W, Wu YC, Wang TT, Wu J, et al. Endoscopic radiofrequency ablation may be preferable in the management of malignant biliary obstruction: A systematic review and meta-analysis. J Dig Dis 2016;17(11):716-24.
16. van der Merwe SW, van Wanrooij RLJ, Bronswijk M, Everett S, Lakhtakia S, Rimbas M, et al. Therapeutic endoscopic ultrasound: European Society of Gastrointestinal Endoscopy (ESGE) Guideline. Endoscopy 2022 Feb;54(2):185-205.

ÍNDICE REMISSIVO

Entradas acompanhadas por um *f* ou *q* itálico indicam figuras e quadros, respectivamente.

A

Ablação
  por RF, 20
    do EB, 20
Acalasia
  nos distúrbios, 29
    de obstrução, 29
    da JEG, 29
  tipos, 29*f*
    na MEAR, 29*f*
  tratamento(s), 32, 35-38
    atual, 35-38
    dilatação, 36
    com balão pneumático, 36
    farmacológico, 36
    miotomia de Heller, 37
    laparoscópica, 37
    POEM, 37
    toxina botulínica, 36
    cirúrgicos, 32
    endoscópicos, 32
    farmacoterapia, 32
    toxina botulínica, 32
ACE (Adenocarcinoma Esofágico), 13
ADA (Adenosina Deaminase), 172
Adenocarcinoma
  de vesícula, 272*f*
Adenoma
  gástrico, 66*f*
Afecção(ões)
  extrapancreáticas, 235
    envolvidas com IEP, 235
AG (Alergia ao Glúten), 131
  comparação entre desordens, 139*q*
    relacionadas ao glúten, 139*q*
Agente(s)
  infecciosos, 216*q*
    nas pancreatites agudas, 216*q*
  na diarreia aguda, 111, 113
    bacterianos, 111
    parasitários, 113
    virais, 113

ALB (Albumina)
  infusão continuada de, 175
    no manejo da AR, 175
  na PBE, 177
  na SHR, 167
    humana a 20%, 167
    noradrenalina e, 168
    terlipressina e, 167
Álcool
  como causa, 216
    da pancreatite aguda, 216
Alteração(ões)
  na DW, 202, 203
    hepáticas, 202
    neurológicas, 203
    oftalmológicas, 203
    psiquiátricas, 203
Anatomia
  esofágica, 25
    disfagia, 26
    dor torácica, 27
    globus, 27
    odinofagia, 26
    pirose, 27
    regurgitação, 27
Anel(éis)
  de Kayser Fleischer, 204
    no diagnóstico, 204
      da DW, 204
Antibiótico(s)
  em pacientes hospitalizados, 177*q*
    com cirrose, 177*q*
    com PBE, 177*q*
  na diarreia aguda, 115*q*
Antibioticoterapia
  na diarreia aguda, 115
Antiespasmódico(s)
  uso de, 74
    e exame de endoscopia, 74
Antro
  gástrico, 87*f*
    nodosidades em, 87*f*

279

ÍNDICE REMISSIVO

APC (*Adenomatous Polyposis Coli*), 65
AR (Ascite Refratária)
  manejo da, 175
    ALB, 175
      infusão continuada de, 175
      algoritmo para, 175*f*
    TIPS, 176
ARMS (Mucosectomia Antirrefluxo/*Antirreflux Mucosectomy*)
  na DRGE, 5
Ascite
  desafios no manejo da, 171-179
    AR, 175
      algoritmo para, 175*f*
      infusão continuada de ALB, 175
      TIPS, 176
    BBNS, 178
    classificação, 172
      segundo a quantidade de líquido, 172*q*
      segundo a resposta ao tratamento, 172*q*
    cuidados paliativos, 179
    diagnóstico, 172
      segundo GASA, 173*q*
    fisiopatologia, 171
      no paciente cirrótico, 171*f*
    PBE, 176
      ALB na, 177
      antibióticos recomendados, 177*q*
      HH, 178
      profilaxia para, 177, 178*q*
    TH, 179
    tratamento, 173
      no cirrótico, 173
      dieta hipossódica, 173
      diuréticos, 173, 174*f*
      PGV, 174
ASGE (Sociedade Americana de Endoscopia Gastrointestinal), 14
Atrofia
  gástrica, 89*f*
    classificações, 89*f*
Avaliação
  bileopancreática, 245*f*
    EUS na, 245*f*
  genética, 214
    na pancreatite aguda, 214

B

BAAR (Bacilo Álcool-Ácido Resistente), 172
Balão Pneumático
  dilatação com, 36
    no tratamento atual, 36
      da acalasia, 36

BBNS (Betabloqueadores Não Seletivos)
  e ascite, 178
  e VG, 183
BING (*Barret's International NBI Group*)
  critérios para descrição, 18*q*
    dos padrões de EB, 18*q*
    através de NBI, 18*q*
Biopsia
  hepática, 205
    no diagnóstico, 205
    da DW, 205
Bismuth I
  neoplasia, 275*f*
    de via biliar, 275*f*
    obstrução biliar, 273*f*
Bismuth IV
  neoplasia, 276*f*
    de via biliar, 276*f*
Bismuth-Corlette
  classificação de, 270*f*
BNP (Peptídeo Natriurético Cerebral), 172
Borda
  atrófica, 90*f*
BRTO (Embolização Transvenosa Retrógrada de Varizes Gástricas), 186
BRTO (Obliteração Transvenosa Retrógrada por Balão/*Ballon-Occluded Retrograde Transvenoussion*), 183

C

C. difficile (*Clostridioides difficile*)
  colite por, 128
    e diarreia crônica, 128
Cabeça
  pancreática, 271*f*
    nódulo na, 271*f*
      EUS com punção de, 271*f*
Cálculo
  pancreático, 245*f*
    intraductal, 245*f*
      EUS, 245*f*
Câncer Gástrico
  precoce, 93-104
    avaliação endoscópica, 94
    classificação, 95, 96*f*
      macroscópica, 96*f*
    indicação(ões) de tratamento, 97
      endoscópico, 97, 98*q*
      com EMR, 97
      com ESD, 97, 98
      expandidas, 98
      relativa, 98

ÍNDICE REMISSIVO

modalidades de tratamento, 99
   endoscópicas, 99
   ressecção curativa, 102
      critérios de, 102
Câncer
   pancreático, 230
   e IEP, 230
Cárdia
   mucosectomia na, 6f
      semicircunferencial, 6f
      aspecto final, 6f
CD (Crura Diafragmática), 25
Ceruloplasmina
   sérica, 204
      no diagnóstico, 204
      da DW, 204
Cirrose Hepática
   disfunção renal na, 165-169
      LRA, 165
         diagnóstico diferencial da, 166
         estadiamento da, 165
         pré-renal, 168
         tratamento, 168
      NTA, 168
         tratamento da, 168
      SHR, 167
         critérios diagnósticos, 167
         tratamento da, 167
      substituição renal, 169
         terapia de, 169
   pacientes com, 177q
      hospitalizados, 177q
         antibióticos em, 177q
Cirurgia
   na hemorragia aguda, 187
      profilaxia, 187
         secundária, 187
         seguimento, 187
Cirúrgico(s)
   tratamentos, 32
      da acalasia, 32
Cisto(s) Pancreático(s)
   principais tipos de, 259
      características dos, 263q
         clínicas, 263q
         radiológicas, 263q
      cistoadenoma, 261
         mucinoso, 261
      IPMN, 262
      neoplasia cística, 260
         serosa, 260
      PSC, 260

tumor cístico, 264
   neuroendócrino, 264
tumor sólido, 263
   pseudopapilar, 263
Cistoadenoma
   mucinoso, 261
   seroso, 260f
Citólise(s)
   e hiperferritinemia, 194
CIVD (Coagulação Intravascular Disseminada), 174
Classificação
   de Bismuth-Corlette, 270f
   de Kimura-Takemoto, 89f
      para gastrite atrófica, 89f
   dos cânceres gástricos, 95, 96f, 103f
      precoces, 96f, 103f
      eCura, 103f
      macroscópica, 96f
Cobre
   urinário, 205
      no diagnóstico, 205
      da DW, 205
Colangiocarcinoma, 273f
Coleção(ões)
   pós-pancreatite, 244q
Colite
   microscópica, 127
      e diarreia crônica, 127
   por *C. difficile*, 128
      e diarreia crônica, 128
Contratilidade
   ausência de, 30
      nos distúrbios de obstrução, 30
      da JEG, 30
Cromoscopia
   com ácido acético, 16q
      diagnóstico baseado em, 16q
      de neoplasia em EB, 16q
   EB sob, 17f
      com ácido acético, 17f
      com NBI, 17f
   papel da, 90
      na sistematização endoscópica, 90
Cuidado(s)
   dietéticos, 115
      na diarreia aguda, 115
   paliativos, 179
      na ascite, 179

D

DC (Doença Celíaca)
   acompanhamento, 138

classificação da, 135q
comparação entre desordens, 139q
   relacionadas ao glúten, 139q
complicações, 137
desenvolvimento da, 133q
   influência no, 133q
   dos fatores ambientais, 133q
diagnóstico(s), 136
   especiais, 137
   biópsia do intestino delgado, 137
   sorologia, 137
   exame, 136
   endoscópico, 136
   histopatológico, 136
e diarreia crônica, 127
e IEP, 231
fatores etiológicos da, 132f
   interação dos, 132f
patogênese, 132
   fatores ambientais, 133
   genética, 134
   imunidade, 134
quadro clínico, 134
tratamento, 137
DCI (Integral da Contratilidade Distal), 27
DCPP (Disfunção Circulatória Pós-Paracenese), 174
Debris
   PSC com, 246f
Detecção
   otimizando a, 73-91
      de lesões do trato digestivo alto, 73-91
      de lesões precursoras e precoces, 73-91
         interpretação dos achados, 86
            a favor da infecção pelo *H. pylori*, 87
            contra infecção pelo *H. pylori*, 86
         papel na sistematização endoscópica, 90
            da cromoscopia, 90
            de novas tecnologias, 90
         preparação pré-exame, 73
            entrevista médica, 73
            sedação, 74
            uso de antiespasmódicos, 74
            uso de mucolíticos, 74
         técnica no exame, 75
            duodeno, 79, 86f
            esôfago, 76, 77f, 78f
            estômago, 79, 80f-85f
            hipofaringe, 75, 76f
            TEG, 78f
DH (Dermatite Herpetiforme), 131
DHGNA (Doença Hepática Gordurosa Não Alcoólica)

e hiperferritinemia, 198
   tratamento, 198
Diabete(s)
   e pancreatite aguda, 220
Diarreia Aguda
   conduta na, 109-116
      diagnóstico, 109
         anamnese, 109
         avaliação laboratorial, 110
         exame físico, 109
      etiologia da, 111
         agentes, 111, 113
            bacterianos, 111
            parasitários, 113
            virais, 113
         causas medicamentosas, 114
         patógenos causadores, 112q
            condições associadas aos, 112q
            exposição aos, 112q
      tratamento, 114
         antibióticos, 115q
         antibioticoterapia, 115
         cuidados dietéticos, 115
         probióticos, 116
         sintomáticos, 116
         terapia de reidratação, 114
Diarreia Crônica
   investigação da, 119-129
      anamnese detalhada, 121
      causas, 120q, 126
         mais comuns, 126
         colite microscópica, 127
         colite por *C. difficile*, 128
         DC, 127
         diarreia funcional, 126
         DII, 127
         distúrbios endócrinos, 128
         má-absorção biliar, 126
         outras infecções, 128
         SII, 126
      classificação, 119
      critérios de diagnóstico, 126q
         Roma IV, 126q
      drogas, 121q
      etiologia, 119
      exames, 122, 123
         de imagem, 123
         laboratoriais, 122
      fluxo da, 124
      fluxograma de, 125f
      medicações, 121q
      testes funcionais, 124

Diarreia
  funcional, 126
   e diarreia crônica, 126
Dieta
  hipossódica, 173
   no paciente cirrótico, 173
  no tratamento, 45
   da EoE, 45
DII (Doenças Inflamatórias Intestinais), 147
  e diarreia crônica, 127
  e IEP, 232
  estratégia para manejo de, 152q
   de pacientes infectados, 152q
    com HBV, 152
    com HCV, 152
Dilatação
  com balão pneumático, 36
   no tratamento atual, 36
    da acalasia, 36
  no tratamento, 45
   da EoE, 45
Disbiose
  diagnóstico da, 157-161
  e IEP, 234
  SIFO, 160
  tratamento da, 157-161
   princípios de, 160q
Disfagia, 26
Dispepsia
  funcional, 55q
   gastroparesia com, 55q
    diagnóstico diferencial da, 55q
Displasia
  EB com, 19
   tratamento do, 19
    de alto grau, 19
    de baixo grau, 19
  EB sem, 19
   tratamento do, 19
Distúrbio(s)
  da motilidade esofagiana, 25-33
   acalásia, 32
    tratamento, 32
   anatomia esofágica, 25
    disfagia, 26
    dor torácica, 27
    globus, 27
    odinofagia, 26
    pirose, 27
    regurgitação, 27
   de obstrução da JEG, 29
    acalásia, 29
    ausência de contratilidade, 30

    da peristalse, 30
    EED, 30
    esôfago hipercontrátil, 30
    MEI, 30
    OFJEG, 29
   diagnóstico, 27
    MEAR, 27
   tratamento, 33
    EED, 33
    esôfago em Jackhammer, 33
  endócrinos, 128
   e diarreia crônica, 128
Diurético(s)
  no paciente cirrótico, 173, 174f
   abordagem do uso, 174f
DL (Latência Distal), 27
DM (Diabetes Melito)
  e IEP, 231
Doença(s)
  hepática, 194, 198
   e hiperferritinemia, 194, 198
    alcóolica, 194, 198
Dor
  torácica, 27
Drenagem
  de PSC, 247f, 249f
   ecoguiada, 249f
    prótese de aposição de lúmen, 249f
   endoscópica, 247f
DRGE (Doença do Refluxo Gastroesofágico), 13
  diferentes espectros da, 9f
   procedimentos antirrefluxo, 9f
    endoscópicos, 9f
   tratamento endoscópico da, 3-10
    contraindicações, 4
    fisiopatologia, 3
    indicações, 4
    possibilidade de, 5
     ARMS, 5
     fundoplicatura sem incisão oral, 6
     TIF 2.0®, 6
     OverStitch, 8
     Stretta®, 5
     sutura endoscópica, 8
Droga(s)
  e diarreia crônica, 121q
  no tratamento, 44
   da EoE, 44
Duodeno
  avaliação do, 86f
   sistemática, 86f
  técnica no, 79
   de endoscopia, 79

DW (Doença de Wilson), 201-208
  apresentação clínica, 202
    alterações, 202, 203
    hepáticas, 202
    neurológicas, 203
    oftalmológicas, 203
    psiquiátricas, 203
    hemólise, 203
    outras manifestações, 204
  critérios de inclusão, 205
  diagnóstico 204, 206q
    anéis de Kayser Fleischer, 204
    biopsia hepática, 205
    ceruloplasmina sérica, 204
    cobre urinário, 205
    escore para, 206q
    exames, 205
    de imagem neurológica, 205
    mutação, 205
  epidemiologia, 201
  etiologia, 201
  fisiopatologia, 201
  tratamento, 206
    com medicamentos, 207
    que diminuem a absorção intestinal, 207
    esquemas de administração, 207
    com quelante, 207
    esquemas de administração, 207
    monitorização, 208
    tempo de, 207
    critérios de interrupção, 207

E

EB (Esôfago de Barrett)
  descrição dos padrões de, 18q
    através de NBI, 18q
    critérios BING, 18q
  neoplasia em, 16q
    diagnóstico de, 16q
    classificação para, 16q
  sob cromoscopia, 17f
    com ácido acético, 17f
  tratamento endoscópico do, 13-22
    ablação por RF, 20
    cateteres empregados, 21f
    com displasia, 19
    de alto grau, 19
    de baixo grau, 19
    lesões visíveis, 20
    sem displasia, 19
    tumores, 20
    T1a, 20
    T1b, 20
  vigilância do, 13-22
    após erradicação, 21
    dados epidemiológicos, 13
    diagnóstico endoscópico, 15
    endoscópica, 14
    recomendações, 14q
    screening, 14
    recomendações, 14q
ECEH (*Escherichia coli* Êntero-Hemorrágica)
  e diarreia, 111
    aguda, 111
ECEI (*Escherichia coli* Enteroinvasiva)
  e diarreia, 111
    aguda, 111
ECEP (*Escherichia coli* Enteropatogênica)
  e diarreia, 111
    aguda, 111
ECET (*Escherichia coli* Enterotoxigênica)
  e diarreia, 111
    aguda, 111
EDA (Endoscopia Digestiva Alta), 4, 26, 63
EED (Espasmo Esofagiano Distal), 30
  tratamento, 33
EEI (Esfíncter Esofágico Inferior), 3, 4f, 5
EIE (Esfíncter Inferior do Esôfago), 25, 27
EMR (Ressecção Endoscópica da Submucosa), 99
  tratamento endoscópico com, 97
    indicações absolutas para, 97
    lesões de, 97
Endoscopia
  sobre a, 244
Endoscópico(s)
  tratamentos, 32
    da acalásia, 32
Entrevista Médica
  antes de exame endoscópico, 73, 74q
  tópicos a serem avaliados na, 74q
Enzima(s)
  digestivas, 227
    pancreáticas, 227
      estimulação da secreção das, 227
EoE (Esofagite Eosinofílica), 39-46
  diagnóstico, 41
    achados, 42, 43
    endoscópicos, 42
    histopatológicos, 43
    etapas do, 41f
    IBP, 44
    eosinofilia responsiva ao, 44
  fisiopatologia, 40
  quadro clínico, 40

seguimento, 45
    avaliação de resposta, 45
    tratamento, 44
        dieta, 45
        dilatação, 45
        drogas, 44
Eosinofilia
    responsiva ao IBP, 44
    na EoE, 44
EPNA (Esteatose Pancreática Não Alcóolica) e IEP, 234
EREFS (Escore de Referência Endoscópica da EoE), 42
    critérios do, 43q
        dos achados endoscópicos, 43q
            maiores, 43q
            menores, 43q
Erradicação
    do EB, 21
        vigilância após, 21
Escleroterapia
    na hemorragia aguda, 185
Escore
    para diagnóstico, 206q
    da DW, 206q
ESD (Dissecção Endoscópica da Submucosa), 99
    etapas da, 101f
    tratamento endoscópico com, 97, 98
        indicações absolutas para, 97, 98
        lesões de, 97, 98
ESE (Esfíncter Superior do Esôfago), 25, 27
Esôfago, 1-47
    acalasia, 35-38
        tratamento atual da, 35-38
            dilatação, 36
            com balão pneumático, 36
            farmacológico, 36
            miotomia de Heller, 37
            laparoscópica, 37
            POEM, 37
            toxina botulínica, 36
    divisões do, 77f
    DRGE, 3-10
        tratamento endoscópico da, 3-10
    EB, 13-22
        tratamento endoscópico do, 13-22
        vigilância do, 13-22
    em Jackhammer, 33
        tratamento, 33
    EoE, 39-46
    hipercontrátil, 30
    motilidade esofagiana, 25-33
        distúrbios da, 25-33

técnica no, 76
    de endoscopia, 76
    visões endoscópicas, 78f
Estadiamento
    da LRA, 165
Estômago, 49-105
    avaliação do, 80f-85f
        sistemática, 80f-85f
    câncer gástrico, 93-104
        precoce, 93-104
    gastroparesia, 51-61
        diagnóstico, 51-61
        manejo, 51-61
    PG, 63-71
    técnica no, 79
        de endoscopia, 79
    trato digestivo alto, 73-91
        otimizando a detecção de lesões do, 73-91
        precoces, 73-91
        precursoras, 73-91
EUS (Ecoendoscopia)
    avaliação bileopancreática, 245f
    cálculo pancreático, 245f
        intraductal, 245f
    com punção, 271f
        de nódulo, 271f
        na cabeça pancreática, 271f
    punção guiada, 248f
        PSC, 248f
        com parede formada, 248f
Exame(s)
    de imagem neurológica, 205
    na DW, 205
    endoscópicos, 74q
        entrevista médica antes de, 74q
        tópicos a serem avaliados na, 74q
    na diarreia crônica, 122
    de imagem, 123
    laboratoriais, 122

F

Farmacológico
    no tratamento atual, 36
    da acalasia, 36
Farmacoterapia
    no tratamento, 32
    da acalásia, 32
FICE (*Fuji Intelligent Chromo Endoscopy*), 16
Fígado
    e vias biliares, 163-209
        ascite, 171-179
            desafios no manejo da, 171-179
        cirrose hepática, 165-169

disfunção renal na, 165-169
desafios da hiperferritinemia, 191-198
  no diagnóstico, 191-198
  no tratamento, 191-198
DW, 201-208
VG, 181-188
Fluxo
  da investigação, 124
    da diarreia crônica, 124
Fluxograma
  de investigação, 125*f*
  de diarreia crônica, 125*f*
Fundoplicatura
  sem incisão oral, 6
    TIF 2.0®, 6
      na DRGE, 6

G
GASA (Gradiente de Albumina Soro-Ascite), 172
  ascite segundo, 173*q*
Gastrite
  atrófica, 89*f*
    classificação para, 89*f*
    de Kimura-Takemoto, 79*f*
Gastroparesia
  causas de, 52*f*
    e prevalências, 52*f*
  clínica, 53
  com dispepsia funcional, 55*q*
    diagnóstico diferencial da, 55*q*
  diagnóstico, 51-61
  epidemiologia, 52
  etiologia, 52
  GCSI, 54*q*
  manejo, 51-61
  pontos-chave, 51
  prognóstico, 61
  tratamento, 56
    casos refratários, 57
    G-POEM, 58, 59*f*-60*f*
    injeção intrapilórica, 57
    de toxina botulínica, 57
    medicamentoso, 56
    medidas, 56
    dietéticas, 56
    gerais, 56
    terapias cirúrgicas, 60
GCSI (*Gastroparesis Cardinal Symptom Index*), 54*q*
Globus, 27
Glúten
  desordens relacionadas ao, 131-144

DC, 132
SNCG, 138
G-POEM (*Gastric Peroral Endoscopic Myotomy*), 58, 59*f*-60*f*

H
H. pylori (*Helicobacter pylori*)
  infecção pelo, 86*q*
    achados endoscópicos, 86*q*
      que falam a favor, 87
      que falam contra, 86
      sugestivos de ausência, 86*q*
      sugestivos de presença, 86*q*
HBV (Vírus da Hepatite B), 150
HCV (Vírus da Hepatite C), 150
HDA (Hemorragia Digestiva Alta), 183
Heller
  miotomia laparoscópica de, 37
    no tratamento atual, 37
    da acalasia, 37
Hemólise
  na DW, 203
Hemorragia Aguda
  manejo na, 183
    cirurgia, 187
      profilaxia secundária, 187
      seguimento, 187
    terapia endoscópica, 184
      escleroterapia, 185
      guiada por EU, 185
      ICA, 185
      LBE, 185
      trombina, 185
    terapia endovascular, 185
      BRTO, 186
      TIPS, 185
Hepatite
  rastreio de, 150
  B, 150
  C, 150
HH (Hemocromatose Hereditária)
  e hiperferritinemia, 196
    tratamento, 196
HH (Hidrotórax Hepático)
  PBE e, 178
Hill
  classificação de, 7*f*
    na DRGE, 7*f*
Hipercalcemia
  causas de, 218*q*
    relacionadas a pancreatite, 218*q*
  e pancreatite aguda, 220
Hiperferritinemia

causas de, 193q, 195
  mais raras, 195
desafios da, 191-198
  no diagnóstico, 191-198
  no tratamento, 191-198
    causas hematológicas, 197
    DHGNA, 198
    doença hepática alcóolica, 198
    HH, 196
  diagnóstico(s), 192
    diferenciais, 192
      citólises, 194
      doença hepática alcóolica, 194
      inflamação, 194
      síndrome metabólica, 195
Hiperglicemia
  e pancreatite aguda, 220
Hipofaringe
  técnica na, 75, 76f
    de endoscopia, 75, 76f
    região, 76f
HIV (Vírus da Imunodeficiência Humana), 147
  rastreio do, 153
HP (Hipertensão Portal), 181
HT (Hormônios Tireoidianos)
  efeito dos, 233
  e IEP, 233
HuCVs (Calcivírus Humanos)
  e diarreia, 113
    aguda, 113

I

IBP (Inibidores de Bomba de Prótons), 3, 63, 65
  eosinofilia responsiva ao, 44
    na EoE, 44
ICA (Injeção com Cola de Cianoacrilato)
  na hemorragia aguda, 185
IEP (Insuficiência Exócrina Pancreática)
  além das PCs, 225-239
    causas secundárias de, 229
      descrição dos mecanismos, 229
    condições associadas à, 229
      afecções envolvidas com, 235
      extrapancreáticas, 235
      câncer pancreático, 230
      DC, 231
      DII, 232
      disbiose, 234
      DM, 231
      efeito dos HT, 233
      EPNA, 234
      infecções, 235
      COVID, 235

SARS-CoV-2, 235
ressecções, 230, 232
gastrointestinais, 232
pancreáticas, 230, 232
senilidade, 229
SZE, 233
diagnóstico, 236
enzimas digestivas pancreáticas, 227
  estimulação da secreção das, 227
etiologia da, 229
secreção exócrina pancreática, 226
  fisiologia da, 226
tratamento, 237
ILTB (Rastreio da Tuberculose Latente), 147
  detecção de, 149f
  algoritmo para, 149f
INCA (Instituto nacional de Câncer), 73
Infecção(ões)
  e IEP, 235
    COVID, 235
    SARS-CoV-2, 235
  pelo H. pylori, 86q
    achados endoscópicos, 86q
      que falam a favor, 87
      que falam contra, 86
      sugestivos de ausência, 86q
      sugestivos de presença, 86q
  outras, 128
    e diarreia crônica, 128
Inflamação
  e hiperferritinemia, 194
Infusão
  continuada, 175
  de ALB, 175
    na AR, 175
Injeção
  intrapilórica, 57
    de toxina botulínica, 57
    na gastroparesia, 57
Intestino, 107-161
  diarreia aguda, 109-116
    conduta na, 109-116
  diarreia crônica, 119-129
    investigação da, 119-129
  disbiose, 157-161
    diagnóstico da, 157-161
    tratamento da, 157-161
  glúten, 131-144
    desordens relacionadas ao, 131-144
  terapia imunobiológica, 147-154
    como preparar o paciente para a, 147-154
Invasão
  tumoral, 94f

gástrica, 94f
    precoce, 94f
Investigação Endoscópica
  dos tumores, 269-277
    de pâncreas, 269-277
      abordagem endoscópica, 273
      avaliação diagnóstica, 270
    de vias biliares, 269-277
      abordagem endoscópica, 273
      avaliação diagnóstica, 270
Investigação
  da diarreia crônica, 119-129
    anamnese detalhada, 121
    causas, 120q, 126
      mais comuns, 126
      colite microscópica, 127
      colite por C. difficile, 128
      DC, 127
      diarreia funcional, 126
      DII, 127
      distúrbios endócrinos, 128
      má-absorção biliar, 126
      outras infecções, 128
      SII, 126
    classificação, 119
    critérios de diagnóstico, 126q
      Roma IV, 126q
    drogas, 121q
    etiologia, 119
    exames, 122, 123
      de imagem, 123
      laboratoriais, 122
    fluxo da, 124
    fluxograma de, 125f
    medicações, 121q
    testes funcionais, 124
IPMN (Neoplasia Mucinosa Papilar Intraductal), 259, 262
  suspeita de, 267f
  manejo na, 267f
IRP (Pressão de Relaxamento Integrada), 27

J

JEG (Junção Esofagogástrica), 3, 5, 13, 27
  obstrução da, 29
    distúrbios de, 29
      acalásia, 29
      ausência de contratilidade, 30
      da peristalse, 30
      EED, 30
      esôfago hipercontrátil, 30
      MEI, 30
      OFJEG, 29

K

Kayser Fleischer
  anéis de, 204
    no diagnóstico, 204
      da DW, 204
Kimura-Takemoto
  classificação de, 89f
    para gastrite atrófica, 89f

L

LA (Líquido Ascítico), 172
  proteína no, 173q
    ascite segundo a, 173q
LBE (Ligadura com Banda Elástica)
  na hemorragia aguda, 185
Lesão(ões)
  de indicação absoluta, 97
    para tratamento endoscópico, 97
      com EMR, 97
      com ESD, 97, 98
  de indicação relativa, 98
  do trato digestivo alto, 73-91
    otimizando a detecção de, 73-91
    precursoras e precoces, 73-91
    interpretação dos achados, 86
      a favor da infecção pelo H. pylori, 87
      contra infecção pelo H. pylori, 86
    papel na sistematização endoscópica, 90
      da cromoscopia, 90
      de novas tecnologias, 90
    preparação pré-exame, 73
      entrevista médica, 73
      sedação, 74
      uso de antiespasmódicos, 74
      uso de mucolíticos, 74
    técnica no exame, 75
      duodeno, 79, 86f
      esôfago, 76, 77f, 78f
      estômago, 79, 80f-85f
      hipofaringe, 75, 76f
      TEG, 78f
  no EB, 20
    visíveis, 20
    tratamento, 20
  plana, 95f
    irregular, 95f
    área de, 95f
Lesão(ões) Cística(s)
  pancreáticas, 259-267
    abordagem diagnóstica, 264
    manejo, 266
    principais tipos de, 259

punção guiada, 265
    por EUS, 265
Líquido
    quantidade de, 172q
        ascite segundo a, 172q
LRA (Lesão Renal Aguda)
    diagnóstico diferencial da, 166
        no contexto da cirrose hepática, 166
            abordagem proposta, 166q
    estadiamento da, 165
    pré-renal, 168
        tratamento da, 168

M

Má-absorção
    biliar, 126
        e diarreia crônica, 126
MEAR (Manometria Esofágica de Alta Resolução), 26, 28f
    acalásias na, 29f
        tipos, 29f
    avaliação de, 31f
        fluxograma de, 31f
Mecanismo(s)
    de causas secundárias, 229
        de IEP, 229
            descrição dos, 229
Medicação(ões)
    e diarreia crônica, 121q
Medicamento(s)
    e pancreatites, 217
    que diminuem a absorção intestinal, 207
        tratamento da DW com, 207
            esquemas de administração, 207
MEI (Motilidade Esofagiana Ineficaz), 30
Metaplasia
    intestinal gástrica, 88f
        à luz branca, 88f
        sob cromoscopia digital, 88f
MI (Metaplasia Intestinal), 13
Miotomia
    de Heller, 37
        laparoscópica, 37
            no tratamento da acalasia, 37
Monitorização
    do tratamento, 208
        da DW, 208
Motilidade Esofagiana
    distúrbios da, 25-33
        acalásia, 32
            tratamento, 32
        anatomia esofágica, 25
            disfagia, 26

dor torácica, 27
globus, 27
odinofagia, 26
pirose, 27
regurgitação, 27
de obstrução da JEG, 29
    acalásia, 29
    ausência de contratilidade, 30
    da peristalse, 30
    EED, 30
    esôfago hipercontrátil, 30
    MEI, 30
    OFJEG, 29
diagnóstico, 27
    MEAR, 27
tratamento, 33
    EED, 33
    esôfago em Jackhammer, 33
Mucolítico(s)
    uso de, 74
        e exame de endoscopia, 74
Mucosectomia
    pela técnica convencional, 100f
    por técnicas assistidas, 100f
    semicircunferencial, 6f
        na cárdia, 6f
            aspecto final após, 6f
Mutação
    no diagnóstico, 205
        da DW, 205

N

NBI (*Narrow Band Imaging*), 68
    cromoscopia com, 17f
        EB sob, 17f
    padrões de EB através de, 18q
        descrição dos, 18q
        critérios BING para, 18q
Necrose
    pancreática, 252f
        delimitada, 254q
            técnicas de intervenção na, 254q-255q
                comparação entre, 254q-255q
        limitada, 252f
Necrosectomia
    técnica de, 252
Neoplasia
    de pâncreas, 215f
        na ultrassonografia, 215f
            com dilatação do Wirsung, 215f
    em EB, 16q
        diagnóstico de, 16q
        classificação para, 16q

ÍNDICE REMISSIVO

NIB (*Narrow Band Imaging*), 16
  cromoscopia com, 17*f*
    EB sob, 17*f*
    padrões através de, 18*q*
      de EB, 18*q*
      critérios BING, 18*q*
NM (Neoplasia Cística Mucinosa), 259
Nodosidade(s)
  em antro gástrico, 87*f*
Noradrenalina
  e albuina, 168
  na SHR, 168
Norovírus
  e diarreia, 113
    aguda, 113
NS (Neoplasia Cística Serosa), 259, 260
  simulando lesão sólida, 261*f*
    pancreática, 261*f*
NTA (Necrose Tubular Aguda), 165
  tratamento da, 168

O

Obstrução
  biliar, 272*f*
    com aspecto Bismuth I, 273*f*
    maligna, 272*f*
    por neoplasia pancreática, 274*f*
      prótese biliar plástica em, 274*f*
  da JEG, 29
    distúrbios de, 29
      acalásia, 29
      ausência de contratilidade, 30
      da peristalse, 30
      EED, 30
      esôfago hipercontrátil, 30
      MEI, 30
      OFJEG, 29
Odinofagia, 26
OFJEG (Obstrução ao Fluxo na Junção Esofagogástrica), 29
OLGA (*Operative Link on Gastritis Assessment*)
  sistema, 88
OverStitch
  na DRGE, 8

P

Paciente(s)
  cirrótico, 171*f*, 173
    ascite no, 171*f*, 173
      formação da, 171*f*
      tratamento da, 173
        dieta hipossódica, 173
        diuréticos, 173, 174*f*

PGV, 174
  hospitalizados, 177*q*
    antibióticos em, 177*q*
    com cirrose, 177*q*
    com PBE, 177*q*
PAF (Polipose Adenomatosa Familiar), 65
Pâncreas, 211-277
  câncer de, 215
    após pancreatite aguda, 215
    devemos rastrear, 215
  lesões pancreáticas, 259-267
    císticas, 259-267
  neoplasia de, 215*f*
    na ultrassonografia, 215*f*
    com dilatação do Wirsung, 215*f*
  pancreatites, 213-256
    agudas, 213-223
      investigação etiológica, 213-223
    complicações das, 243-256
      tratamento endoscópico das, 243-256
    crônicas, 225-239
      IEP além das, 225-239
  tumores de, 269-277
    e vias biliares, 269-277
    investigação endoscópica, 269-277
  investigação endoscópica dos, 269-277
    abordagem endoscópica, 273
    avaliação diagnóstica, 270
Pancreatite(s) Aguda(s)
  investigação etiológica das, 213-223
    agentes infecciosos, 216*q*
    álcool como causa, 216
    autoimune, 214
      como diagnosticar, 214
    biliar, 221
      como investigar, 221
    câncer de pâncreas após, 215
      devemos rastrear, 215
    causas, 215, 218, 223
      infecciosas, 215
      quais agentes considerar, 215
      metabólicas, 218
      obstrutivas, 223
    considerações iniciais, 213
    diabetes e, 220
    fluxograma diagnóstico, 218*f*
    hipercalcemia e, 220
    hiperglicemia e, 220
    idiopáticas, 217
      como classificar, 217
    medicamentos e, 217
    papel do tabaco, 216
    solicitar avaliação genética, 214

Pancreatite(s)
  complicações das, 243-256
    tratamento endoscópico das, 243-256
    classificação de gravidade, 243q
    coleções pós-pancreatite, 244q
    EUS, 245f
    sobre a endoscopia, 244
    sobre o, 246
    técnica de necrosectomia, 252
  hipercalcemia, 218q
    causas relacionadas, 218q
  idiopáticas, 217
    como classificar, 217
Patógeno(s)
  causadores de diarreia, 112q-113q
    condições associadas aos, 112q-113q
    exposição aos, 112q-113q
PBE (Peritonite Bacteriana Espontânea), 176
  ALB na, 177
  HH, 178
  pacientes hospitalizados com, 177q
    antibióticos recomendados, 177q
  profilaxia para, 177, 178q
    recomendações, 178q
PC (Pancreatites Crônicas)
  IEP além das, 225-239
    causas secundárias de, 229
      descrição dos mecanismos, 229
    condições associadas, 229
      afecções envolvidas, 235
      extrapancreáticas, 235
      câncer pancreático, 230
      DC, 231
      DII, 232
      disbiose, 234
      DM, 231
      efeito dos HT, 233
      EPNA, 234
      infecções, 235
      COVID, 235
      SARS-CoV-2, 235
      ressecções, 230, 232
      gastrointestinais, 232
      pancreáticas, 230, 232
      senilidade, 229
      SZE, 233
    diagnóstico, 236
    enzimas digestivas pancreáticas, 227
      estimulação da secreção das, 227
    etiologia, 229
    secreção exócrina pancreática, 226
      fisiologia da, 226
    tratamento, 237

Peristalse
  distúrbios da, 30
PG (Pólipos Gástricos), 63-71
  abordagem endoscópica, 67
  classificação, 63, 64q, 67f
    adenomatoso, 66
    carcinoides, 66
    fibroso, 67
    inflamatório, 67
    hiperplásico, 64, 65f
    histológica, 69q
    dos tumores, 69q
    neuroendócrino, 66
    PGF, 65
  epidemiologia, 63
  manifestação clínica, 67
  recomendações, 70
PGF (Pólipos de Glândulas Fúndicas), 65
  esporádicos, 66f, 68f
    detecção de, 68f
      acompanhamento após, 68f
PGV (Paracentese de Grande Volume)
  no paciente cirrótico, 174
Piloro
  aplicação no, 58f
    de toxina botulínica, 58f
      por via endoscópica, 58f
Piloromiotomia
  endoscópica, 59f-60f
  peroal, 59f-60f
Pirose, 27
POEM (Miotomia Perioral Endoscópica), 32
  no tratamento atual, 37
    da acalasia, 37
Pólipo(s)
  classificação dos, 64q, 67f
Preparação
  pré-exame, 73
Probiótico(s)
  na diarreia aguda, 116
Procedimento(s)
  endoscópicos, 9f
    antirrefluxo, 9f
      para diferentes espectros da DRGE, 8f
Prótese(s)
  de aposição, 249f, 253f
  de lúmen, 249f, 253f
    na necrose pancreática, 253f
  plásticas, 245f
    biliar, 245f
    pancreática, 245f
PSC (Pseudocisto), 259
  com *debris*, 246f

com parede formada, 248*f*
   punção ecoguiada, 248*f*
   EUS, 248*f*
drenagem de, 247*f*, 249*f*
   ecoguiada, 249*f*
   prótese de aposição de lúmen, 249*f*
   endoscópica, 247*f*
pancreático, 260*f*
   imagem de, 260*f*
   ecoendoscópica, 260*f*
técnicas de intervenção no, 250*q*-251*q*
   comparação entre, 250*q*-251*q*
Punção Guiada
   EUS na, 248*f*, 265
      nas lesões císticas pancreáticas, 265
         análise do fluido, 265
            aspecto, 265
            bioquímica, 266*q*
            citologia, 265
            marcadores tumorais/bioquímicos, 266*q*
      PSC, 248*f*
         com parede formada, 248*f*

Q
Quelante
   tratamento com, 207
      da DW, 207
         esquemas de administração, 207

R
RAC (Arranjo Regular das vênulas Coletoras), 86*q*
   aspecto, 87*f*
      em corpo gástrico, 87*f*
Regurgitação, 27
Reidratação
   terapia de, 114
      na diarreia aguda, 114
Reposta
   ao tratamento, 172*q*
      ascite segundo a, 172*q*
Ressecção(ões)
   do câncer gástrico precoce, 102
      curativa, 102
         critérios de, 102
      endoscópica, 103*f*
         acompanhamento após, 103*f*
   e IEP, 230, 232
      gastrointestinais, 232
      pancreáticas, 230, 232
RF (Radiofrequência)
   ablação por, 20
      do EB, 20
         terapia ablativa por, 21*f*
         cateteres na, 21*f*
Roma IV
   critérios de diagnóstico, 126*q*
      na diarreia crônica, 126*q*
Rotavírus
   e diarreia, 113
      aguda, 113
RTEIE (Relaxamento Transitório do Esfíncter Inferior do Esôfago), 26

S
SAGE (*Society of American Gastrointestinal and Endoscopic Surgeons*), 5
Sapovírus
   e diarreia, 113
      aguda, 113
Sarin
   classificação de, 182*f*
      da VG, 182*f*
Screening
   do EB, 14
      recomendações, 14*q*
Secreção
   das enzimas digestivas, 227
      pancreáticas, 227
         estimulação da, 227
   exócrina, 226
      pancreática, 226
         fisiologia da, 226
Sedação
   e exame de endoscopia, 74
Senilidade
   e IEP, 229
SHR (Síndrome Hepatorrenal), 165
   critérios, 167
      diagnósticos, 167
      novos, 167*q*
   tratamento da, 167
      ALB, 167
         humana a 20%, 167
         noradrenalina e, 168
         terlipressina e, 167
SIBO (Supercrescimento Bacteriano do Intestino Delgado), 157
   condições associadas, 158*q*
   deficiências nutricionais no, 159*q*
      mecanismos que contribuem, 159*q*
   testes de diagnóstico, 159*q*
      limitações potenciais dos, 159*q*
   tratamento, 160*q*
      antibioticoterapia para, 160*q*
      esquema de, 160*q*

SIFO (Supercrescimento Fúngico go Intestino Delgado), 160
SII (Síndrome do Intestino Irritável)
   e diarreia crônica, 126
Síndrome
   metabólica, 195
      e hiperferritinemia, 195
Sistema
   OLGA, 88
Sistematização
   endoscópica, 90
      papel na, 90
         da cromoscopia, 90
         de novas tecnologias, 90
SNCG (Sensibilidade Não Celíaca ao Glúten), 131, 138
   apresentação clínica, 143
   comparação entre desordens, 139q
      relacionadas ao glúten, 139q
   diagnóstico, 140
      fluxograma de, 141f
   epidemiologia, 139
   fisiopatogênese, 141
   perspectivas, 144
   tratamento, 143
SSS (*Systematic Screening Protocol*), 75
   do estômago, 80f-85f
Stretta®
   na DRGE, 5
Substituição
   renal, 169
      terapia de, 169
         na cirrose hepática, 169
Sutura
   endoscópica, 8
      na DRGE, 8
SZE (Síndrome de Zollinger-Ellison)
   e IEP, 233

T

Tabaco
   papel do, 216
      na pancreatite aguda, 216
TCLE (Termo de Consentimento Livre e Esclarecido), 73
Técnica
   no exame de endoscopia, 75
      duodeno, 79, 86f
      esôfago, 76, 77f, 78f
      estômago, 79, 80f-85f
      hipofaringe, 75, 76f
      TEG, 78f
TEG (Transição Esofagogástrica), 78f

Terapia Imunobiológica
   como preparar o paciente para a, 147-154
      infecções latentes, 147
         rastreio de, 147
            HBV, 150
            HCV, 150
            HIV, 153
            tuberculose, 147
Terapia
   de reidratação, 114
      na diarreia aguda, 114
   na hemorragia aguda, 184
      endoscópica, 184
         escleroterapia, 185
         guiada por EU, 185
         ICA, 185
         LBE, 185
         trombina, 185
      endovascular, 185
         BRTO, 186
         TIPS, 185
Terlipressina
   e albuina, 167
   na SHR, 167
Teste(s)
   funcionais, 124
      na diarreia crônica, 124
TH (Transplante Hepático), 175
   na ascite, 179
TIPS (*Transjugular Intra-Hepatic Portosystemic Shunt/Shunt* Portossistêmico Intra-Hepático Transjugular)
   na hemorragia aguda, 185
   no manejo da AR, 176
Toxina Botulínica
   aplicação de, 58f
      no piloro, 58f
         por via endoscópica, 58f
   injeção intrapilórica de, 57
      na gastroparesia, 57
   no tratamento, 32, 36
      da acalásia, 32, 36
         atual, 36
Tratamento
   do câncer gástrico, 99
      precoce, 99
         modalidades endoscópicas de, 99
   Tratamento Atual
   da acalasia, 35-38
      dilatação, 36
         com balão pneumático, 36
      farmacológico, 36

miotomia de Heller, 37
    laparoscópica, 37
POEM, 37
toxina botulínica, 36
Tratamento Endoscópico
  da DRGE, 3-10
    contraindicações, 4
    fisiopatologia, 3
    indicações, 4
    possibilidade de, 5
    ARMS, 5
    fundoplicatura sem incisão oral, 6
    TIF 2.0®, 6
    OverStitch, 8
    Stretta®, 5
    sutura endoscópica, 8
  das complicações, 243-256
    das pancreatites, 243-256
    classificação de gravidade, 243*q*
    coleções pós-pancreatite, 244*q*
    EUS, 245*f*
    sobre a endoscopia, 244
    sobre o, 246
    técnica de necrosectomia, 252
  do EB, 13-22
    ablação por RF, 20
    cateteres empregados, 21*f*
    com displasia, 19
    de alto grau, 19
    de baixo grau, 19
    lesões visíveis, 20
    sem displasia, 19
    tumores, 20
    T1a, 20
    T1b, 20
Trato Digestivo Alto
  otimizando a detecção de lesões do, 73-91
    precursoras e precoces, 73-91
      interpretação dos achados, 86
        a favor da infecção pelo *H. pylori*, 87
        contra infecção pelo *H. pylori*, 86
      papel na sistematização endoscópica, 90
        da cromoscopia, 90
        de novas tecnologias, 90
      preparação pré-exame, 73
        entrevista médica, 73
        sedação, 74
        uso de antiespasmódicos, 74
        uso de mucolíticos, 74
      técnica no exame, 75
        duodeno, 79, 86*f*
        esôfago, 76, 77*f*, 78*f*
        estômago, 79, 80*f*-85*f*

    hipofaringe, 75, 76*f*
    TEG, 78*f*
Trombina
  injeção com, 185
    na hemorragia aguda, 185
Tuberculose
  rastreio de, 147
Tumor(es)
  cístico, 264
    neuroendócrino, 264
  investigação endoscópica dos, 269-277
    de pâncreas, 269-277
      abordagem endoscópica, 273
      avaliação diagnóstica, 270
    de vias biliares, 269-277
      abordagem endoscópica, 273
      avaliação diagnóstica, 270
  no EB, 20
    tratamento dos, 20
    T1a, 20
    T1b, 20
  solido, 263
    pseudopapilar, 263

U

UE (Ultrassom Endoscópico), 183
  terapia guiada por, 185
    na hemorragia aguda, 185

V

VE (Varizes Esofágicas), 181
Vênula(s)
  coletoras, 87*f*
    em corpo gástrico, 87*f*
    aspecto das, 87*f*
Vesícula
  adenocarcinoma de, 272*f*
VG (Varizes Gástricas), 181-188
  cirurgia, 187
    profilaxia secundária, 187
    seguimento, 187
  classificação, 181
    pelo sítio anatômico, 181
    de Sarin, 182*f*
    pelo tamanho, 182
  hemorragia aguda, 183
    manejo na, 183
  opções terapêuticas, 184*q*
  profilaxia de, 181, 182
    primária, 181, 182
  terapia endoscópica, 184
    escleroterapia, 185
    guiada por EU, 185

ICA, 185
LBE, 185
trombina, 185
terapia endovascular, 185
BRTO, 186
TIPS, 185
Via(s) Biliar(es)
fígado e, 163-209
ascite, 171-179
desafios no manejo da, 171-179
cirrose hepática, 165-169
disfunção renal na, 165-169
desafios da hiperferritinemia, 191-198
no diagnóstico, 191-198
no tratamento, 191-198
DW, 201-208
VG, 181-188
tumores de, 269-277
investigação endoscópica dos, 269-277
abordagem endoscópica, 273
avaliação diagnóstica, 270
e pâncreas, 269-277
Vigilância
do EB, 13-22
após erradicação, 21
dados epidemiológicos, 13
diagnóstico endoscópico, 15
endoscópica, 14
recomendações, 14q
screening, 14
recomendações, 14q

X
Xantoma
gástrico, 87f